Jesús
Sana
Hoy

MARCIA B. DANIELS

imprint
Publishing, LLC

El texto bíblico sin otra indicación ha sido tomado de la *Nueva Biblia Latinoamericana de Hoy*®, © 2005 por The Lockman Foundation, La Habra, California 90631. Sociedad no comercial; Derechos Reservados. http://www.NBLH.org (Español) http://www.lockman.org (English). Usado con permiso.

El texto bíblico indicado con rvc ha sido tomado de la *Santa Biblia, Reina Valera Contemporánea*®, © Sociedades Bíblicas Unidas, 2009, 2011.

El texto bíblico indicado con rvr60 a sido tomado de la *Santa Biblia, Versión Reina-Valera* © 1960 Sociedades Bíblicas en América Latina; © renovado 1988 Sociedades Bíblicas Unidas. Utilizado con permiso. Reina-Valera 1960™ es una marca registrada de la American Bible Society, y puede ser usada solamente bajo licencia.

ISBN 978-0-9995910-6-2
Library of Congress Catalog Card Number: 2018939112

Con agradecimiento

Muchas gracias a mi esposo, Paul, por su ánimo, su buen consejo y su edición. Le agradezco por escribir dos secciones del capítulo 5: "El error de creer que la enfermedad mortal es normal" y "El error de creer que la vida debe durar de setenta a ochenta años".

También le agradezco profundamente a mi madre, Lois, quien dio su tiempo y apoyo revisando las pruebas de este libro conmigo. Aprecio eternamente a mi padre, Chester, quien precedió a mi madre al Cielo y me estimuló a buscar la verdad bíblica.

Gracias a muchos amigos por su apoyo y sus oraciones.

Contenido

Introducción

He sido sobreviviente del cáncer ya hace más de veinte años. Estoy aquí hoy en día solamente por la gracia de Dios y por medio de Su poder sanador sobrenatural. Una de mis metas principales en la vida es contarles a otros que Dios ofrece la sanidad física del cáncer y de cualquier otra enfermedad o dolencia.

El contenido de este libro se basa en la Palabra escrita de Dios: investigada, aprendida y usada en mi propia lucha con la enfermedad, y luego escrita con el fin de ayudar a otras personas en situaciones similares. Apliqué los principios que aprendí de las palabras de Dios a la enfermedad que el reino de Satanás intentó imponer a mi cuerpo. No fue una guerra fácilmente ganada; enfrenté obstáculos, decisiones, desánimo y triunfo. A través de numerosas batallas espirituales, Dios me guio a la victoria. Descubrí algunas verdades bíblicas que han sido minimizadas en el cristianismo. Una es que Dios quiere que triunfemos en esta vida y que no esperemos hasta llegar al Cielo para ser sanados de enfermedades.

A medida que investigué la sanidad divina y sobrenatural de Dios, aprendí a luchar contra el cáncer que me atacaba. Descubrí que la sanidad física sobrenatural es un tema dominante en la Biblia. Este tema se repite en numerosas historias tanto en el Antiguo como en el Nuevo Testamento. La Biblia se refiere frecuente e indirectamente a la sanidad física con palabras hebreas y griegas asociadas con la "salvación". Llegué a concluir que Dios quiere sanarnos y mantenernos bien mientras estemos en esta tierra. Hebreos 13:8 nos dice que Jesús nunca cambia. La misma sanidad física divina que se menciona en la Palabra escrita de Dios hace tantos años nos es disponible hoy en día.

El pecado y la muerte entraron en el mundo cuando Adán desobedeció a Dios (Romanos 5:12). La expiación de Jesús en la cruz redimió a todos en este mundo del castigo heredado por medio del pecado de Adán y de la maldición de la ley (Gálatas 3:13). Esta maldición incluye el pecado, la enfermedad y, en última instancia, la muerte espiritual.

Deuteronomio 28:15–62 revela los resultados de desobedecer a Dios, tal como "tisis" [tuberculosis], "comezón", "locura" y "ceguera", para nombrar unos pocos, así como "toda enfermedad y toda plaga" (versículo 61). La enfermedad es parte de la maldición del pecado, y la expiación de Jesús provee sanidad del pecado — espiritual, mental y físicamente— a los que aceptan al Hijo de Dios como su Salvador.

Si la sanidad física sobrenatural de Dios es parte del cristianismo, y si el cristianismo es eterno, entonces Jesús sana hoy. Durante los siglos recientes, se han minimizado los aspectos físicos de todo lo que ofrece Dios con Su salvación por medio de Jesús. Muchos de los que creen en Jesús hoy no notan que Su obra redentora incluye tanto la sanidad física sobrenatural como el perdón de pecados.

El remedio para la enfermedad es el poder redentor de Jesús, el Hijo de Dios, quien vino a salvar a la persona entera, no solo al espíritu humano. Siendo ignorante de la completa herencia de Jesucristo por medio de Su total redención, Su Iglesia ha sido afligida innecesariamente con enfermedades y dolores agobiantes. No resistirse al plan de Satanás de robar, matar y destruir es hacerse partícipe de su juego (véase Juan 10:10). Satanás le ha robado

Introducción

la salud y la vida a la humanidad durante milenios, y ¡continúa haciendo lo que se le dé a la gana!

El libro *Jesús sana hoy* presenta principios bíblicos sobre la herencia de los hijos de Dios, incluyendo su autoridad, por medio de Jesús, sobre Satanás, el autor de todo mal, el cual incluye la enfermedad. Este libro enfatiza los recursos de sanidad física que están disponibles a través de nuestro Creador y Salvador, Jesucristo.

La palabra hebrea equivalente al nombre de Jesús es *yeshúa*, que significa "liberación, prosperidad, salvación, [...] salvar"[1]. Jesús ha cumplido su obra redentora para nuestra liberación total, lo que incluye la sanidad física (véase Isaías 53:4–5). Pongamos en práctica Marcos 11:24, "'Todas las cosas por las que oren y pidan, crean que ya las han recibido, y les serán concedidas'". Nuestro acto de creer es una realidad espiritual en el presente, y la consecuencia es una realidad física futura.

Capítulo 1

Los guerreros ganan

En los Estados Unidos en el año 2010, se esperaban que se hicieran como 1.529.560 nuevos diagnósticos de cáncer, y se pronosticaba que 569.490 víctimas morirían por esa enfermedad. Y ¡esta es solamente una de las enfermedades mortales que acechan por este mundo hoy en día!

Cuando mi esposo y yo expresamos nuestro sentido pésame a la familia de una joven que había sido destruida por el cáncer, su padre nos dijo: "Es una batalla. El cáncer es una batalla. Primero le quitó la vida a mi esposa, y ahora a mi hija. Es terrible. —Sacudió la cabeza, desesperanzado—. No había nada que pudiéramos hacer".

Hace algún tiempo, perdí a una amiga de mi niñez por el cáncer. Ella era la esposa de un pastor, una madre y una maestra, en la flor de la vida. La actitud de su familia era que pase "Lo que quiera Dios, sea la vida o la muerte". A simple vista, esa respuesta parece razonable. Después de todo, ¿no queremos lo que quiere Dios? Por supuesto, pero ¿en realidad sabemos lo que quiere Dios? Sí, lo sabemos, porque Él nos dice en Su Palabra escrita. Él es el dador de la salud y la vida, no de la enfermedad. No servimos a un Dios que determinó que una enfermedad llevaría a mi amiga a la muerte.

En nuestra cultura, la mayoría de las víctimas de enfermedades graves, sea cristiana o no, confía únicamente en la ayuda médica profesional, ignorando la sanidad física que ofrece Dios. No debe haber conflicto entre el cristianismo bíblico y el diagnóstico y el tratamiento médico profesional. Jesús mismo se refirió con aprobación a la profesión médica en Lucas 5:31. El escritor de dos libros del Nuevo Testamento fue un médico. La buena práctica médica no contradice la buena teología. Sin embargo, ¿los médicos tienen el poder innato para sanar, o solo aumentan los procesos sanadores que son propios del Creador? ¿Estamos enfocados primordialmente en el tratamiento médico o en la disponibilidad de la sanidad física de Dios?

La buena noticia es que podemos usar recursos espirituales cuando el cáncer o cualquier otra enfermedad nos ataca o ataca a aquellos que amamos. Sin embargo, para poner en práctica esta buena noticia, es importante descartar la autosuficiencia y los errores religiosos. Necesitamos aprender acerca de la disponibilidad de la sanidad física basada en la Biblia como parte del cristianismo. Podemos descubrir por nuestra propia cuenta lo que dice la Palabra escrita de Dios acerca de Su poder sanador que está disponible hoy.

¿Cuál es la base de la sanidad física del creyente en Cristo? ¿Podemos culpar a Dios por la enfermedad? ¿Está incluida la enfermedad en el significado bíblico de la palabra "sufrimiento"? En Juan 10:10, ¿qué o quién es la causa original de la batalla "para robar, matar y destruir"? Estas y otras preguntas serán examinadas en este libro.

Estamos luchando, literalmente, por nuestras vidas. ¿Está usted dispuesto a pelear esta batalla? Este libro se escribió para los que eligen pelear. En este campo de batalla, la autosuficiencia y la falta de conocimiento son maneras de rendirse a enfermedades de largo plazo y vidas de corto plazo. Los que se han resignado a la enfermedad y la vida corta encontrarán que este libro no es para ellos.

Si usted está dispuesto a pelear, pregúntese lo siguiente: *¿Estoy equipado para la batalla?* Estar dispuesto a pelear y desear la victoria no son sustitutos para la preparación. La falta de conocimiento sobre la autoridad que tiene el creyente en Jesús deja a muchos desprotegidos y carentes de información acerca de la provisión de Dios. Puesto que los cristianos deben confiar en Jesús como Salvador y Señor, es necesario que conozcamos nuestra autoridad espiritual y la pongamos en práctica para poder triunfar. También necesitamos entender y recibir personalmente la posibilidad de que el poder del Espíritu Santo obre en nuestro cuerpo, así como en nuestro espíritu y nuestra mente.

El equipo de batalla que tiene el creyente por medio de la autoridad del nombre de Jesús es impresionante. Tiene poder para la destrucción de fortalezas, para atar a las influencias demoníacas, para liberaciones satánicas y para la sanidad física. La armadura de Dios nos da protección, y la espada del Espíritu —o la palabra *jréma* de Dios— es un arma de ataque para derrotar al enemigo. Declarar el nombre poderoso de Jesús y de Su sangre produce resultados victoriosos en el reino espiritual.

La imposición de manos es un medio importante para transmitir la presencia sanadora de Dios en una situación difícil. El arma de la oración, mezclada con la fe en Dios, es poderosa; junto con Su gran poder, produce resultados sobrenaturales. La constante alabanza verbal es otra arma efectiva para hacerle daño al reino de Satanás. Nuestras alabanzas a Dios expresan aprobación y admiración por lo que ha hecho y lo que va a hacer por nosotros. Por medio de la alabanza demostramos nuestra fe en Él, en que Él responderá a nuestras oraciones.

Los creyentes de hoy pueden activamente suministrar las obras sobrenaturales de Dios, incluyendo sanidades y milagros, de la misma manera que los primeros líderes de la Iglesia estaban involucrados en Sus actividades sobrenaturales. Las sanidades y los milagros han continuado durante los dos últimos milenios, durante y después de la era apostólica y, durante y después de que se ultimara el canon del Nuevo Testamento en el tercer Concilio de Cartago en el 397 d. C.[2].

A los lectores que tal vez piensen que este libro no tiene relevancia para ellos porque no están enfermos ahora mismo, por favor consideren esta pregunta: ¿Acaso un soldado profesional espera hasta el momento de la batalla para prepararse? No; se entrena cada día para aumentar su fuerza y resistencia. Se arma, sabe cómo usar sus armas y practica con ellas. Estudia la estrategia y las tácticas del enemigo. ¿Por qué esperar a que ataque la enfermedad para aprender cómo luchar y vencerla? ¡Ahora es el momento de prepararse para el futuro!

Los datos teológicos no pueden sustituir la máxima experiencia teológica: la relación sobrenatural, personal y experiencial que usted puede tener con el Dios que hizo el universo, nuestro mundo y nuestro cuerpo. ¿Tiene usted este tipo de interacción personal con el Dios de la Biblia? Esto es solo posible tras estar convencido de que Jesús, como Hijo de Dios, fue levantado físicamente de entre los muertos y tras reconocer públicamente Su supremacía sobre su vida. La Biblia dice

> que si confiesas con tu boca a Jesús por Señor, y crees en tu corazón que Dios Lo resucitó de entre los muertos, serás salvo. Porque con el corazón se cree para justicia, y con la boca se confiesa para salvación.
> —Romanos 10:9–10

> Y el testimonio es éste: que Dios nos ha dado vida eterna, y esta vida está en Su Hijo. El que tiene al Hijo tiene la vida, y el que no tiene al Hijo de Dios, no tiene la vida.
> —1 Juan 5:11–12

Si usted no está convencido de la necesidad de hacer un compromiso personal con Jesucristo, quizás querrá considerar el mandamiento de Dios para toda la humanidad a someterse a la autoridad de Jesús: "Y éste es Su mandamiento: que creamos en [nota de la autora: confiar en; someterse a la autoridad de] el nombre de Su Hijo Jesucristo, y que nos amemos unos a otros como Él nos ha mandado" (1 Juan 3:23).

Porque usted ha intentado vivir una vida buena, es posible que piense que irá al Cielo algún día. Sin embargo, la Biblia dice que "todos pecaron y no alcanzan la gloria de Dios" (Romanos 3:23). Nuestro buen comportamiento no alcanza la perfección de Dios. Dios no nos evalúa en comparación con otras personas.

Es solamente por medio de un compromiso personal con Jesús que uno puede tener una relación con el Padre: "Jesús le dijo: 'Yo soy el camino, la verdad y la vida; nadie viene al Padre sino por Mí'" (Juan 14:6).

No hay lugar para titubear a la hora de aceptar a Jesús como el Salvador. El mismo Jesús dijo en Mateo 12:30a: "El que no está a favor Mío, está contra Mí".

Si usted nunca lo ha hecho, le animo a que reciba personalmente la muerte y la resurrección de Jesús. Esto requiere de un compromiso de su parte. Arrepiéntase de su autosuficiencia, de su manera egoísta de vivir y de la suposición que usted puede determinar su propia salvación intentando ser una buena persona. Acepte a Jesús en su vida y hágalo su Salvador y Señor—y su Sanador. Deje que Él dirija su vida; Él seguramente lo hará mejor de lo que usted podría hacerlo. Él quiere tener una relación con usted. Quiere darle un espíritu nuevo y restaurar tanto su mente como su cuerpo. Él le dará una reconciliación total con el Padre en esta vida y la comunicación continua y eterna con Él para siempre.

Como creyentes en Jesús, podemos basar nuestro pensamiento y comportamiento en la información que encontramos en la Palabra escrita de Dios. Este Libro sobrenatural es de suma importancia para nuestro éxito en la tierra.

¡Cuán bienaventurado es el hombre que no anda en
el consejo de los impíos, [...]
Sino que en la ley del Señor está su deleite,
Y en Su ley medita de día y de noche! [...]
En todo lo que hace, prospera.

—Salmo 1:1–3

La Biblia ofrece vida y salud a los que buscan Sus promesas, y a los que creen en ellas. Creer en las promesas de Dios es un ejercicio de fe, y la fe Le complace, como se nos dice en Hebreos 11:6.

La convicción o la fe es una herramienta fundamental que Dios puede usar para efectuar la sanidad física. La fe en Dios, no en nuestros propios esfuerzos, es honrada por Él. La oración insegura *Por favor, sáname, Señor, si es Tu voluntad* expresa esperanza de que tal vez Dios sanará, pero también incluye la posibilidad de que Él no querrá hacerlo. No hay respaldo bíblico para la idea de que Dios no quiere sanarnos.

Dios puede usar nuestra fe (nuestra confianza en Él) para activar la curación física acelerada o la sanidad instantánea. Sin embargo, aun sin ejercitar la fe humana, a veces Dios, en su soberano amor, provee la sanidad física.

Si Dios quiere sanarnos, entonces ¿qué o quién es la fuente de la enfermedad y el mal? ¿Es Dios? ¿Tiene Dios un lado siniestro, algo así como Darth Vader de las películas *La guerra de las galaxias?* En Juan 10:10, Jesús habló de la fuente del mal: "El ladrón sólo viene para robar, matar y destruir. Yo he venido para que tengan vida, y para que la tengan en abundancia".

Obviamente, el ladrón es nuestro adversario, Satanás, según 1 Pedro 5:8. Pero ¿comparte Dios algo de esa naturaleza maligna? Primera de Juan 1:5b nos dice que "Dios es Luz, y en Él no hay ninguna tiniebla".

El Nuevo Testamento registra solo una ocasión en la que Jesús no pudo hacer muchos milagros. No fue porque Él no quisiera sanar, ni porque le faltara el poder para hacerlo, ni porque hubiera decidido quitar Su poder sanador. El poder sobrenatural de Jesús fue limitado por la falta de fe de los de su pueblo natal (véase Mateo 13:58; Marcos 6:5). Debido a la inmutabilidad de Jesús, declarada en Hebreos 13:8, Él tiene la misma habilidad y buena voluntad para sanar hoy como los tuvo durante Su ministerio en la tierra como hombre. Este poder sanador es disponible para nosotros mismos y para otros a través de nosotros (véase Marcos 16:18; Santiago 5:14).

La sanidad física divina, como parte del cristianismo bíblico, está disponible para todos, pero cada uno de nosotros tiene que elegir si la recibe o la rechaza, así como cada uno tiene que elegir si acepta la sanidad espiritual de su alma por medio de un compromiso personal a con Jesús como Salvador y Señor. Tenemos el poder para decidir entre la vida eterna y la muerte eterna, entre la fe y el temor, entre el pensamiento positivo y el negativo, y entre recibir o ignorar la sanidad física que Dios Padre les ofrece a todos por medio de la expiación de Su Hijo.

La obra de Jesús en la cruz proveyó la posibilidad de completa salvación para todos. Esta salvación completa incluye tanto la renovación de nuestro espíritu así como la sanidad de nuestra mente y nuestro cuerpo. Ni la sanidad física ni espiritual es automática o universal.

La batalla entre la vida y la muerte, entre el Reino de Dios y el de Satanás, toma lugar en la mente. Como nos dice Romanos 12:2, el que cree en Jesucristo puede volver a educar o renovar el intelecto, la voluntad y las emociones de la mente para recibir la prosperidad que nos es disponible en la tierra como hijos de Dios. Esta prosperidad incluye la salud física.

Un pensamiento conforme a la verdad de Dios se alimenta con las palabras edificantes y alentadoras. Los pensamientos de duda y de incredulidad, particularmente respecto a quién es Dios, son grandes obstáculos para recibir Su poder sobrenatural. El espíritu humano prospera cuando recibe aliento por medio de palabras positivas, resultando en vida y salud. Las palabras son herramientas poderosas que pueden edificar o destruir. Hablar y aceptar palabras negativas provenientes de nuestra propia mente o de otros puede causar la derrota y, en última instancia, la muerte (véase Proverbios 18:21).

Un profesor muy amado en una prestigiosa universidad cristiana, presidente de su departamento, que ahora ha fallecido, dijo esto cuando una colega le preguntó cómo ella podría orar por él después de que el profesor fue diagnosticado con cáncer de la médula ósea: "Si realmente quieres orar por mí, ora para que tenga ganas de vivir. Ya he aceptado mi muerte"[3].

¿Usted acepta la enfermedad y quizás hasta la muerte con un sentimiento de fatalismo? O ¿reconoce que la enfermedad es un ataque en su contra y pelea vigorosamente para derrotarla? ¿Considera que la enfermedad es un precursor inevitable de la muerte? ¿Cree que los cristianos tienen que morir enfermos?

Dios ofrece a Sus creyentes el poder para triunfar en esta vida:

> Pero gracias a Dios, que en Cristo siempre nos lleva en triunfo, y que por medio de nosotros manifiesta la fragancia de Su conocimiento en todo lugar.
> —2 Corintios 2:14

> Porque si por la transgresión de un hombre, por éste reinó la muerte, mucho más reinarán en vida por medio de un Hombre, Jesucristo, los que reciben la abundancia de la gracia y del don de la justicia.
> —Romanos 5:17

En 3 Juan 2, el apóstol Juan expresó el deseo del Padre para todos Sus hijos: "Amado, ruego que seas prosperado en todo así como prospera tu alma, y que tengas buena salud".

Confiar en la intervención de Dios no es estar pasivo. Incluye resistirse activamente a Satanás, ser fuerte y tomar el consejo de Winston Churchill en su discurso a los graduados de la Harrow School en Inglaterra en 1941: "Nunca se rindan, nunca se rindan, nunca, nunca, nunca, nunca"[4].

Hay esperanza o, como dice la Biblia, "anhelo", para nuestra salud. Nuestro Dios es el Dios de lo imposible. Él ha provisto promesas en Su Palabra escrita que apuntan a las soluciones a nuestros problemas, y Él nunca nos dice que nos resignemos a las dificultades. Él ofrece victoria sobre las enfermedades "mortales" y otros dolores. Ninguna enfermedad es incurable a la vista de Dios. Cuando visitó a María para anunciarle la concepción de Jesús, el ángel Gabriel le dijo a la virgen: "'Porque ninguna cosa será imposible para Dios'" (Lucas 1:37). Ninguna cosa. Entonces todo es posible para Dios, incluyendo la curación de cualquier enfermedad.

La enfermedad no es parte de la voluntad de Dios para el mundo. Obtenga victoria sobre las enfermedades. No se convierta en otra estadística en el reino de Satanás.

Capítulo 2

Mi liberación del cáncer

En el año 1989, sin aviso, fui embestida por el cáncer del seno. Me sentí sacudida, porque siempre intenté cuidar de mi salud, haciendo ejercicio y comiendo alimentos nutritivos.

En el momento del ataque, no sabía mucho acerca de la sanidad física divina de Dios y su relevancia para mí. Como tenía conocimiento de algunos principios bíblicos de la sanidad, por ejemplo, Santiago 5:14-15 o "la oración de fe", les pedí a los ancianos de mi iglesia que oraran por mí, y lo hicieron.

Mi confianza yacía en la sanidad de Dios y en Su sabiduría sobrenatural. Él me guio en cuanto a las opciones de tratamiento, y me dirigió al presidente del Departamento de Cirugía General en un hospital clínico de gran reputación, a una tumorectomía y, a continuación, un tratamiento de radioterapia. Siguiendo la guía del Señor, rechacé las recomendaciones de los médicos de tomar medicamentos y de continuar tratamientos.

Después de la cirugía, recibí más oración en mi iglesia. Impusieron sus manos para que el poder sobrenatural de Dios sanara mi cuerpo. Recibí por fe el poder sanador divino de Jesús impartido a través de aquellos que oraban por mí. Era mi deseo que mi experiencia futura fuera una prueba victoriosa de que Jesús todavía sana hoy.

Consulté con un médico que me aconsejó sobre la nutrición, y cambié mi dieta.

Comencé a ver la importancia de meditar con fe en las promesas de Dios halladas en Su Palabra escrita y de aprender más acerca de lo que el creyente recibe a través de la provisión de salvación de Jesús. Intensifiqué el estudio y la memorización de Sus promesas, especialmente las que tienen que ver con la sanidad física. Durante el día, recité en voz alta esos versículos que había memorizado, para demostrar mi fe en Dios por Su sanidad en mi vida. Al expresar las palabras de Dios de poder y vida, empecé a darme cuenta de la suma importancia y el poder de Sus palabras. Proverbios 4:22 indica que Salomón pensaba que sus palabras eran un reflejo de las de Dios: "Porque son vida para los que las hallan, y salud para todo su cuerpo". Medité en pasajes como 2 Pedro 1:3–4: "Pues Su divino poder nos ha concedido todo cuanto concierne a la vida y a la piedad [...] Él nos ha concedido Sus preciosas y maravillosas promesas, a fin de que ustedes lleguen a ser partícipes de la naturaleza divina". Me di cuenta de que participando de Su naturaleza, podemos escapar de la corrupción que existe en el mundo por la lujuria. Podemos escapar de la debilidad; podemos escapar de la flaqueza; podemos escapar de la enfermedad.

Durante este tiempo, estuve fortificando mi espíritu y continuando a renovar mi mente, enfocándome en las Escrituras que había memorizado. Recibí apoyo espiritual de muchas personas, en particular de mi esposo y mi madre. (Mi padre ya llevaba experimentando la gloria celestial de Dios desde su muerte en 1981). Mi esposo y yo trabajamos juntos, peleando una batalla espiritual contra el reino de Satanás. Todo parecía estar yendo muy bien.

En la primavera de 1990, una amiga de la iglesia me dijo: "Mi hija tuvo un sueño acerca de ti". Yo no conocía muy bien a su hija. La madre me dijo que en el sueño yo estaba parada ante la congregación de mi iglesia, contándoles a todos que Dios me había sanado de forma milagrosa. Le agradecí a mi amiga por contarme eso, pero aún no había tenido la oportunidad de contar mi historia públicamente durante un culto en la iglesia, y no entendía la parte del sueño que decía que mi sanidad era milagrosa.

En el otoño de 1990, casi exactamente un año después de ser diagnosticado el cáncer, volví para que tomaran mi mamografía trimestral. Después de la mamografía, el radiólogo me dijo que llevara las radiografías al consultorio del doctor para mi cita del mismo día. Cuando miré las radiografías mientras iba en camino a mi cita con el cirujano, noté que había una "x" dentro de un círculo en una de ellas. Después de examinar las radiografías, el cirujano declaró en tono grave: "¡Tienes la misma cosa en el lado derecho que tenías en el lado izquierdo!".

¡No lo podía creer!

La expresión en el rostro del doctor me sugería una sentencia de muerte. La actitud positiva que antes demostraba había sido reemplazada por miedo. Todo lo que sabía hacer el doctor para ayudarme era hacer lo que había hecho antes, cortar con cirugía y quemar con radioterapia. No es que él no quisiera ayudarme; él había visto demasiados finales devastadores por cuenta de esta enfermedad, que a menudo es mortal.

Al cabo de quince minutos, la recepcionista del doctor me había hecho una cita en el hospital para hacer otra tumorectomía, otra disección de mis nódulos linfáticos y algo nuevo, un procedimiento estereotáctico. El doctor también hizo mención de radioterapia después de la cirugía. Aterrorizada, pensé: *¡Ay, no, aquí vamos de nuevo!*

En camino a casa, comencé a oír en mi mente mentiras llenas de temor del reino de Satanás: "Ya ves, Dios no te sanó. ¿Todas esas palabras que estabas aprendiendo de la Biblia? No te ayudaron; ¡no tienen sentido! ¿Esa dieta que estabas siguiendo, toda esa comida saludable? No te hizo ningún bien. Vas a morir. Dios te hizo esto". Sabía que todas esas palabras venían de Satanás, así que comencé a rechazar las mentiras usando la autoridad de Jesús en su contra.

Para contrarrestar ese ataque, le pedí ayuda a Dios y Él me trajo a la mente algunas de Sus promesas acerca de la sanidad física:

> Yo, el Señor, soy tu sanador.
> —Éxodo15:26b

> Bendice, alma mía, al Señor,
> Y no olvides ninguno de Sus beneficios.
> Él es el que perdona todas tus iniquidades,
> El que sana todas tus enfermedades.
> —Salmo 103:2-3

Durante ese tiempo de angustia, Dios me dio el Salmo 103:2–3 como Su *jréma* (Sus palabras habladas a mí), lo que se convirtió en mi espada espiritual, como explica Efesios 6:17. Comencé a usar estos versículos, y todavía los uso contra el enemigo en la guerra espiritual.

Estos y otros versículos empezaron a ministrar "vida para los que las hallan, y salud para todo su cuerpo" (Proverbios 4:22). Me daban esperanza y fe en el poder sanador de Dios.

Cuando regresé a casa y le di las nuevas a mi esposo, nos sumimos en la oración y la guerra espiritual fervientemente. Durante los días siguientes, lidiamos una batalla difícil y agotadora. Cada vez que mi esposo notaba que me debilitaba, me decía algo como: "Estás sanada por las heridas de Jesucristo" (de Isaías 53:5) y "por Sus heridas fueron ustedes sanados" (1 Pedro 2:24).

Cuando estaba a solas en la casa durante el día, a menudo hacía declaraciones de resistencia contra Satanás en voz alta, como: "No puedes hacerme esto. Jesús me creó y pagó el precio por todo mi ser en la cruz. Por Sus heridas fui sanada. No puedes tener mi cuerpo. No puedes matarme. Rehúso aceptar tus ataques y mentiras. Mi cuerpo es el templo del Espíritu Santo. Jesús vino para darme vida, y eso quiere decir vida abundante".

Segunda de Corintios 7:1 nos dice "limpiémonos de toda inmundicia de la carne y del espíritu, perfeccionando la santidad en el temor de Dios". Con este versículo cargando mi corazón, una noche me postré ante Dios en el piso de la sala de estar, clamando a mi Padre celestial. Oré algo así como: "Debe haber alguna razón por la que el cáncer regresó. Si hay algo mal en mi vida, quizás algo que ni siquiera conozco, ¿podrías revelármelo ahora?". En respuesta a mi pregunta, Él sí me reveló algunas cosas que estaban sirviendo como peldaños a Satanás en mi vida y en mi salud. Me di cuenta de que estas áreas de mi pasado, aunque no había estado consciente de ellas antes, me estaban privando de la protección total de Dios. Rápidamente se las confesé a Él.

El problema principal que Dios me reveló esa noche era que yo tenía un profundo dolor que se había convertido en una fortaleza espiritual de duelo para Satanás en mi vida. Esto era cierto. Mi obsesión con el dolor estaba relacionada en especial a la muerte de mi padre nueve años antes. Me di cuenta de que por medio de este dolor agobiante, había permitido que el reino de Satanás entrara en mi vida y mi cuerpo para causar estragos en mi salud. Durante los nueve años anteriores, había llorado la muerte de mi padre, derramando muchas lágrimas y sintiéndome ansiosa cada vez que se mencionaba el nombre de mi padre. Nueve años después, aún estaba llorando la muerte de mi padre como si él acabara de morir.

Confesé todo esto a mi Padre celestial, y después entré en la cocina. Allí, mi esposo, Paul, acababa de terminar una llamada telefónica con un ministerio en otro estado que servía a víctimas del cáncer. Paul no los había llamado para hablar de mi crisis con el cáncer, sino para pedir que enviaran información a una conocida con la misma enfermedad. Me dijo que había escrito cinco condiciones subyacentes que le habían informado durante la llamada que generalmente acompañan a aquellos que padecen de cáncer. Me mostró lo que estaba escrito en el trozo de papel: "Enojo, lujuria, falta de perdón, duelo y maldiciones ancestrales". Señaló la palabra "duelo" y me dijo: "¡Esta es la tuya!". Dijo eso sin saber nada de mi experiencia unos minutos antes en la sala. Su declaración confirmó que había escuchado correctamente lo que Dios me dijo. Luego compartí con mi esposo lo que me había acabado de suceder.

No pasó mucho tiempo entre el momento en que el cirujano me mostró la expresión que parecía sentenciarme a muerte y mi cita en el hospital. Fui a la iglesia el miércoles por la mañana para hablar con una consejera que sabía de mi primera batalla con el cáncer. Quería que ella estuviera de acuerdo conmigo, por fe, que Dios daría vuelta esta situación para lograr mi sanidad completa. Al llegar, descubrí que ella estaba a punto de comenzar el estudio bíblico para mujeres, así que no tenía mucho tiempo disponible. Le dije:

—La misma condición que tenía en mi lado izquierdo ahora está en mi lado derecho. Dicen que el lado derecho ha cambiado.

La respuesta de la consejera me asombró, acercó su cara a la mía y dijo con mucha determinación:

—Pero ¡Dios no ha cambiado!

Todas las mujeres que estaban allí impusieron manos sobre mí y le pidieron a Dios que desatara Su poder sanador en mi cuerpo.

Después de las oraciones de las mujeres, subí a mi auto y me dirigí a casa. Lo que sentí a continuación no fue producto de mi imaginación. La presencia poderosa de Dios vino sobre mí en la forma de olas eléctricas de amor, pasando desde mi cabeza a mi cintura y otra vez a mi cabeza. Esta sensación relajante y sanadora duró aproximadamente quince minutos. Sentí una profunda paz. Tuve fe en Dios, en que Él me había tocado y que Él se encargaría de mi problema.

En el culto de entresemana en mi iglesia, aún más personas oraron por mí. Estuve agradecida por su ministerio, y especialmente por el consejo de una amiga de que dijo que debería seguir los procedimientos médicos que tenía planeados paso a paso, siguiendo la guía de Dios. Ella creía que Dios revelaría lo que yo debía hacer a medida que tomara cada paso. Otra vez sentí paz.

La noche antes de mi cirugía, en vez de tener dificultad para dormir, como era lo usual, dormí bien. En cambio, mi esposo se despertó a las dos de la madrugada, escuchando estas palabras: "Avergüenza a los sabios". Antes de conducirme al hospital, me leyó el pasaje bíblico, 1 Corintios 1:27a: "Dios ha escogido lo necio del mundo para avergonzar a los sabios".

Fuimos al hospital con ese versículo en mente, pidiéndole a Jesús que fuera delante de nosotros como nuestro guerrero en la batalla y como el "avergonzador" de cualquier sabiduría de los doctores que no estuviera basada en lo que Dios quisiera hacer.

En el hospital, nos encontramos con dos doctores, mi cirujano que tenía planeado hacer la tumorectomía y el doctor que haría el procedimiento estereotáctico. Este procedimiento puede ser una forma de biopsia de aguja, ya que se lo usa para localizar y trazar un mapa del área donde se realizará la cirugía. Según lo que había entendido yo, se nos darían los resultados de la biopsia de aguja antes de hacer la tumorectomía planeada. Sin embargo, descubrimos que no era así. El doctor había programado una repetición de la misma cirugía que había hecho el año anterior y tomaría lugar inmediatamente después del procedimiento con aguja. Mi esposo y yo no estuvimos de acuerdo con eso; queríamos decidir qué hacer basándonos en el informe de la patología. Al principio, a mi cirujano no le gustó que lo confrontáramos, puesto que estábamos interfiriendo con su horario apretado. Pero el especialista que haría el procedimiento estereotáctico estuvo de acuerdo con nuestro proceso más lento, de un paso a la vez. Al final, el cirujano también aceptó nuestra decisión.

Después del procedimiento de aguja, mientras esperábamos que los resultados de la patología estuvieran disponibles para mi cirujano, mi esposo oró conmigo para que él se convirtiera en un "robot del Espíritu Santo".

Después de poco tiempo, el cirujano apareció. ¡Parecía una persona distinta! Ya no se veía impaciente; en cambio, se mostró agradable y dispuesto a colaborar con nosotros. Se sentó y nos dijo:

"Los resultados son sumamente sospechosos [cáncer]. Si tú fueras mi esposa, yo preferiría que te hagan una biopsia".

Repentinamente, "tumorectomía" se había convertido en "biopsia". Pensé: *¡A medida que avanzamos un paso en el Señor, Satanás se está retirando!* Sentí que el Señor iba delante de nosotros en la batalla. Él nos guiaba mientras mirábamos a Satanás y sus ejércitos dar marcha atrás en derrota. Comencé a buscar el siguiente paso hacia la victoria de Dios.

Le dije al cirujano:

—Me dijiste que tenía que quedarme dos días en el hospital.

—No, puedes irte a casa hoy.

—Pero pensé que ibas a hacer un análisis de los nódulos linfáticos.

—No, ahora no. Probablemente la semana que viene.

Por fin estuve de acuerdo en que hicieran la biopsia, pero le dije al cirujano que quería un anestésico local, para poder estar despierta durante la cirugía. (Quería orar durante ese tiempo).

Me respondió: "No, necesitas anestesia general, para que sea más fácil para ti y para mí. Con esta biopsia, estaremos seguros al ciento por ciento, pero recuerda que los resultados son sumamente sospechosos [cáncer]". Me dejó en un área separada por cortinas con esas palabras inquietantes.

Después de unos minutos, apareció la anestesióloga. Me dijo: "Hola, estoy aquí para darte un anestésico local. Estarás despierta durante la cirugía".

Mientras esperaba a que me llevaran a la sala de operaciones, escuché a mi cirujano hablar en otro recinto con una mujer que yo había visto en su consultorio unos meses antes. Le dijo que pronto la llevarían a la sala de operaciones para hacer otra tumorectomía y que, cuando un pecho es afectado por el cáncer, el otro usualmente es afectado después. La mujer estaba de acuerdo con hacer la cirugía.

El cirujano me había dicho que podíamos saber los resultados de esa noche, pero sugirió que esperáramos un día más para que varios médicos los estudiaran minuciosamente. Después de la biopsia, me dejaron salir del hospital, y mi esposo me llevó a la casa. Eso fue el viernes por la tarde, y el cirujano me dijo que lo llamara el sábado por la noche a su casa.

Cuando por fin llegó la noche del sábado, nerviosamente llamé al cirujano. Me dijo: "No, todavía no tengo el informe; llámame el domingo al mediodía". El domingo, lo llamé al mediodía y otra vez me dijo: "No, aún no tengo el informe, pero si no escuchas de mí dentro de una hora, llámame de nuevo". Así que lo llamé otra vez después de pasar una hora. Me dijo: "No, todavía no tengo el informe. Tendré el informe escrito en mis manos el lunes. Llámame al consultorio el lunes a las diez de la mañana". Más tarde nos dimos cuenta de que el retraso insólito se debía al hecho de que los resultados eran muy diferentes a lo que había esperado el cirujano. Quería más tiempo para que los patólogos examinaran los resultados de la biopsia. Durante este tiempo, mi esposo y mi madre me seguían animando. Recuerdo que mi madre decía: "No hay nada allí. ¡Sé que no hay nada allí!".

Justo antes de las nueve de la mañana del lunes, mi esposo, Paul, contestó el teléfono en la cocina. Poco después, escuché que Paul parecía estar riendo y llorando al mismo tiempo. Mientras subía corriendo las escaleras gritó: "Marcia, Marcia, llegaron los resultados del análisis. No hay cáncer; ¡están ciento por ciento seguros de que no hay cáncer! ¡No hay cáncer!". (Más tarde, el cirujano admitió que antes de hacer la biopsia, hubiera estimado que había una probabilidad muy alta de que yo tenía cáncer).

"¡No hay cáncer!". Su voz y esas palabras todavía hacen eco en mi cabeza después de todos estos años. Desde que todo eso me pasó, no he podido dejar de contarle a la gente cuán misericordioso, amoroso y poderoso es Dios y cómo Él quiere sanarlos a todos. Él también quiere sanarlo a usted. Quiere proveer todas sus necesidades. Como creyentes, nos son disponibles todos los recursos de Dios. A veces no los recibimos debido a nuestra falta de fe. A veces estamos demasiado ocupados como para entenderlos y recibirlos. No esperemos hasta que alguien en nuestra familia, o uno de nuestros amigos, esté enfermo o muriendo de una enfermedad espantosa. Empecemos a memorizar las promesas de Dios. Empecemos a poner en práctica los versículos relevantes. Empecemos a confiar en las promesas de Dios y en Dios, ¡que Él cumplirá lo que promete!

Poco después de la cirugía, aproveché la oportunidad de hacer realidad el sueño de la hija de mi amiga un domingo por la tarde, contando públicamente a la congregación de mi iglesia la historia de cómo Dios me sanó. Concluí mi testimonio con el Salmo 118:17:

> No moriré, sino que viviré,
> Y contaré las obras del Señor.

Desde aquella victoria en 1990, todas las evaluaciones siguientes no han mostrado ningún rasgo de cáncer. El cirujano solía verme cada tres meses. Durante esos exámenes trimestrales por varios años después de 1990, sacudía la cabeza perpleja, diciendo algo como:

—Marcia, estaremos hablando de esto hasta que tengas ochenta años. ¿Qué pasó?

Siempre respondía sonriendo y diciendo,

—¡Jesús me sanó!

En octubre de 1994, después de cinco años de mamografías y exámenes, se me declaró "médicamente sana", sin reaparición del cáncer que me atacó en 1989.

El Señor ha sido fiel, y una de mis maneras de agradecerle a Dios por Su sanidad ha sido mi determinación a contar esta historia y lo que he aprendido acerca de Su poder sanador sobrenatural, el cual se ha hecho disponible por medio de la expiación de Jesús. Dios me ha guiado a contar mi historia a cientos de personas aquí en mi país y en muchas otras partes del mundo.

"Jesucristo es el mismo ayer y hoy y por los siglos" (Hebreos 13:8).

Capítulo 3

Dios, Satanás y la enfermedad

Como los creyentes han sido redimidos por medio de Jesús, Juan 12:36 indica que somos "hijos de la Luz" y automáticamente somos parte del conflicto entre el bien y el mal —entre el Reino de luz de Dios y el de Satanás, que está lleno de oscuridad—. Los cristianos representan la propagación de la autoridad de Dios en este mundo, y Satanás se encuentra directamente opuesto a esa autoridad. Como agentes de Dios, nuestro perjuicio al reino de Satanás nos convierte en blancos para ataques satánicos, incluyendo enfermedades y dolencias.

> Sean prudentes y manténganse atentos, porque su enemigo es el diablo, y él anda como un león rugiente, buscando a quien devorar.
>
> —1 Pedro 5:8, RVC

¿Quién es la fuente de la enfermedad, Dios o Satanás? Para ayudarle a responder esta pregunta, a continuación encontrará una lista de atributos de los dos.

Dios es bueno

- Estos son algunos de sus nombres indicando bondad o salud:

Jehová-Jiré (Jehová proveedor): "Jehová (lo) proveerá".

Jehová-Nisi (Jehová estandarte): "Jehová (es) mi estandarte".

Jehová-Raá (Jehová el Pastor): "asociarse con (como amigo)".

Jehová-Rafá (Jehová el Sanador): "curar, médico, restaurar, [...] sanar".

Jehová-Salom (Jehová paz), incluyendo "salud, prosperidad, [...] [estar] bien, [...] completo".

¿Puede Dios violar Su carácter, sugerido por esos títulos descriptivos, ocasionándole directamente enfermedad o cualquier otro mal a Su propia creación? (El juicio de Dios es una excepción).

- Su carácter:
  - ◆ Bueno

    Bueno y recto es el Señor.

    —Salmo 25:8

    El Señor es bueno para con todos,
    Y su compasión, sobre todas Sus obras.

    —Salmo 145:9

  - ◆ Distinto al de Satanás

    "Viene el príncipe (gobernante) de este mundo, y él no tiene nada en Mí".

    —Jesús, Juan 14:30b

    Dios es Luz, y en Él no hay ninguna tiniebla.

    —1 Juan 1:5

♦ Fiel y justo

> "¡La Roca! Su obra es perfecta,
> Porque todos Sus caminos son justos;
>
> Dios de fidelidad y sin injusticia,
>
> Justo y recto es Él".
> —Moisés, Deuteronomio 32:4

♦ Su deleite, nuestra prosperidad:

> Pero que canten y se alegren
> los que están a mi favor.
> Que digan siempre: "¡Grande es el Señor,
> pues se deleita en el bienestar de su siervo!".
> —Salmo 35:27, RVC

Satanás es malvado

• Sus títulos, indicando el mal y la muerte:

Ladrón (Juan 10:10)
Beelzebú (Lucas 11:15)
Diablo (Juan 8:44)
Asesino (Juan 8:44)
Mentiroso (Juan 8:44)

• Su carácter:

♦ Destructivo

> en los cuales el dios de este mundo ha cegado el
> entendimiento (la mente) de los incrédulos, para que
> no vean el resplandor del evangelio de la gloria de
> Cristo, que es la imagen de Dios.
> —2 Corintios 4:4

"Ustedes son de su padre el diablo [...] Él fue un asesino desde el principio".

—Jesús, Juan 8:44a

♦ Deshonesto

"Cuando habla mentira, habla de su propia naturaleza, porque es mentiroso y el padre de la mentira".

—Jesús, Juan 8:44b

♦ Opresivo

"cómo Dios ungió a Jesús [...] el cual anduvo haciendo bien y sanando a todos los oprimidos por el diablo; [...]"

—Pedro, Hechos 10:38

♦ Engañoso

Satanás se disfraza como ángel de luz.

—2 Corintios 11:14b

Se les advierte a los creyentes que pongan la armadura de Dios "para que puedan estar firmes contra las insidias del diablo" (Efesios 6:11).

• Su deleite, nuestra destrucción:

"El ladrón sólo viene para robar, matar y destruir".

—Jesús, Juan 10:10a

Satanás, la fuente de todo mal

Satanás es la fuente de todo mal, incluyendo la enfermedad. El carácter de Dios es incompatible con el mal o la enfermedad. No causa directamente la enfermedad, porque Él representa la luz y ha provisto liberación del reino de la oscuridad (véase Colosenses 1:13).

En Hechos 10:38, Pedro representa a Jesús "'haciendo bien y sanando a todos'", pero describió a los enfermos como "'oprimidos por el diablo'". Job 2:7 revela que Satanás es la fuente de las llagas de Job, y 1 Corintios 5:5 muestra que él es el destructor de la carne en un caso de disciplina eclesiástica.

Dios y Satanás: Naturalezas opuestas

La Palabra escrita de Dios revela la distinción evidente entre las naturalezas opuestas de Dios y Satanás. La de Dios es buena. Por lo tanto, no es capaz de causar directamente el mal en Su creación. Después de que Dios elogió a Job dos veces ante Satanás, el diablo intentó hacer que Dios atacara las posesiones de Job y luego al hombre mismo. Dios se negó, pero le dio permiso a Satanás de hacerlo, a menos que no lo matara (véase: Job 1:8–12; 2:3–6). La condición de Dios respecto a Job mismo era que su vida debería ser preservada.

Un ejemplo del entendimiento de la Iglesia primitiva de la naturaleza de Satanás se encuentra en 1 Corintios 5:5. Pablo le estaba escribiendo a la Iglesia de Corinto acerca de un hombre inmoral en esa iglesia. Le dijo a los creyentes allí que "entreguen a ese tal a Satanás para la destrucción de su carne, a fin de que su espíritu sea salvo en el día del Señor Jesús". El apóstol, dando estas instrucciones en el primer siglo, reveló el conocimiento de que la naturaleza de Satanás causa la destrucción física de los cuerpos, e infirió que la naturaleza de Dios no es destructiva.

Satanás tienta; Dios prueba

Satanás tiene estrategias para robarle sus talentos y sus bienes, y para destruirlo. Su táctica principal correspondiente es influir sus pensamientos por medio de la tentación. Sus tentaciones incluyen varias formas de males y varias formas de dudas inadecuadas, especialmente acerca de Dios. A Satanás le encanta trabajar con las reacciones negativas e ideas equivocadas que una persona tiene acerca de sí misma, otras personas y Dios. Se establecen fortalezas demoníacas en la mente, y cuanto más piensa la persona de manera negativa, más fácil entra el mal. La intención de la tentación demoníaca es lograr los objetivos de Satanás de hacernos débiles, despedazarnos y destruirnos. Si Satanás viene a tentarlo con cosas que parecen bellas, no es porque usted le caiga bien; él quiere destruirlo (véase Juan 10:10).

> Que nadie diga cuando es tentado: "Soy tentado por Dios". Porque Dios no puede ser tentado por el mal y Él mismo no tienta a nadie. Sino que cada uno es tentado cuando es llevado y seducido por su propia pasión.
>
> —Santiago 1:13–14

Si Dios es totalmente bueno, ¿por qué querría tentar a Sus hijos a pecar, para que estén al alcance de los ataques malvados de Satanás, incluyendo la enfermedad?

Dios ha probado a Sus seguidores a lo largo de la historia, para revelar la profundidad de su compromiso con Él. A medida que el pueblo de Dios pasa sus pruebas, ellos son fortalecidos. En contraste, la tentación de Satanás solo lleva a la debilitación —espiritual, mental y físicamente—.

La enfermedad es asociada con la descomposición y la muerte. Por otro lado, el carácter de Dios promueve la prosperidad y la vida. Sus nombres *Jehová-Salom* y *Jehová-Rafá* incluyen "salud/sanador". ¿Cómo podría probar si Sus hijos estarían dispuestos a morir de una enfermedad por Él?

No hay nada en las Escrituras que confirme que Dios usa directamente la enfermedad como prueba a Sus seguidores comprometidos. Por el contrario, Moisés dio el propósito básico de las pruebas de Dios en Deuteronomio 8:2:

> Y te acordarás de todo el camino por donde el Señor
> tu Dios te ha traído por el desierto durante estos
> cuarenta años, para humillarte, probándote, a fin de
> saber lo que había en tu corazón, si guardarías o no
> Sus mandamientos.
>
> —Moisés, Deuteronomio 8:2

Una ilustración de la prueba de Dios siguió tras la enfermedad casi mortal del rey Ezequías de Judá. La enfermedad no era en sí la prueba de Dios. Después que el rey se sanó, "Dios lo dejó solo para probarlo, a fin de saber todo lo que había en su corazón" (2 Crónicas 32:31). El rey no pasó la prueba. Traicionó a Dios y al pueblo de Judá mostrando los tesoros bellos y costosos de su reino a los embajadores de Babilonia (véase 2 Reyes 20:13–19). Seguramente esto hizo que a los babilonios se antojaran de conquistar más tarde el reino bajo el gobierno de Joacim (véase 2 Reyes 24).

Dios pone a prueba a los creyentes, escudriñando su interior y dándoles oportunidades de probar su obediencia a Él. Dios examina a Sus hijos para comprobar la sustancia verdadera de su fe:

> El Señor prueba al justo y al impío,
> Y Su alma aborrece al que ama la violencia.
>
> —Salmo 11:5

Dios examina la mente y el corazón:
> Oh Señor de los ejércitos, que pruebas al justo,
> Que ves las entrañas y el corazón.
>
> —Jeremías 20:12a

La intención de Dios Padre es de desarrollar madurez espiritual en Sus hijos:

> para que la prueba de la fe de ustedes, más preciosa
> que el oro que perece, aunque probado por fuego, sea
> hallada que resulta en alabanza, gloria y honor en la
> revelación de Jesucristo.
>
> —1 Pedro 1:7

La intención de Satanás es de destruir al cristiano y al no cristiano por igual: al cristiano porque él o ella representa el Reino de Dios y al no cristiano por el compromiso potencial con Su Reino en el futuro.

Juicio

Hay varias maneras en las que la gente es juzgada. Algunas veces el sufrimiento y la muerte son el resultado de las consecuencias del pecado de otros. Los bebés mueren a causa del SIDA transmitido a ellos por sus madres. El abuso físico a personas de todas las edades produce no solo daño físico sino también daño emocional. Maldiciones generacionales, consecuencias de los pecados ancestrales como en Éxodo 20:5 y 34:7, causan enfermedades, daño y muerte. Por miles de años, enfermedades y dolencias han surgido a causa de que Adán y Eva pecaran. La enfermedad y otras cosas malas son frecuentemente la cosecha que obtenemos solo por ser parte de la raza humana. No estamos exentos de las maldiciones de Deuteronomio 28. La gente, a menudo, cosecha lo que siembra en su propia vida y la vida de otros que son inocentes (véase Gálatas 6:7).

La justicia de Dios requiere que juzgue el pecado. A veces Dios usa las consecuencias del pecado para juzgar —incluso a Sus propios seguidores— para hacerlos volver a una condición justa ante Él. Tanto Aarón como Miriam se rebelaron contra Dios cuando declararon que Él podía hablar también a través de ellos, y no solo por medio de Moisés. Hablaron en contra del ungimiento profético de su hermano (véase Números 12:1–2). Como resultado, Dios juzgó a Miriam con la lepra. Fue sanada después de siete días, porque Moisés le suplicó a Dios que la sanara (véase Números 12:13–15).

Dios a veces permite la enfermedad en Su juicio por el pecado. Cuando lo hace, está permitiendo que las consecuencias del pecado se aceleren, en vez de aplicar Su propio carácter. (Esto no quiere decir que toda enfermedad sea resultado del juicio de Dios).

Segunda de Reyes 5:20–27 indica que Giezi se volvió leproso por haberles mentido a Naamán y Eliseo. Su lepra era permanente y también una maldición generacional sobre sus descendientes (véase el versículo 27).

Dios juzgó a David por sus pecados de adulterio con Betsabé, su intento de encubrir el asunto y el subsiguiente asesinato de su esposo. En 2 Samuel 11:14–17, David se aseguró de que el esposo de Betsabé estaría puesto en el frente del ejército, para que fuera asesinado en batalla. El juicio de Dios incluyó la muerte del bebé de David y Betsabé (2 Samuel 12:1–23). Sin embargo, aunque David fue juzgado por sus fallas, se arrepintió delante del Señor, y en Hechos 13:22, el apóstol Pablo habló de la opinión exaltada de Dios sobre el rey como "David, hijo de Isaí, un hombre conforme a Mi corazón, que hará toda Mi voluntad".

Puede que Dios permita que Satanás cumpla Su juicio, como en el caso del castigo del hombre inmoral en la Iglesia de Corinto. Dios, por la bondad de Su carácter, quería que ese hombre se arrepintiera, dejara de pecar y volviera a Él. En este caso, el juicio de la muerte no se cumplió. Parece que el hombre se arrepintió, puesto que Pablo le dijo a la Iglesia de Corinto en 2 Corintios 2:7 que "debieran perdonarlo y consolarlo".

Dios puede juzgar o corregir o disciplinar a creyentes que tienen pecado inconfeso en su vida —especialmente en casos en los que los creyentes voluntariamente se rinden a la tentación de Satanás a pecar. Pero aun en la disciplina, el propósito de Dios nunca es malvado; es para conformarnos a Sus mejores propósitos— para nuestra prosperidad y victoria en esta vida, no para nuestra destrucción.

El autor de Hebreos reveló que el castigo o la disciplina de Dios produce la justicia. Esto implica que el creyente previamente no estaba puro o en condición recta o ante Él:

> Al presente ninguna disciplina parece ser causa de gozo, sino de tristeza. Sin embargo, a los que han sido

ejercitados (adiestrados) por medio de ella, después
les da fruto apacible de justicia.

—Hebreos 12:11

"Disciplina" es en griego *paideía*, que significa "educación o
entrenamiento [...] instruir". Aun en la disciplina, Dios desea la
restauración para Sus hijos.

La oposición de Jesús a la enfermedad

Jesús consideró a la enfermedad como:

1. Una anormalidad (ceguera) asociada con la pobreza, el
   quebranto del corazón y el cautiverio

   > El Espíritu del Señor está sobre Mí,
   > Porque Me ha ungido para anunciar el evangelio a
   > los pobres.
   > Me ha enviado para proclamar libertad a los cautivos,
   > Y la recuperación de la vista a los ciegos;
   > Para poner en libertad a los oprimidos.
   > —Lucas 4:18

2. Esclavitud por un espíritu satánico de dolencia

   > Y había [...] una mujer que durante dieciocho años
   > había tenido una enfermedad causada por un espíritu;
   > [...] Cuando Jesús la vio, [...] le dijo: "Mujer, has
   > quedado libre de tu enfermedad." [...] Y ésta, que es
   > hija de Abraham, a la que Satanás ha tenido atada
   > durante dieciocho largos años, ¿no debía ser libertada
   > de esta ligadura en el día de reposo?"
   > —Lucas 13:11–12; 16

3. La opresión del enemigo

> "[...] como Dios ungió a Jesús de Nazaret con el Espíritu Santo y con poder, el cual anduvo haciendo bien y sanando a todos los oprimidos por el diablo; porque Dios estaba con Él".
>
> —Pedro, Hechos 10:38

Una pauta para determinar si algo que nos enfrenta viene de Dios o de Satanás se encuentra en Juan 10:10, donde Jesús declaró: "'El ladrón sólo viene para robar, matar y destruir. Yo he venido para que tengan vida, y para que la tengan en abundancia'".

Lo que sea que le esté atacando ¿le está tratando de robar algo —su gozo, su cónyuge, sus hijos— y le está tratando de destruir a usted mismo? Si es así, entonces usted sabe quién es la fuente verdadera de su problema —¡Satanás!— ¡No le culpe a Dios!

Capítulo 4

La enfermedad versus el sufrimiento

Hoy en día, muchos creyentes vinculan la enfermedad con referencias bíblicas al "sufrimiento". No hay nada en la Biblia que sugiera que los creyentes son bendecidos por medio de la enfermedad. Sin embargo, se nos dice en 1 Pedro 4:13 que debemos regocijarnos porque "compart[imos] los padecimientos de Cristo". Filipenses 1:29 declara que los cristianos deben "padecer por él [Cristo]" (RVC). ¿Significa esto que los cristianos podemos esperar enfermarnos cuando sufrimos en esta vida? No hay ni un versículo en las Escrituras que apoye la noción de que debemos sufrir enfermándonos.

"Sufrir por Jesús"

Debido a que el dolor a menudo se asocia con la enfermedad, existe una tendencia a identificar el sufrimiento con la enfermedad. Sin embargo, en la Biblia, el sufrimiento y la enfermedad física son claramente distintos.

Cuando se ven confrontados con la enfermedad, algunos creyentes esperan permanecer enfermos, por lo menos, durante algún tiempo —particularmente si creen que la enfermedad proviene de Dios—.

Algunas veces se considera que estar enfermo es sufrir para Jesús. Algunas personas piensan que Dios los recompensará por ser pacientes en medio de la enfermedad.

Igualar la enfermedad con el sufrimiento loable puede dejar a los creyentes expuestos a más ataques de Satanás. Confundir los ataques de enfermedad de Satanás con la voluntad directa de Dios y aceptar pasivamente esos ataques como que vinieran del Señor puede llevar a la destrucción y la muerte.

Aquellos que aceptaron el cristianismo en sus primeros siglos tenían que esperar la posibilidad de tortura física y muerte. Sufrieron a causa de su fe. La persecución de los cristianos por el Imperio romano empezó en el 64 d. C. y terminó oficialmente en abril del 311. Eso fue cuando Galerio, emperador romano del 303–311, admitiendo que la política de erradicar el cristianismo había fracasado, emitió un Edicto de Tolerancia. El emperador Constantino, en el 313 d. C., emitió el Edicto de Milán, que legalizó la adoración cristiana. Para aquel entonces, la noción del sufrimiento cristiano había llegado a ser una tradición. Si bien ya no esperaban sufrir la tortura física o la muerte, veían a la enfermedad como la manera principal en que los cristianos podían "sufrir por Jesús".

El autor Ken Blue indicó que después de que terminó la persecución romana, los creyentes buscaban privarse de la comida, del sueño y de la higiene básica y tener una perspectiva positiva de la enfermedad que resultaba[1]. Sugirió que la persecución romana de los primeros creyentes de la Iglesia está conectada a la idea moderna de que la santificación es el resultado de la enfermedad y que la enfermedad es preferible a la sanidad.

Blue indicó:

> Uno de los mayores obstáculos a un ministerio vital de sanidad en la iglesia de hoy es la noción de que la enfermedad nos es, en esencia, benéfica, que se nos es enviada para purificar el alma y edificar el carácter[2].

En el Nuevo Testamento, el "sufrimiento" se distingue de la "enfermedad" porque el primero tiene una connotación de "persecución" en el griego. En contraste, las referencias en el Nuevo Testamento a la enfermedad son inequívocas; a menudo se nombran los síntomas. La enfermedad específica de la mujer con la hemorragia, que claramente fue una enfermedad, es distinta a cuando Jesús fue a Jerusalén a "sufrir muchas cosas [...] y ser muerto" (Mateo 16:21). No fue allí para enfermarse; Jesús sabía que la persecución lo esperaba.

"Sufrir como Jesús"

Otra idea errónea es que la enfermedad, de alguna manera, nos identifica con Jesús. A veces los creyentes piensan que están "sufriendo como Jesús". Pero no hay registro en el Nuevo Testamento de que Jesús alguna vez estuviera enfermo.

Debido a que estaba cumpliendo Su propósito de destruir las obras del diablo, Jesús sufrió abuso físico en los azotes que recibió (Mateo 26:67; Marcos 14:65; Lucas 22:64; Juan 19:1), y Él llevó nuestros pecados y nuestras enfermedades (Isaías 53:4–5). Él hizo esto por todos y cada uno de los seres humanos en esta tierra.

No hay citas de Jesús ni escritos en el Nuevo Testamento que sugieran que estar enfermo es algo deseable. Jesús deliberadamente sanó a la gente de las enfermedades durante Sus años de ministerio. Nunca promovió la enfermedad a Sus seguidores como una manera de participar en Sus sufrimientos. ¿Podemos nosotros, como seguidores de Jesús, llegar a ser más como Él aguantando enfermedad y pasando la vida lisiados? Esa mentalidad es un sistema de justicia por obras, como ganar puntos por estar enfermos. Podemos llegar a ser más como Dios Hijo estando sanos y cumpliendo la afirmación de Jesús de que "'el que cree en Mí, las obras que Yo hago, él las hará también; y aun mayores que éstas hará, porque Yo voy al Padre'" (Juan 14:12). Primera de Juan 4:17 declara que "como Él es, así somos también nosotros en este mundo".

Sufrimiento = persecución, no enfermedad

Once verbos griegos en el Nuevo Testamento con sus derivados se traducen a alguna forma de *sufrir*. De estos once verbos, el griego *pásjo*, que se usa cuarenta y dos veces, tiene un significado básico de aguantar el sufrimiento o la persecución. La mayoría de las ocurrencias de los otros verbos griegos y sus varias formas en el Nuevo Testamento tienen significados principales como "dejar", "soportar", "permitir", "dar" y "tolerar". Ninguno de los significados básicos de estas palabras griegas indica la enfermedad.

Santiago escribió tanto de "sufrimiento" como de "enfermedad", haciendo una clara distinción entre ellos. Compare el mandamiento en Santiago 1:2 a estar gozosos "cuando se hallen en diversas pruebas" con Santiago 5:14–15, donde el autor aconseja que se convoquen a los ancianos de la iglesia a orar por los enfermos. Santiago estaba diciendo en ambos pasajes que debemos responder a las pruebas y los sufrimientos con gozo, pero que Dios ha provisto una solución para la enfermedad en la comunidad cristiana por medio de "la oración de fe". Santiago 5:13 pregunta: "¿Sufre alguien entre ustedes?". La versión Reina Valera Contemporánea dice: "¿Hay alguien entre ustedes, que esté afligido?", la cual es la palabra *kakopadséo* con el significado de "atravesar adversidad: —aflicción, [...] (sufrir) penalidad, soportar (aflicciones)". Pero el versículo 14 introduce otro tema, la enfermedad; *enfermo* significa, en efecto, "enfermo".

En Hebreos 11, el sufrimiento se identifica con la persecución y la tortura, y es una elección. Los versículos 24 y 25 nos dicen que Moisés "rehusó ser llamado hijo de la hija de Faraón, escogiendo más bien ser maltratado con el pueblo de Dios". El versículo 35 del mismo capítulo indica que "otros fueron torturados, no aceptando su liberación".

El contexto de 1 Pedro 4:12–14 es uno de pruebas de fuego y de los insultos. En el versículo 13, el apóstol les instruye a los creyentes a regocijarse cuando "comparten los padecimientos de Cristo" —por medio de la persecución, no la enfermedad—:

> Antes bien, en la medida en que comparten los padecimientos [*pádsema*: "padecer [...] sufrir, aflicción"] de Cristo, regocíjense, para que también en la revelación de Su gloria se regocijen con gran alegría.

Así que "sufrir para Jesús" es soportar dificultad o aflicción, no enfermedad ni muerte. *Pádsema*, la palabra que se usa aquí para "padecimientos", no se usa en el Nuevo Testamento para indicar la enfermedad. Soportar dificultad o aflicción es muy distinto a cuando los creyentes tratan de glorificar a Dios por medio de la enfermedad, mientras esperan convencer a los no creyentes que Dios es todopoderoso y que vale la pena pertenecer a Su Reino.

El versículo 14 de 1 Pedro 4 habla de ser "insultados por el nombre de Cristo", y también apoya la idea de que sufrir para Jesús significa persecución, no enfermedad.

Si los creyentes realmente desean seguir el principio bíblico de sufrir para Jesús, deberían regocijarse por la persecución, no la enfermedad.

En Filipenses 3:10, Pablo usa la palabra "padecimientos" para referirse a la persecución, no a la enfermedad, cuando dijo que quería "conocerlo a Él, el poder de Su resurrección y la participación en Sus padecimientos [*pádsema*], llegando a ser como Él en Su muerte".

En 2 Corintios 11:25–27, el apóstol Pablo registró sus aflicciones, tales como ser golpeado, ser apedreado, sufrir naufragios y varios otros peligros, pero no menciona la enfermedad. Está claro que llegó a ser más como Jesús por medio de mucha persecución, no de enfermedad.

En 2 Timoteo 3:11, Pablo mencionó "persecuciones" y "sufrimientos" sin ninguna sugerencia de enfermedad. Entonces concluyó: "Y de todas ellas me libró el Señor". Así que superó "todas" esas dificultades con la intervención del Señor. No permaneció en un estado permanente de persecución.

La enfermedad y la muerte no glorifican a Dios

En Juan 11:4, Jesús enfatiza que Dios Padre sería glorificado a través de la resurrección de Lázaro de entre los muertos. Jesús no dijo que Dios sería glorificado por medio de la enfermedad ni la muerte de Lázaro, sino por medio de su resurrección dramática de la tumba. Jesús no lo dejó muerto en la tumba, proclamando que la enfermedad y la muerte de Lázaro glorificaban a Dios.

Ya que hemos sido redimidos por la completa expiación de Jesús, ¿cómo podría nuestro "sufrimiento por Jesús" añadirle significado a Su sacrificio y resurrección? ¿Cómo podría nuestra enfermedad glorificarlo? ¿Podemos representar eficazmente a Jesús a aquellos que no lo conocen cuando estamos u oprimidos mentalmente? ¿Puede un cristiano enfermo o posiblemente moribundo ser capaz de convencer a los demás que Dios es todopoderoso, que puede hacer cualquier cosa y que vale la pena convertirse en cristiano? Los no creyentes en los días de Jesús vieron en Él una fuerte personificación de Dios Padre. No vieron a un Mesías. Y ¡no está escrito en ningún lado en la Palabra escrita de Dios que cualquiera de los doce discípulos de Jesús estuviera enfermo!

Glorificamos a Dios estando sanos y saludables física, mental y emocionalmente:

> Porque han sido comprados por un precio. Por tanto, glorifiquen a Dios en su cuerpo y en su espíritu, los cuales son de Dios.
>
> —1 Corintios 6:20

Cuando aceptamos personalmente la salvación de Jesús, nuestros cuerpos son el templo del Espíritu Santo. ¿Deberían los templos del Espíritu Santo estar llenos de la enfermedad?

Primera de Corintios 6:19a describe al cuerpo del creyente como el "templo del Espíritu Santo". Un cuerpo enfermo es un templo del Espíritu Santo que necesita sanidad. Jesús, en Juan 14:17, declaró que el Espíritu de verdad (es decir, el Espíritu Santo) mora en nosotros. En el versículo 23 Jesús reveló, refiriéndose a cualquier persona que cumple con Su Palabra escrita, que Él y el Padre "har[án] con él morada".

Para los creyentes, el ser santuarios puros de Dios y "reinar[...] en vida" (Romanos 5:17) es incompatible con estar crónicamente enfermos, ya sea física o mentalmente.

¿Querría alguno que es un creyente de Jesús, y que ha sido hecho justo por medio de Su poderosa redención, glorificar a Dios guardando un poco de pecado en su vida, así como tal vez quisiera guardar un poco de enfermedad en su cuerpo para honrarlo a Él? ¿Es sabio aferrarse a un poco del reino de las tinieblas después de estar trasladado al Reino de luz? En Colosenses 1:12–13, se nos dice que podemos "compartir la herencia de los santos en la Luz" y que Dios "nos libró del dominio (de la autoridad) de las tinieblas y nos trasladó al reino de Su Hijo amado".

John Bevere, evangelista, maestro de la Biblia y autor, escribió:

> Creer que glorificamos a Jesús muriendo a causa de la enfermedad es tan erróneo como creer que Jesús sería glorificado si muriéramos en esclavitud al pecado[3].

La enfermedad y el sufrimiento son conceptos bíblicos distintos. La enfermedad significa la invasión de nuestro enemigo, Satanás. Podemos regocijarnos en el sufrimiento o la persecución, porque revela que nuestro compromiso con Jesús se está profundizando y atrae a otros al Reino de Dios. Pero podemos resistir y derrotar a la enfermedad y las dolencias con el poder sobrenatural y sanador de Jesús.

Capítulo 5

La salvación: es más de lo que piensa

El concepto que tenían los judíos del primer siglo sobre la salvación, basado en las Escrituras, era uno de completa sanidad para el individuo:

> Nuestra perspectiva sobre la enfermedad es distinta a la que tenían Jesús y sus contemporáneos. [...] Hoy en día distinguimos entre el cuerpo y el alma, los hebreos antiguos no lo hicieron. Jesús y sus oyentes correlacionaban la salvación con lo físico así como con lo espiritual. Salvar a la persona completa constituía en la liberación del dominio del pecado y de Satanás. [...] En las Escrituras, el perdón de pecados, la vida eterna, la liberación de la esclavitud espiritual y la sanidad son ligados en una sola salvación absoluta[1].

En el Salmo 3:8, "salvación" en hebreo es *yasha*, un verbo raíz primario que significa "libertador, librar, rescatar, salvación, salvador, [...] victoria". *Yeshúa*, derivado de *yasha*, incluye la sanidad como una parte fundamental de liberación y es la palabra hebrea que abarca todo lo que tiene que ver con "salvación", la característica que pertenece al Señor a quien se refiere David en el Salmo 3:8:

La salvación [Nota de la autora: liberación total] es
del SEÑOR.
¡Sea sobre Tu pueblo Tu bendición!

Los nombres de Dios Padre en hebreo incluyen *Jehová-Rafá*, o
"Dios el Sanador" (Médico), y *Jehová-Salom*, o "Dios nuestra Paz y
Buena Salud".

Dios mismo declara en Éxodo 15:26b que Él sana: "'Porque Yo,
el SEÑOR, soy tu sanador'". Isaac Leeser, un renombrado traductor
y erudito de la Biblia, tradujo esta afirmación como "'porque Yo, el
Señor, soy tu médico'"[2].

La obra redentora de Jesús proveyó un pacto nuevo y mejor
(Hebreos 8:6–13). El versículo 6 indica que el nuevo pacto sería
"establecido sobre mejores promesas". La palabra *mejores* es *kreitton*
en griego, lo que significa "más fuerte".

Cuando Jesús pagó el castigo por los pecados de toda la
humanidad, el precio también pagó por las consecuencias de los
pecados de todos, incluyendo la enfermedad física y mental. El
antiguo pacto reveló que Dios Padre proveyó sanidad física, al fin
y al cabo que la humanidad obedeciera Sus leyes. El nuevo pacto
se centra en Dios Hijo, quien ofrece la sanidad física como un
componente de la salvación.

La necesidad de la sanidad física sobrenatural, así como
la salvación espiritual, se originó con el primer pecado de la
humanidad, cuando Adán y Eva trasladaron la raza humana y este
mundo de la autoridad de Dios a la de Satanás. La enfermedad y la
muerte resultaron del pecado de la primera pareja al desobedecer a
Dios.

El gobierno de Satanás en el mundo, ganado por la tentación
exitosa a nuestros primeros padres, fue la base de su tentación a
Jesús. En Lucas 4:5–6, le mostró a Jesús todos los reinos de la tierra.
"'Todo este dominio y su gloria Te daré,' Le dijo el diablo; 'pues a
mí me ha sido entregado, y a quien quiero se lo doy'".

La palabra "entregado" es *paradídomi* en griego, con el sentido básico de "rendirse, i.e. ceder". La enfermedad física y mental, junto con otras consecuencias del pecado, son resultados de la rendición de Adán y Eva a los argumentos de Satanás. La primera pareja le entregó el mundo a Satanás por medio de la traición a Dios. Al diablo se le dio el derecho de gobernar los reinos terrenales. Jesús se refirió a Satanás en Juan 12:31 como "'el príncipe de este mundo'", y dijo que ese príncipe "'será echado fuera'". Pero, en última instancia, "Del SEÑOR es la tierra y todo lo que hay en ella" (Salmo 24:1a).

Jesús fue enviado por Su Padre para pagar el castigo total del pecado y sus consecuencias. Su propósito principal en venir a la tierra fue "destruir las obras del diablo" (1 Juan 3:8). Estas "obras" incluyen las dolencias y la enfermedad.

La sanidad física incluida en la salvación

La sanidad física es una parte importante del cristianismo bíblico. El doctor C. I. Scofield, conocido teólogo y editor de la Scofield Bible (sco), incluyó la sanidad como un elemento de las palabras hebreas y griegas para la salvación.

> Las palabras heb. y gr. para la salvación implican las ideas de *liberación, seguridad, preservación, sanidad y buen estado*. Salvación es la gran palabra global del Evangelio, abarcando en sí mismo todos los hechos y los procesos redentores. [énfasis del doctor Scofield][3]

Isaías escribió que la enfermedad y el dolor son partes de la obra redentora de Jesús en la cruz. Varias versiones principales tienen notas de referencia que indican que las palabras "dolores" y "aflicción" en Isaías 53:3–4 literalmente son "dolores" y "enfermedades".

> Fue despreciado y desechado de los hombres,
> Varón de dolores y experimentado en aflicción;
> Y como uno de quien los hombres esconden el rostro,
> Fue despreciado, y no Lo estimamos.

Ciertamente Él llevó nuestras enfermedades,
Y cargó con nuestros dolores.
Con todo, nosotros Lo tuvimos por azotado,
Por herido de Dios y afligido.

El versículo 5 explora más profundamente la obra de Jesús en la cruz por nosotros:

Pero Él fue herido (traspasado) por nuestras transgresiones,
Molido por nuestras iniquidades.
El castigo, por nuestra paz, cayó sobre Él,
Y por Sus heridas (llagas) hemos sido sanados.

Isaac Leeser tradujo estos mismos versículos 3–5 así (ILB):

Fue despreciado y rechazado por los hombres;
un varón de dolores, y familiarizado con la enfermedad;
y como uno que escondió su rostro de nosotros fue despreciado,
y nosotros no lo estimamos.
Pero solo nuestras enfermedades cargó él mismo,
y nuestros dolores llevó:
mientras que nosotros, en efecto, lo consideramos herido,
golpeado por Dios, y afligido.
Pero fue herido por nuestras transgresiones,
fue magullado por nuestras iniquidades:
el castigo por nuestra paz cayó sobre él;
y por medio de sus moretones nos fue otorgada la sanidad.

La traducción de Leeser de la primera parte del versículo 10 es:

Pero le plació al Señor aplastarlo con la enfermedad:[4]

Robert Young tradujo los versículos 3–5 y todo el versículo 10 de la siguiente manera (YLT):

Es despreciado, y abandonado por los hombres,
Un varón de dolores, y familiarizado con la enfermedad,
Y como uno que esconde el rostro de nosotros,
Es despreciado, y nosotros no lo estimamos.
Ciertamente nuestras enfermedades ha cargado,
Y nuestros dolores los ha llevado,
Y nosotros lo hemos considerado plagado,
Golpeado por Dios, y afligido.
Y él ha sido traspasado por nuestras transgresiones,
Magullado por nuestras iniquidades,
El castigo de nuestra paz está sobre él,
Y por medio de su moretón nos viene la sanidad [...]
Y Jehová se ha deleitado en magullarlo.
Él lo ha enfermado,[5] [...]

La interpretación de Isaías 53 de dos escritores del Nuevo Testamento

La Biblia dice en Deuteronomio 19:15b que "el caso será confirmado por el testimonio de dos o tres testigos". El apóstol Pablo afirmó este principio en 2 Corintios 13:1. Mateo y Pedro fueron dos de los muchos testigos que confirmaron el caso de la crucifixión de Jesús y Su resurrección de entre los muertos. Estos dos hombres también conocían Isaías 53 en el hebreo original.

En el capítulo 8, versículos 16 y 17, de su evangelio, Mateo narra una escena del ministerio de sanidad física de Jesús. El apóstol confirmó rotundamente que Isaías 53 significa que Jesús cargó nuestras enfermedades físicas sobre Sí mismo por medio de su obra redentora:

Y al atardecer, Le trajeron muchos endemoniados; y expulsó a los espíritus con Su palabra, y sanó a todos los que estaban enfermos, para que se cumpliera lo que fue dicho por medio del profeta Isaías cuando dijo:

*ÉL tomó nuestras flaquezas y llevó
nuestras enfermedades.*

La palabra griega principal que se traduce como "flaquezas" es *asdséneia*. Esta palabra griega se puede traducir "enfermedad", "fragilidad", "débil" y "enfermo". Se usa veinticuatro veces en el Nuevo Testamento: ocho veces en los evangelios y en los Hechos, y dieciséis veces en las epístolas. *Asdséneia* se usa tanto para denotar la enfermedad física como para sugerir la debilidad en sentido general. Todas las ocho instancias en los evangelios y los Hechos se refieren a la enfermedad física.

En la misma cita de Mateo, está la palabra griega *nósos*, cuyos significados incluyen "enfermedad", como en "y llevó nuestras enfermedades". *Nósos* se usa doce veces en el Nuevo Testamento, y esta palabra griega siempre se refiere a la enfermedad.

El apóstol Pedro, en 1 Pedro 2:24, escribió su interpretación de mucho de Isaías 53:5:

> Él mismo llevó (cargó) nuestros pecados en Su cuerpo sobre la cruz, a fin de que muramos al pecado y vivamos a la justicia, porque por Sus heridas fueron ustedes sanados.

En este versículo, Pedro escribió en el tiempo pasado la palabra griega *iáomai* como "por Sus heridas fueron ustedes sanados". Esta palabra griega básica significa "curar, sanar". En veintiséis de las veintiocho veces que aparece esta palabra en el Nuevo Testamento, se refiere a la sanidad física. Las excepciones se encuentran en Hebreos 12:13, que usa la sanidad física de manera figurada, y Lucas 4:18, que describe la sanidad emocional. Las únicas otras palabras en el Nuevo Testamento para "sanado" son *dserapeía* y *sózo* o "hacer salvo"; las dos llevan el significado de la sanidad física.

Primera de Pedro 2:24 demuestra que el apóstol estaba convencido de que las palizas y heridas de Jesús (Mateo 27:26–30) nos quitaron las enfermedades físicas —retroactivamente, como indica el cambio del tiempo presente de Isaías, "hemos sido sanados", al tiempo pasado de Pedro, "fueron [...] sanados"—.

"Salva" o "salvó" —incluye la sanidad física—

Numerosos casos de las noventa y cuatro referencias en el Nuevo Testamento de *sózo* a "salva" o "salvó" claramente tienen contextos físicos ["hacer salvo, librar, [...] sanar, sano"].

En cada uno de los versículos siguientes, la traducción de la Nueva Biblia Latinoamericana de Hoy de *sózo* está en negrilla para dar énfasis:

• Sanidad física

  ◆ La respuesta de Jesús a la mujer que fue curada de su flujo de sangre: "Tu fe te ha **sanado**" (Mateo 9:22).

  ◆ La súplica de Jairo de que Jesús viniera a su casa para sanar a su hija enferma: "Te ruego que vengas y pongas las manos sobre ella para que **sane** y viva" (Marcos 5:23).

  ◆ Las palabras de Jesús al hombre ciego cerca de Jericó: "Recibe la vista, tu fe te ha **sanado**" (Lucas 18:42).

  ◆ Las instrucciones de Santiago a la Iglesia acerca de la sanidad física: "La oración de fe **restaurará** (sanará) al enfermo, y el Señor lo levantará" (Santiago 5:15).

• Liberación física

  ◆ El grito de Pedro por liberación física de las grandes olas: "¡Señor, **sálvame**!" (Mateo 14:30).

  ◆ Los blasfemos burlándose de Jesús durante Su crucifixión: "¡**Sálvate** a Ti mismo descendiendo de la cruz!" (Marcos 15:30).

47

♦ La respuesta de Jesús a la condenación por parte de las escribas y los fariseos porque sanó en el día de reposo al hombre con la mano paralizada: "¿Es lícito en el día de reposo hacer bien o hacer mal; **salvar** una vida o destruirla?" (Lucas 6:9).

"Salvar" se usa frecuentemente en la Biblia como una palabra inclusiva que se refiere a la sanidad o la liberación espiritual, mental y física. Es la voluntad de Dios que toda la humanidad sea "salva": "el cual quiere que todos los hombres sean salvos y vengan al pleno conocimiento de la verdad" (1 Timoteo 2:4). Dios quiere que todas las personas sean sanadas.

"Salvación" —incluye la sanidad física—

La palabra principal en hebreo que significa "salvación", *yeshúa*, incluye la sanidad.

Los nombres griegos *sotería* —que significa "rescate [...] salud, salvación"— y *sotérion*, o "salvación", se derivan de *sotér*, que significa "libertador, i.e. Dios o Cristo: salvador". *Sotér* proviene de *sózo* ("salvar"), mencionada arriba, que incluye sanidad e integridad.

Hechos 4:12 es un ejemplo perfecto de ambas palabras griegas mencionadas anteriormente para "salvación" y "salvos" usadas en un contexto de sanidad física. En el capítulo 3, Pedro, acompañado por Juan y por medio del poder de Dios, había participado en la sanidad milagrosa de un mendigo cojo. En respuesta al desafío del Concilio a la autoridad de Pedro y Juan para sanar, Pedro en realidad estaba declarando: "'En ningún otro hay sanidad [*sotería*: "rescate [...] salud, salvación], porque no hay otro nombre bajo el cielo dado a los hombres, en el cual podamos ser sanados [*sózo*]'".

El nombre de Jesús —incluye la sanidad física—

El nombre *Jesús* (*Iesoús*) es la forma griega del nombre propio hebreo Josué o Jeoshúa (con algunas variaciones, incluyendo el hebreo *Yejoshúa*). *Josué* se deriva de un nombre de Dios, *Yahveh* o *Jehová*, y *yasha*, que significa "defender, [...] libertador, librar, rescatar, [...] salvador [...] victoria". *Yasha* es también la raíz del nombre *yeshúa*, que significa "liberación, prosperidad, salvación, salvador". El nombre de Jesús tiene una relación lingüística con la salud (prosperidad) y sugiere específicamente la libertad y liberación de Dios. Cuando usamos el nombre de Jesús, nos estamos refiriendo a la completa salvación de Dios. Y ya que el concepto hebreo de la salvación es uno de liberación total, también nos estamos refiriendo a la integridad espiritual, mental y física indicada por Su nombre.

Prototipos de la obra de Jesús —expiación por la enfermedad y la dolencia—

Los israelitas del Antiguo Testamento esperaban al Mesías, cuya restauración incluiría el cuerpo.

Un ejemplo es la serpiente de bronce que Moisés puso en un asta. La serpiente fue un tipo de Jesús y su expiación salvadora y sanadora en la cruz. Dios le dijo a Moisés que "'cuando todo el que sea mordido la mire, vivirá'. [...] y sucedía que cuando una serpiente mordía a alguien, y éste miraba a la serpiente de bronce, vivía" (Números 21:8–9).

Otra ilustración del concepto de la expiación se encuentra en Levítico 14:18, donde el sacerdote hacía expiación por el leproso purificado. El sacerdote tomó el lugar de Dios Padre haciendo expiación por la enfermedad. De una manera infinita, Jesús ha hecho expiación por nuestros pecados y nuestras enfermedades.

La disponibilidad de Dios para proveer sanidad para todos

La sanidad física, una parte esencial de la salvación, está disponible para todos. Si no es la voluntad de Dios sanar a todos, entonces la conclusión lógica es que el Dios soberano quiere que algunas personas permanezcan enfermas. Si eso fuera verdad, entonces nuestros esfuerzos por combatir la enfermedad serían en oposición a Él.

El Nuevo Testamento registra varias instancias en que Jesús estaba dispuesto a sanar a todos. Mateo 8:16 dice: "Y expulsó a los espíritus con Su palabra, y sanó a todos los que estaban enfermos".

- "Pero Jesús, sabiéndolo, se retiró de allí. Y muchos Lo siguieron, y los sanó a todos" (Mateo 12:15).
- "Al ponerse el sol, todos los que tenían enfermos [...] se los llevaban a Él; y poniendo las manos sobre cada uno de ellos, los sanaba" (Lucas 4:40).
- "Y toda la multitud procuraba tocar a Jesús, porque de Él salía un poder que a todos sanaba" (Lucas 6:19).

Los siguientes versículos incluyen el significado implícito que Jesús estaba dispuesto a sanar a "todos":

- "Y Jesús iba [...] sanando toda enfermedad y toda dolencia en el pueblo" (Mateo 4:23).
- "Jesús [...] lo tocó, diciendo: 'Quiero; sé limpio'" (Mateo 8:3).
- "Jesús recorría todas las ciudades [...] sanando toda enfermedad y toda dolencia' (Mateo 9:35).

El ministerio de Jesús fue impedido una sola vez. Eso fue debido a la falta de fe en su pueblo de origen. Marcos 6:5–6 dice: "Y no pudo hacer allí ningún milagro; sólo sanó a unos pocos enfermos sobre los cuales puso Sus manos. Estaba maravillado de la incredulidad de ellos".

La sanidad física para los creyentes de hoy

Primera de Tesalonicenses 5:9–10 dice: "Porque no nos ha destinado Dios para ira, sino para obtener salvación [Nota de la autora: incluyendo la sanidad física] por medio de nuestro Señor Jesucristo, que murió por nosotros, para que ya sea que estemos despiertos o dormidos [Nota de la autora: vivos o muertos], vivamos junto con Él". Jesús está tan involucrado en la sanidad hoy como lo estuvo en el pasado, y continúa sanando, porque "es el mismo ayer y hoy y por los siglos" (Hebreos 13:8).

El contexto de Isaías 53:10 es que Dios Padre permitió que Jesús, Dios el Hijo, fuera hecho enfermo en la cruz. Por lo tanto, no es la voluntad de Dios que los creyentes estén enfermos y continúen cargando dolencias en su cuerpo cuando, hace dos mil años, Su Hijo, Jesús, tomó sobre Sí mismo todos los pecados y todas las enfermedades de la humanidad.

Ya que la sanidad es parte de la salvación, si Dios hubiera fallado en proveer la sanidad física, hubiera sido una violación de Su propósito divino. Él envió a Su Hijo para liberarnos completamente de las obras malignas de Satanás (véase 1 Juan 3:8b).

¿Cuándo comenzó nuestra salvación? El momento que personalmente entregamos nuestra vida a Jesús como nuestro Salvador y Señor. ¿Cuándo recibimos la provisión de la regeneración total para el perdón de los pecados y la sanidad? En el mismo momento.

Es el deseo de Dios que Sus hijos, a través de los siglos, triunfen en la tierra por medio de Jesús, no que vivan derrotados estando enfermos: "Porque si por la transgresión de un hombre, por éste reinó la muerte, mucho más reinarán en vida por medio de un Hombre, Jesucristo, los que reciben la abundancia de la gracia y del don de la justicia" (Romanos 5:17).

Segunda de Corintios 2:14 indica que Dios es el que nos lleva en victoria, y en esta vida: "Pero gracias a Dios, que en Cristo siempre nos lleva en triunfo, y que por medio de nosotros manifiesta la fragancia de Su conocimiento en todo lugar".

La completa sanidad divina de Dios Padre, provista por medio de la redención de Jesús, Su Hijo, se aplica a nosotros durante nuestra vida. Podemos tomar posesión de ella aquí en la tierra y no necesitamos esperar hasta llegar al Cielo. La idea de que nuestra sanidad física vendrá con nuestra muerte y la subsiguiente llegada al Cielo —o cuando Jesús nos venga a buscar al final de los tiempos— no encaja con todo el proceso de la provisión de Dios de salvación o liberación total. ¿Por qué se guardaría la parte de la salvación que incluye la sanidad física y mental para el Cielo, donde no hay enfermedad porque todo es perfecto? ¿Por qué se proveería solo el perdón de pecados ahora en la tierra? Eso sería salvación parcial, o salvación por grados.

Según la Biblia, la liberación total, con sanidad física, está disponible ahora: "Ahora es 'EL DÍA DE SALVACIÓN [*sotería* —"rescate [...] salud, salvación"]'" (2 Corintios 6:2b) o "Ahora es el día de salud".

¡La buena voluntad de Dios para sanar no está limitada en amplitud a solo algunas enfermedades!

> Bendice, alma mía, al SEÑOR,
> Y no olvides ninguno de Sus beneficios.
> Él es el que perdona todas tus iniquidades,
> El que sana todas tus enfermedades.
> —Salmo 103:2–3

La oración de Pablo era que los tesalonicenses fueran purificados y perfeccionados en todo aspecto —espiritual, mental y físico—. Escribió: "Y que el mismo Dios de paz los santifique por completo; y que todo su ser, espíritu, alma y cuerpo, sea preservado irreprensible para la venida de nuestro Señor Jesucristo" (1 Tesalonicenses 5:23). Jesús regresará a buscar a una novia triunfante, no una débil y enferma. El deseo de Pablo era que los creyentes fueran preservados, o mantenidos sin defecto, para el novio.

Como creyentes, hemos recibido perdón por nuestros pecados. El hecho de que Dios, en Su Palabra escrita, nos haya dado salvación por medio de Su Hijo, incluyendo la liberación de los pecados y la provisión de sanidad física, no quiere decir que nunca pecaremos y necesitaremos el perdón de Dios, ni tampoco significa que nunca nos enfermaremos y necesitaremos Su sanidad. Si nunca nos enfermáramos, entonces no habría necesidad de la sanidad divina de Dios.

Completando los años de vida

La disponibilidad de sanidad física sobrenatural para nosotros en la tierra no quiere decir que los hijos de Dios nunca morirán. Sus palabras en Éxodo 23:25–26 se refieren al cumplimiento de los años de vida: "'Pero ustedes servirán al Señor su Dios. Él bendecirá tu pan y tu agua. Yo quitaré las enfermedades de en medio de ti. [...] Haré que se cumpla el número de tus días'".

La Palabra escrita de Dios impone un límite a la vida humana. Eclesiastés 3:2a declara que Él conoce la duración de nuestra vida: "Tiempo de nacer, y tiempo de morir".

Job 14:5 confirma los límites a la vida decretados por Dios: "Ya que sus días [Nota de la autora: los del hombre] están determinados, el número de sus meses Te es conocido, y has fijado sus límites para que no pueda pasarlos".

Cosechando las consecuencias de nuestras decisiones propias

La muerte prematura

A veces, Dios permite que la muerte venga antes de tiempo por medio de los hechos impenitentes de un creyente.

Maldad y necedad

No seas demasiado justo,
Ni seas sabio en exceso.
¿Por qué has de destruirte?
No seas demasiado impío,
Ni seas necio.
¿Por qué has de morir antes de tu tiempo?
—Eclesiastés 7:16–17

Blasfemar o mentirle al Espíritu Santo

"Y a todo el que diga una palabra contra el Hijo del Hombre, se le perdonará; pero al que blasfeme contra el Espíritu Santo, no se le perdonará".
—Jesús, Lucas 12:10

Pero Pedro dijo: "Ananías, ¿por qué ha llenado Satanás tu corazón para mentir al Espíritu Santo, y quedarte con parte del precio del terreno?" [...] Al oír Ananías estas palabras, cayó y expiró; y vino un gran temor sobre todos los que lo supieron.
—Hechos 5:3, 5

Cuidado físico inadecuado

Abusar de nuestro cuerpo por medio de falta de sueño, adicción a drogas o alcohol, trastornos alimenticios y otros abusos resultar en daño físico. Suprimir el sistema inmunológico le da oportunidad a la enfermedad para entrar a nuestro cuerpo y establecerse, que muchas veces lleva a discapacidades físicas y a la muerte prematura.

Larga vida

A veces, Dios permite una vida larga, porque el creyente presta atención a Sus instrucciones, descansa en Él y obedece lo que Él ha dicho.

Prestar atención a las instrucciones de Dios

> Vengan, hijos, escúchenme;
> Les enseñaré el temor del Señor.
> ¿Quién es el hombre que desea vida
> Y quiere muchos días para ver el bien?
>
> —Salmo 34:11–12

Descansar en Dios

> El que habita al amparo del Altísimo
> Morará a la sombra del Omnipotente. [...]
> "Lo saciaré de larga vida,
> Y le haré ver Mi salvación".
>
> —Salmo 91:1, 16

Obedecer las palabras de Dios

> "Honra a tu padre y a tu madre, para que tus días sean prolongados en la tierra que el Señor tu Dios te da".
>
> —Éxodo 20:12; véase también Deuteronomio 5:16 y Efesios 6:2–3

> Hijo mío, no te olvides de mi enseñanza,
> Y tu corazón guarde mis mandamientos,
> Porque largura de días y años de vida
> Y paz te añadirán.
>
> —Proverbios 3:1–2

> Oye, hijo mío, recibe mis palabras,
> Y muchos serán los años de tu vida.
>
> —Proverbios 4:10

Vida prolongada

A veces, Dios prolonga la vida por las acciones de un creyente, y a veces, prolonga la vida por Su misericordia.

Respetar y conocer al Señor

> El principio de la sabiduría es el temor del Señor,
> Y el conocimiento del Santo es inteligencia.
> Pues por mí se multiplicarán tus días,
> Y años de vida te serán añadidos.
>
> —Proverbios 9:10–11

> El temor del (La reverencia al) Señor multiplica los días,
> Pero los años de los impíos serán acortados.
>
> —Proverbios 10:27

Obedecer los mandamientos de Dios

> "Para que temas al Señor tu Dios, guardando todos Sus estatutos y Sus mandamientos que yo te ordeno, tú y tus hijos y tus nietos, todos los días de tu vida, para que tus días sean prolongados".
>
> —Moisés, Deuteronomio 6:2

> "Y si andas en Mis caminos, guardando Mis estatutos y Mis mandamientos como tu padre David anduvo, entonces prolongaré tus días".
>
> —1 Reyes 3:14

Honestidad en los negocios

> "Tendrás peso completo y justo; tendrás medida completa y justa, para que se prolonguen tus días en la tierra que el Señor tu Dios te da".
>
> —Moisés, Deuteronomio 25:15

La misericordia de Dios

Ezequías estaba muriendo cuando Isaías lo visitó con una palabra personal y profética diciendo que el Señor lo sanaría y prolongaría su vida quince años: "He escuchado tu oración y he visto tus lágrimas; entonces te sanaré. [...] Y añadiré quince años a tu vida'" (2 Reyes 20:5–6).

El error de creer que la enfermedad mortal es normal[6]

Después de que alguien fallece, es común hablar de la causa de la muerte, asumiendo que una enfermedad fue la causa. Sin embargo, tanto la Biblia como el carácter de Dios sugieren que podemos vivir vidas sanas hasta que nos toque dejar este mundo. No necesitamos morir enfermos. Podemos ser como el padre de nuestro amigo Dave Duell. Su padre vivió más de cien años, y, cuando estaba enfermo, decía algo como: "Estoy enfermo, así que no debe ser tiempo de irme".

Si la sanidad de Dios se ofrece para cualquier enfermedad, entonces tenemos la opción de irnos al Cielo durante un período de buena salud —como dormirse y despertarse en la presencia del Señor—. Como un ejemplo de salud y fortaleza al final de la vida, Deuteronomio 34:7 describe a Moisés antes de su muerte a la edad de ciento veinte años: "No se habían apagado sus ojos, ni había perdido su vigor". Caleb nos ofrece un ejemplo semejante. A la edad de ochenta y cinco años, dijo: "Todavía estoy tan fuerte como el día en que Moisés me envió. Como era entonces mi fuerza, así es ahora mi fuerza para la guerra, y para salir y para entrar" (Josué 14:11).

No hay fundamento bíblico para la idea de que un individuo debe estar débil y enfermo al final de su vida. Ninguna Escritura enseña que Dios pretende que la muerte física, es decir, la separación del espíritu y alma humanos del cuerpo, sea causada por la enfermedad física. La mayoría de las referencias bíblicas a la enfermedad que termina en muerte sugieren de manera explícita o implícita que esto no es lo normal.

Hay considerable apoyo bíblico para el ideal de una larga vida y la convicción de que la enfermedad que termina en muerte no es normal. Los siguientes nueve pasajes de las Escrituras concuerdan con esa convicción:

1. Éxodo 23:25–26 vincula directamente la eliminación de la enfermedad con el cumplimiento de la duración de vida:

   > Pero ustedes servirán al Señor su Dios. Él bendecirá tu pan y tu agua. Yo quitaré las enfermedades de en medio de ti. En tu tierra no habrá mujer que aborte ni que sea estéril. Haré que se cumpla el número de tus días.

2. Segunda de Crónicas 16:12–13 narra la enfermedad y la muerte de Asa, el tercer rey de Judá. Él era un rey de reforma que dejó de confiar en Dios al final de su vida. La crónica nota que no buscó al Señor en su enfermedad:

   > En el año treinta y nueve de su reinado, Asa se enfermó de los pies. Su enfermedad era grave, pero aun en su enfermedad no buscó al Señor, sino a los médicos. Y Asa durmió con sus padres. Murió el año cuarenta y uno de su reinado.

3. Job 5:17–27 habla de "el hombre" que recibe tanto la corrección como la protección de Dios. El versículo 26 predice las circunstancias de su vida en su fin:

   > Morirás tras haber vivido una larga vida;
   > en plena madurez, como las espigas de trigo. (RVC)

   La imagen que producen las palabras sugiere madurez, belleza y el apogeo de la productividad —no la disminución del vigor o la enfermedad—. La referencia de la *Nueva Biblia Latinoamericana de Hoy* al "pleno vigor" no concuerda con la enfermedad:

> En pleno vigor llegarás al sepulcro,
> Como se recogen las gavillas a su tiempo.

4. En contraste con la expectación de que la enfermedad ponga fin a las vidas largas, Salmo 91:16 vincula la larga vida con la sanidad, ya que la palabra hebrea que se traduce "salvación" incluye la sanidad física:

> Lo saciaré de larga vida,
> Y le haré ver Mi salvación.

5. Salmo 103:1–5:

> Bendice, alma mía, al SEÑOR,
> Y bendiga todo mi ser Su santo nombre.
> Bendice, alma mía, al SEÑOR,
> Y no olvides ninguno de Sus beneficios.
> Él es el que perdona todas tus iniquidades,
> El que sana todas tus enfermedades;
> El que rescata de la fosa tu vida,
> El que te corona de bondad y compasión;
> El que colma de bienes tus años,
> Para que tu juventud se renueve como el águila.

Uno de los beneficios de Dios es la sanidad, literalmente, de todas nuestras enfermedades. Para los que se comprometen a recibir la promesa de la sanidad de "todas tus enfermedades", la palabra inconfundible *todas* no deja lugar para que haya una enfermedad sin sanar al final de la vida. En otras palabras, el poder sanador de Dios es capaz de vencer una última enfermedad que de otra manera resultaría ser mortal. Los versículos 3–5 incluyen referencias al perdón del Señor, a la sanidad y a la renovación de la juventud. La renovación prometida de la juventud produce más fortaleza y mejor salud para combatir la debilidad y la enfermedad que a menudo se asocian con las últimas décadas de la vida.

6. El rey Salomón, dando consejo a su hijo en Proverbios 3:1–2, relaciona guardar sus mandamientos, que formaron parte de las Escrituras, con la larga vida y la paz, no con luchar contra una enfermedad degenerativa:

> Hijo mío, no te olvides de mi enseñanza,
> Y tu corazón guarde mis mandamientos,
> Porque largura de días y años de vida
> Y paz te añadirán.

7. En Proverbios 10:27, Salomón sugirió que el temor del Señor protege de las amenazas que pueden acortar la vida:

> El temor del (La reverencia al) SEÑOR multiplica los días,
> Pero los años de los impíos serán acortados.

8. Pablo, el apóstol y el escritor de una gran parte del Nuevo Testamento, habló de la destrucción de la carne (probablemente la muerte por la enfermedad) como el juicio por el pecado en 1 Corintios 5:5. Escribió acerca de:

> entreguen a ese tal a Satanás para la destrucción de su carne, a fin de que su espíritu sea salvo en el día del Señor Jesús.

9. El apóstol Pablo también escribió de la enfermedad que termina en muerte como resultado del juicio, en 1 Corintios 11:29–30:

> Porque él que come y bebe sin discernir correctamente el cuerpo del Señor, come y bebe juicio para sí. Por esta razón hay muchos débiles y enfermos entre ustedes, y muchos duermen (han muerto).

El error de creer que la vida debe durar de setenta a ochenta años[7]

El error de creer que la enfermedad mortal es normal está estrechamente relacionado a otra idea falsa —de que la vida humana normal dura setenta u ochenta años—. Un fundamento para esta perspectiva errónea es malinterpretar las palabras "setenta años; y en caso de mayor vigor, a ochenta años" en Salmo 90:10. Estas palabras se usan a menudo, sincera pero erróneamente, a referirse a una vida normal. La nota para este pasaje que se encuentra en *The Amplified Bible* (TAB) nos ayuda a clarificar el significado en un contexto histórico:

> Este Salmo se atribuye a Moisés, quien está intercediendo con Dios para quitar la maldición que hizo necesario que todo israelita de más de veinte años de edad (cuando se rebelaron contra Dios en Cades Barnea) muera antes de llegar a la Tierra Prometida (Num. 14:26–35). Moisés dice que la mayoría muere a los *setenta años*. Este número ha sido frecuentemente malinterpretado como una duración fija de vida para toda la humanidad. No pretendía referirse a nadie más que los israelitas bajo esa maldición durante esos cuarenta años en particular. Setenta años nunca ha sido la duración de vida media para la humanidad. Cuando Jacob, el padre de los doce tribus, había llegado a los ciento treinta años (Gen. 47:9), se quejó de no haber alcanzado los años de sus antepasados inmediatos. De hecho, el mismo Moisés vivió hasta los ciento veinte años, Aarón, hasta los ciento veintitrés, Miriam, unos cuantos años más y Josué hasta los ciento diez; mientras que durante el Milenio la persona que muere a los cien años será todavía un niño (Isaías 65:20).

Hay muchos pasajes bíblicos que se pueden usar correctamente para consuelo cuando mueren físicamente los creyentes en Jesús. Es un error de parte de los que hablan en los funerales usar las palabras de Salmo 90:10 de esta manera. Hacerlo es distorsionar su significado básico, que, del contexto de los versículos anteriores del Salmo 90, involucra la iniquidad y la ira de Dios.

Es cierto que Dios acortó la vida de los adultos jóvenes israelitas. Si su vida típicamente duraba sólo setenta a ochenta años, y si su vida no hubiera sido acortada, habrían deambulado por el desierto por sesenta años en vez de cuarenta. Habría tomado sesenta años para que una persona de veinte años llegara a la edad de ochenta años. Sin embargo, si suponemos de las vidas de Moisés, Aarón y Miriam que la vida típica duraba más o menos ciento veinte años, entonces el juicio de Dios fue más dramático. Suponiendo eso, esperar hasta terminar el curso natural de la vida habría tomado como cien años antes de que los israelitas pudieran entrar en Canaán. Habría tomado cien años para una persona de veinte años llegar a la edad de ciento veinte años. Por lo tanto, el juicio de Dios en las generaciones ancianas era misericordia para la generación más joven —redujo la duración de su tiempo en el desierto—.

Esta interpretación de las referencias a la duración de vida en Salmo 90:10, refiriéndose al juicio de Dios, es respaldada por la nota en este versículo en *The Companion Bible*. Aquí está parte de esa nota:

> **setenta años.** Esto se refiere a la duración de la vida en el desierto durante el tiempo de Moisés, que debe haber sido acortada especialmente, para que los adultos murieran dentro del transcurso de los cuarenta años. Los "días" eran, y por lo tanto podían ser, "contados", como dice el v. 12; y de una manera en que no han podido contarse desde entonces[8].
>
> —TCB

Las "Notas sobre la estructura del cuarto libro" de los Salmos en la misma referencia bíblica incluyen lo siguiente:

> Es evidente que los Salmos 90 y 91 son un Salmo en dos partes, escrito por Moisés al principio de los treinta y ocho años de deambulación penal en el desierto (en 1490 a. C.), que son el tema de este Cuarto Libro.
>
> El Salmo 90 es inspirado por, y colmado con, las penas de la gran multitud (asociada con los 603.550 "hombres de guerra") en el desierto, contada, y sentenciada a la muerte; todos los de veinte o más años de edad (Num. 14:29). Es de ellos que hablan los versículos 9 y 10.
>
> Si un hombre tenía 20 años cuando fue contado (para la guerra) murió a o antes de los 60 años.
>
> [Si un hombre tenía] 30 años [cuando fue contado (para la guerra) murió a o antes de los] 70 años.
>
> [Si un hombre tenía] 40 años [cuando fue contado (para la guerra) murió a o antes de los] 80 años[9]. (TCB)

Así que Salmo 90:10 se refiere al juicio histórico de los israelitas en el tiempo de Moisés, no a la duración normal de una vida hoy. Y los años de vida de Moisés; su hermano, Aarón; y su hermana, Miriam, sugieren que la vida normal dura más o menos ciento veinte años.

Otra evidencia bíblica de que la vida normal dura ciento veinte años es Génesis 6:3: "Entonces el SEÑOR dijo: 'Mi Espíritu no luchará para siempre con el hombre, porque ciertamente él es carne. Serán, pues, sus días 120 años'". Pronunció esas palabras poco antes del diluvio mundial que se asocia con Noé. Antes del diluvio, era normal vivir más de novecientos años. El mismo Noé vivió novecientos cincuenta años. Dentro de unas pocas generaciones después del diluvio, la duración de la vida típica se había bajado a los ciento veinte años, que concuerda con el edicto de Dios. El edicto fue universal para la humanidad en todo el mundo, y no hay registro de que haya sido revocado o enmendado.

Una interpretación alternativa de Génesis 6:3 es que se refiere al tiempo que le tomó a Noé para construir el arca, pero hay por lo menos dos problemas importantes con esa perspectiva:

1. No concuerda con la secuencia del texto. Al leer la narrativa del Génesis de manera secuencial, no se encuentra una referencia al diluvio antes de Génesis 6:3. Ese versículo precede el elogio a Noé en Génesis 6:9 y el discurso de Dios a Noé en Génesis 6:13–21, que incluyó Sus instrucciones para construir el arca y Su promesa de que vendría el diluvio. Así que Génesis 6:3 no tiene marco de referencia del diluvio. Si ese versículo se refiriera a que el arca tomó ciento veinte años en ser construida, parece lógico que hubiera sido colocado después de los temas del arca y el diluvio.

2. La interpretación alternativa no acredita precisión matemática al escritor del Génesis. Génesis 5:32 menciona que Noé tenía quinientos años. Eso fue antes del diluvio, y en ese momento en el texto, no se había hecho referencia al arca o al diluvio. Los próximos dos versículos, Génesis 6:1–2, crean el marco para el edicto de Dios de "ciento veinte años" en el versículo 3. Génesis 7:11 nos informa que el diluvio empezó en "el año 600 de la vida de Noé" o cuando tenía quinientos noventa y nueve años de edad. Restar quinientos de quinientos noventa y nueve resulta en una diferencia de noventa y nueve años. Si la construcción del arca hubiera requerido ciento veinte años, entonces Noé habría tenido solo como cuatrocientos setenta y nueve años (quinientos noventa y nueve menos ciento veinte) cuando comenzó la construcción, y el edicto de Dios habría ocurrido al mismo tiempo o antes. Que un Noé de aproximadamente cuatrocientos setenta nueve años o

menos hubiera recibido instrucciones para la construcción del arca sería fuera de la secuencia cronológica con la afirmación anterior de que tenía quinientos años.

Malinterpretar el significado de las palabras "setenta años; y en caso de mayor vigor, a ochenta años" en Salmo 90:10 es una de las razones porque las personas que tienen sesenta o más años de edad piensen erróneamente que se deben estar acercando al final de su vida. Semejantes pensamientos morbosos pueden acarrear su propio cumplimiento, influenciando a hombres y mujeres a no aplicar los principios de la buena salud y la sanidad sobrenatural de Dios. El error de la duración de la vida puede hacer que los individuos literalmente se jubilen de la vida.

Capítulo 6

Las creencias de los primeros líderes de la Iglesia

Justo antes de regresar al Cielo, Jesús les ordenó a los once apóstoles a enseñar a otros a poner en práctica lo que Él les había mandado hacer.

> Acercándose Jesús, les dijo: "Toda autoridad Me ha sido dada en el cielo y en la tierra. Vayan, pues, y hagan discípulos de todas las naciones, bautizándolos en el nombre del Padre y del Hijo y del Espíritu Santo, enseñándoles a guardar [Nota de la autora: teréo: "guardar [...] cumplir un mandato [...] mantener [...] custodiar"] todo lo que les he mandado".
> —Mateo 28:18–20

Eso incluía sanar a los enfermos, expulsar a los demonios y levantar a los muertos (véase Mateo 10:8).

Los creyentes del primer siglo

A continuación, se encuentran ejemplos de creyentes en el Nuevo Testamento quienes pusieron en práctica lo que Jesús les enseñó, con resultados sobrenaturales:

- Esteban:

  Esteban, lleno de gracia y de poder, hacía grandes prodigios y señales (milagros) entre el pueblo.

  —Hechos 6:8

- Felipe el evangelista:

  Y las multitudes unánimes prestaban atención a lo que Felipe decía, al oír y ver las señales (los milagros) que hacía. Porque de muchos que tenían espíritus inmundos, éstos salían de ellos gritando a gran voz; y muchos que habían sido paralíticos y cojos eran sanados.

  —Hechos 8:6–7

- Ananías:

  Ananías fue y entró en la casa, y después de poner las manos sobre él, dijo: "Hermano Saulo, el Señor Jesús, que se te apareció en el camino por donde venías, me ha enviado para que recobres la vista y seas lleno del Espíritu Santo". Al instante cayeron de sus ojos como unas escamas, y recobró la vista; y se levantó y fue bautizado.

  —Hechos 9:17–18

- Pedro:

  Pero Pedro, haciendo salir a todos, se arrodilló y oró, y volviéndose al cadáver [Nota de la autora: de Dorcas], dijo: "Tabita, levántate". Ella abrió los ojos, y al ver a Pedro, se incorporó. Él le dio la mano y la levantó; y llamando a los santos (los creyentes) y a las viudas, la presentó viva.

  —Hechos 9:40–41

• Bernabé y Pablo y otros creyentes primitivos:

> Estos dos cristianos primitivos, según se registra en Hechos 14:3 y Romanos 15:18–19, y creyentes en las iglesias de Corinto (1 Corintios 12:8–10) y Galacia (Gálatas 3:5) estaban entre los que presenciaban muchas demostraciones del poder sobrenatural de Dios. Los milagros eran comunes después de la resurrección de Jesús. "Aquél, pues, que les suministra el Espíritu y hace milagros entre ustedes, ¿lo hace por las obras de la Ley o por el oír con fe?" (Gálatas 3:5).

Los creyentes en los siglos II y III

Los seguidores de Jesús durante los siglos II a IV d. C. registraron sus experiencias de primera mano con el poder sobrenatural y sanador de Dios y con los espíritus demoníacos. Había milagros, sanidades físicas, liberaciones de demonios y resurrecciones de entre los muertos.

Muchos de los primeros cristianos fueron martirizados por el Imperio romano por su fe en Dios. Esos cristianos, cuando se les ordenó afirmar que el emperador romano era un dios y que lo adoraran, rehusaron hacerlo y sufrieron consecuencias horribles. Pero algunos cristianos se rindieron y transigieron en su fe adorando al emperador. Otros, que tenían recursos y conocidos en otros países, lograron escapar.

A continuación se encuentran citas, organizadas por tema, de varios de los primeros líderes de la Iglesia, algunos de los cuales fueron martirizados por su fe. Estas citas incluyen afirmaciones doctrinales centradas en la Biblia y testimonios de primera mano de la obra sobrenatural de Dios.

Dios, nuestro médico

Teófilo (ca. 115–183 d. C.), un asirio, se convirtió en el sexto arzobispo de Antioquía en el 168 d. C., durante el octavo año del reinado del emperador romano Marco Aurelio. Nacido pagano, Teófilo experimentó un gran cambio en su vida cuando se convirtió en cristiano. Fue estudiante de Justino Mártir y uno de los primeros comentaristas de los evangelios, y escribió en contra de las filosofías paganas de su época. Teófilo también fue un historiador del Antiguo Testamento en la Iglesia Cristiana. Muchos afirman que él fue el fundador de la ciencia de la Cronología Bíblica. Fue un apologista y aliado en espíritu de Justino e Ireneo[1]. Teófilo escribió:

> Encomiéndate al Médico, y Él dirigirá los ojos de tu alma y de tu corazón. ¿Quién es el Médico? Dios, quien sana y trae vida por medio de Su palabra y sabiduría[2].

Orígenes (ca. 185–254 d. C.), un teólogo cristiano griego muy respetado, vivía en Alejandría, Grecia. Su apellido fue Adamantino. Su padre, Leonides, sufrió y murió por su fe en Dios. Orígenes, estudiante de Clemente de Alejandría, el famoso maestro griego, se convirtió en un filósofo de influencia en su época, y sucedió a su maestro como director de la famosa Escuela de Catequesis de Alejandría. Muchos asistieron a sus discursos en Grecia y otros países. Se dice que escribió seis mil libros sobre temas religiosos.

Durante los primeros siglos después de la muerte y resurrección de Jesús, miles de cristianos fueron torturados y matados por su fe. Antes de que el emperador Constantino reconociera al cristianismo como una religión en el 313 d. C., los cristianos eran muy impopulares y se los culpaba por toda clase de problemas, incluso plagas. Un ejemplo es el segundo brote de la Peste Antonina, que en su apogeo, durante 251–266, mató a cinco mil personas por día en Roma. Este brote también se conoce como la Peste de Cipriano. El emperador Decio creía que la plaga era el producto de magia causada por la negación de los cristianos a reconocerlo como divino, y comenzó a perseguir a los seguidores de Jesús[3]. Durante esta época, Orígenes fue torturado por su fe, fue encarcelado y pronto murió a causa de sus heridas.

Orígenes también se refirió al Señor como médico:

> Cristo [...] llamado un médico[4].

Dios, la fuente de la sanidad

Orígenes:

> Mas en buscar recuperarse de una enfermedad, un hombre debe o seguir el método más ordinario y sencillo, y recurrirse a las artes médicas; o, si quiere ir más allá de los métodos comunes adoptados por los hombres, debe elevarse a la manera mejor y más alta de buscar la bendición del Aquello que es Dios sobre todo, por medio de la piedad y las oraciones[5].

Dios no es la causa del mal

Tito Flavio Clemente de Alejandría (ca. 150–215 d. C.) o "Clemente de Alejandría", originalmente un filósofo pagano, se convirtió al cristianismo. Fue ordenado como presbítero y se convirtió en el director ilustre de la Escuela de Catequesis de Alejandría a finales del siglo II. Entre sus estudiantes estaban Orígenes (quien le sucedió en la escuela), Alejandro, obispo de Jerusalén, e Hipólito. Clemente vivía en la ciudad de Alejandría, que en aquel entonces fue considerada el "cerebro" de la cristiandad. En el 202 d. C., la persecución del emperador Severo lo forzó a huir a Capadocia y Jerusalén. Sus tres grandes obras, *Exhortación a los paganos*, las *Misceláneas* o *Stromata*, y el *Instructor* o *Paedagogus*, siguen siendo parte de la literatura más valiosa de la Antigüedad cristiana. Clemente era un gran reformador y escritor, y fue respetado por muchos como un erudito y maestro de la filosofía cristiana. Escribió:

> Y, por otra parte, Él no es de ninguna manera la causa del mal. Pues todas las cosas son ordenadas en vista de la salvación del universo por el Señor del universo, tanto general como particularmente[6].

Dios está dispuesto a sanar a todos

Se piensa que Ireneo (ca. 125–202 d. C.) fue un griego de Esmirna. Fue uno de los primeros grandes teólogos; en Roma, fue estudiante de Policarpo y probablemente también de Justino Mártir, los dos cristianos que murieron por su fe. Durante la persecución de los cristianos por el emperador Marco Aurelio (166 d. C.), Ireneo huyó a Galia (la Francia de hoy), donde se convirtió en presbítero de la Iglesia de Lugdunum. Cerca del 177, fue elegido como el segundo obispo de Lyon, Francia. Por medio de su vida de abnegación, su política de paz y su tratado contra los herejes, Ireneo logró ayudar a desarmar las sospechas del gobierno romano contra los cristianos, así como refutar los argumentos aparentemente convincentes de los gnósticos.

> Si, por lo tanto, el nombre de nuestro Señor Jesucristo aun ahora les concede beneficios [a los hombres], y cura perfecta y eficazmente todos los que creen en Él, dondequiera que estén[7].

> Si aun ahora el nombre de nuestro Señor Jesucristo concede beneficios y seguramente cura a todos los que creen en Él, dondequiera que estén, y si no hay nombre de otro que tenga semejante influencia, está claro que Él se hizo hombre, y conversó con su creación, y verdaderamente hizo todo lo que hizo en la fuerza de Dios[8],

> Ni hace ella [Nota de la autora: la Iglesia] nada por medio de invocar a los ángeles, ni por conjuros, ni por cualquier otro arte malvado y extraño; sino, dirigiendo sus oraciones al Señor, [...] y clamando al nombre de nuestro Señor Jesucristo, está acostumbrada a obrar milagros para el beneficio de la humanidad, y no para llevarla al error[9].

Tertuliano, o Quinto Séptimo Florente Tertuliano (ca. 160–220 d. C.), fue oriundo de Cartago en el norte de África. Fue el hijo de un centurión proconsular y fue hombre de genio pronto. Parece que fue educado en Roma, donde se dice que trabajó como jurista. Tertuliano se convirtió al cristianismo, y fue presbítero o en Cartago o en Roma. Fue un escritor prolífico durante el reinado del emperador Severo (146–211 d. C.), y es famoso mayormente por acuñar la palabra "Trinidad". En su vejez se convirtió en montanista; Montano, el fundador del grupo, afirmó haber recibido una serie de revelaciones directamente del Espíritu Santo.

> ¿Qué pensaría usted de un médico que estimulaba una enfermedad reteniendo el remedio, y prolongaba el peligro demorando en dar su receta, para que su cura pudiera ser más costosa y más renombrada?[10]

Orígenes:

> Pues más fuerte que todos los males en el alma ésta es la Palabra, y el poder sanador que mora en Él; y esta es la sanidad que Él aplica, según la voluntad de Dios, a todo hombre[11].

> Y algunos dan evidencia de haber recibido por medio de esta fe un poder maravilloso por las curas que efectúan, invocando sobre los que necesitan su ayuda a ningún otro nombre sino aquel del Dios de todas las cosas, y de Jesús, acompañado de una mención de

Su historia. Pues por estos medios nosotros también hemos visto a muchas personas ser liberadas de calamidades graves, y de distracciones de la mente, y la locura, y un sinnúmero de otras dolencias, que no pudieron ser curadas ni por hombres ni demonios[12].

La sanidad física de Dios

Clemente de Alejandría:

Pero el gran Instructor, la Sabiduría, la Palabra del Padre, quien hizo el hombre, se preocupa por la naturaleza entera de Su criatura; el Médico completamente suficiente de la humanidad, el Salvador, sana tanto al cuerpo como al alma[13].

"Y Él es la propiciación por nuestros pecados", como dice Juan; Jesús, quien nos sana tanto el cuerpo como el alma que juntos son el verdadero hombre[14].

El papel del hombre en recibir la sanidad

Teófilo:

Por Él hablas, oh hombre; respiras Su aliento, sin embargo no Lo conoces. Y esta es tu condición, por causa de la ceguera de tu alma, y la dureza de tu corazón. Pero, si quieres, puedes ser sanado[15].

Orígenes:

Y así como hay muchas maneras de percibir a Cristo, [...] pero solo [...] los que entienden su condición débil y enfermiza, y corren hacia Su compasión para poder obtener la salud; así también creo que es con el Espíritu Santo, en quien se encuentra toda clase de dones[16].

No lo culpe a Dios

Ireneo:

> Por lo tanto, son poco razonables los que no esperan el tiempo de aumento, pero le imputan a Dios sus propias enfermedades. Pues no conocen ni a ellos mismos ni a Dios, y están descontentos y desagradecidos[17].

Los ataques demoníacos

Tertuliano:

> Además, se nos instruye por nuestros libros sagrados que de ciertos ángeles, quienes cayeron por su propio libre albedrío, surgió una camada demoníaca más malvada, condenada por Dios junto con los artífices de su raza, y hemos mencionado a su jefe. [...] Su incumbencia principal es la ruina de la humanidad. Así que, desde el principio, el mal espiritual buscó nuestra destrucción. Por lo tanto, infligen en nuestro cuerpo enfermedades y otras graves calamidades[18],

> Y muchos lo conocen bien, que las muertes violentas y prematuras, que los hombres le atribuyen a accidentes, son, de hecho, causadas por los demonios[19].

Orígenes:

> Pues es probable que [...] un hombre justo, muriendo voluntariamente por el bien común, pueda ser el medio de expulsar a los espíritus malos, que son la causa de plagas, o infertilidad, o tormentas o calamidades semejantes[20].

La autoridad del cristiano sobre los demonios

Tertuliano:

> Digamos que aparezca en sus tribunales una persona que claramente está bajo la posesión demoníaca. El espíritu malvado, si se le manda hablar por un seguidor de Cristo, inmediata y sinceramente confesará que es un demonio[21].

> Pues, toda la autoridad y todo el poder que tenemos sobre ellos [Nota de la autora: espíritus inmundos] proviene de nuestra invocación del nombre de Cristo, y trayéndoles a la memoria las penas con las que Dios los amenaza en las manos de Cristo como Juez, y que un día esperan que los alcanzarán. Como le temen a Dios en Cristo, y Cristo en Dios, se someten a los siervos de Dios y Cristo. Así que por nuestra toque y nuestro aliento, sobrecogidos por la idea y la comprensión de esos fuegos del juicio, por nuestra orden salen de los cuerpos que han invadido, de mala gana, y acongojados, y ante sus propios ojos avergonzados abiertamente[22].

Orígenes:

> Pues no es por conjuros que los cristianos parecen vencer (a los espíritus malos), sino por el nombre de Jesús, acompañado por anunciar las narrativas relacionadas con Él; pues la repetición de estas frecuentemente ha sido el medio de expulsar a los demonios de los hombres, particularmente cuando los que las repitieron lo hicieron en un espíritu sano y de fe genuina. Efectivamente, así es el poder que el nombre de Jesús posee sobre los espíritus malignos[23],

Y el nombre de Jesús todavía puede quitar distracciones de la mente de los hombres, y expulsar a demonios, y también quitar enfermedades; y producir una mansedumbre maravillosa de espíritu y cambiar completamente el carácter[24],

Justino de Cesarea (ca. 100–165 d. C.) fue un gran filósofo de la Iglesia primitiva. Nació en Flavia Neapolis, una ciudad de Samaria, actual Nablus. Antes de convertirse al cristianismo, estudió en las escuelas de los filósofos paganos. Se convirtió en seguidor de Jesús, probablemente en Éfeso. Fue evangelista y maestro, y fundó una escuela en Roma; algunos de sus estudiantes fueron Teófilo e Ireneo. Muchos de sus escritos han perecido, con la excepción de sus *Apologías* y el *Diálogo con Trifón*. Mientras estaba en Roma, los filósofos paganos, particularmente los Cínicos, conspiraron en su contra. Decapitado por el emperador Marco Aurelio, se convirtió en el primer mártir famoso durante esos primeros días, y después fue conocido como "Justino el Mártir", y luego su nombre cambió a Justino Mártir. Escribió:

Pues un sinnúmero de endemoniados en todo el mundo, y en su ciudad, siendo exorcizados por muchos de nuestros hombres cristianos en el nombre de Jesucristo, que fue crucificado bajo Poncio Pilato, han sanado y sanan, incapacitando y expulsando de los hombres a los diablos que los poseen, aunque no pudieron ser curados por todos los otros exorcistas, ni por los que usaron conjuros y drogas[25].

Ejemplos de sanidad

Tertuliano:

¿Qué es más noble que pisotear a los dioses de las naciones —que exorcizar espíritus malvados— que hacer sanidades —que buscar revelaciones divinas—

que vivir para Dios? Estos son los placeres, estos son los espectáculos que benefician a los hombres cristianos —santos, eternos, libres[26]—.

Una porción del tratado "A Escápula" (un senador romano):

Es probable que todo esto sea llevado a su atención oficialmente, y por los mismos abogados, quienes se hallan bajo nuestras obligaciones, aunque en la corte dan su voz a placer propio. El empleado de uno de éstos, quien frecuentemente era tirado al suelo por un espíritu maligno, fue liberado de su aflicción; así como lo fue también el pariente de otro, y el pequeño niño de un tercero. ¡Cuántos hombres de rango (sin mencionar a la gente común) han sido liberados de demonios, y sanados de dolencias! Incluso Severo, el padre de Antonino, fue gentilmente consciente de los cristianos; porque él buscó al cristiano Próculo, apellidado Torpación, el administrador de Euodías, y en gratitud por haberlo curado al ungirlo, lo mantuvo en su palacio hasta el día de su muerte[27].

Metodio, también llamado Ebulio (ca. 269–312 d. C.), fue obispo de Olimpia y Patra en Lycia. Murió como mártir en Calcidia, Grecia. Metodio fue un teólogo cristiano importante, así como un autor prolífico y refinado.

Escribiendo alegóricamente, describió cómo el Señor se vistió con un arca viviente:

El Señor [Nota de la autora: Jesús] [...] vistiéndose con un arca viviente no inerte [...] el leproso, cuando toca esta, es restaurado completamente sin dolor. No repugna a nadie; no se encoge ante nadie; imparte el don de sanidad, sin contraer ninguna dolencia; porque el Señor, quien ama y cuida del hombre, en ella hace lugar de reposo. Estos son los dones de esta nueva gracia[28].

Orígenes:

> Y algunos dan evidencia de haber recibido por medio de esta fe un poder maravilloso por las curas que efectúan, invocando sobre los que necesitan su ayuda a ningún otro nombre sino aquel del Dios de todas las cosas, y de Jesús, acompañado de una mención de Su historia. Pues por estos medios nosotros también hemos visto a muchas personas ser liberadas de calamidades graves, y de distracciones de la mente, y la locura, y un sinnúmero de otras dolencias, que no pudieron ser curadas ni por hombres ni demonios[29].

Ireneo:

> Nuestro Señor [...] el único Hijo de Dios [...] sus verdaderos discípulos, recibiendo gracia de él, realizan sanidades en su nombre por beneficio de otros hombres, según como haya recibido cada uno el don. Otros expulsan demonios con seguridad y verdad, y frecuentemente aquellos que han sido liberados se hacen creyentes y están en la Iglesia. Otros tienen conocimiento del futuro, visiones y palabras proféticas. Otros sanan a los enfermos al imponer manos, y les restauran la salud[30].

Evidencias de los dones del Espíritu Santo

Justino:

> Por lo tanto [...] a diario algunos [de ustedes] se están haciendo discípulos en el nombre de Cristo, y renunciando al camino de error; quienes también están recibiendo los dones, cada quien según su

merecimiento, iluminado por el nombre de este Cristo. Porque uno recibe el espíritu de entendimiento, otro de consejería, otro de fuerza, otro de sanidad, otro de precognición, otro de enseñanza, y otro del temor de Dios[31].

Orígenes:

Y aun se ha preservado entre los cristianos rastros de aquel Espíritu Santo que apareció en forma de una paloma. Ellos expulsan espíritus malignos, y realizan muchas sanidades, y predicen algunos eventos, según la voluntad del Logos[31].

Porque ellos [Nota de la autora: los judíos] ya no tienen profetas ni milagros, rastros de los cuales se encuentran de manera considerablemente extensos entre los cristianos, y algunos de ellos más destacados que cualquiera que existiera entre los judíos; y hemos sido testigos, si nuestro testimonio puede ser recibido[33].

Levantar a los muertos

Ireneo:

Toda la Iglesia, orando con mucho ayuno y letanía, el aliento del muerto ha regresado y el hombre ha sido regresado a la súplica de los santos[34].

Y, como hemos dicho, los muertos han resucitado y han permanecido con nosotros por muchos años[35].

Tertuliano:

El poder de Dios ocasionalmente, sin duda, ha devuelto el alma del hombre a sus cuerpos, como una prueba de Sus propios derechos trascendentes; [...] Pero aun en todos los casos de una resurrección verdadera, [...] nos es permitida una completa suposición, por la sólida, palpable y determinada realidad (del cuerpo reanimado)[36].

El poder de la oración para sanar

Tertuliano:

> Solo la oración es capaz de vencer a Dios. Pero Cristo ha querido que no se use para mal: Él le otorgó todas sus virtudes para la causa del bien. Y por eso no conoce nada excepto cómo devolver las almas de los difuntos del mismo camino de la muerte, cómo transformar al débil, cómo restaurar al enfermo, cómo liberar al poseído, cómo abrir las jaulas del prisionero, cómo soltar las cadenas de los inocentes[37].

Creyentes de los siglos IV y V

En los siglos IV y V, Agustín de Hipona (354–430 d. C.), de ascendencia bereber y romana, escribió acerca de muchos milagros sobrenaturales que se llevaron a cabo durante su vida. Agustín nació en Tagaste (una ciudad romana), actualmente Souk Ahras, en Argelia, al norte de África. Su madre fue una cristiana devota; su padre, un pagano. Agustín fue criado como cristiano, pero dejó la Iglesia a una corta edad para conocer el mundo. Como un joven intelectual pagano y pese a las súplicas constantes de su madre para que se hiciera cristiano, Agustín buscó el éxito terrenal. En el 386, a los treinta y dos años, mientras estaba en Milán, Italia, él se convirtió en seguidor de Jesús. Al retornar al norte de África, se instaló en Hipona, cerca de su lugar de nacimiento, Tagaste. Después de que sus padres murieran, él vendió su patrimonio para dar el dinero a los pobres y transformó la casa familiar en una fundación monástica. En el 391, Agustín fue ordenado como sacerdote en Hipona, y, desde el 396 hasta su muerte en el 430, él fue el sacerdote de la Iglesia de Hipona. Él empezó su largo libro de múltiples volúmenes, *La ciudad de Dios*, en el 410, cerca de sus cincuenta y seis años de edad y después de que los godos saquearan a Roma. Por esta calamidad, los cristianos fueron culpados otra vez. El principal objetivo del libro de Agustín fue para defender al cristianismo de las acusaciones del Imperio romano. *La ciudad de Dios* Libro I fue completado cuando Agustín tenía cincuenta y nueve años, y el Libro XXII, cuando tenía setenta y dos.

Cesacionistas, tal como Benjamin Warfield, quienes no creen que el poder divino de sanidad u otras señales sobrenaturales del poder de Dios son normativas en la Iglesia de hoy, han intentado usar a Agustín como un ejemplo de uno de los primeros líderes de la Iglesia que creía que los hechos sobrenaturales habían parado cerca del siglo IV.

Es cierto que, cerca de su conversión, Agustín expresó su opinión de que los milagros casi nunca ocurrían durante su tiempo. Él creía que habían sido utilizados por Dios durante el tiempo del Nuevo Testamento. En *De utilitate credendi*, que escribió cerca del año 391, a sus treinta y siete años de edad, Agustín se refirió a la suposición de que los milagros no estaban ocurriendo durante su tiempo:

> Los enfermos fueron sanados, los leprosos fueron purificados [...] vista para el ciego, sentido auditivo para el sordo. [...] ¿Por qué, dice usted, no suceden estas cosas ahora? Porque ellas no conmoverían, excepto si fueran maravillosas, y, si fueran comunes, ellas no serían maravillosas[38].

Sin embargo, la posición cesacionista ignora algunas de las escrituras posteriores de Agustín. Como escribió aproximadamente treinta y cinco años después y cerca al fin de su vida, en el último capítulo de *La ciudad de Dios*, Libro XXII:

Es un simple hecho, entonces, que no hay escasez de milagros aun en nuestros días. Y el Dios que obra los milagros que leemos en las Escrituras usa cualquier recurso o manera que Él elija. El único problema es que estos milagros modernos no son tan bien conocidos como los antiguos, ni son grabados en las memorias de la gente por medio de la lectura constante, para que se aferren, por decir, como la gravilla al cemento[39].

La razón por la cual Agustín había cambiado su mentalidad de una manera tan radical fue porque, después de haber sido obispo de la Iglesia de Hipona por más o menos doce años, cuando estaba cerca de los cincuenta y dos años, los milagros comenzaron a suceder entre los miembros de su iglesia durante un culto público. Eso fue alrededor del año 408, once años después de la conclusión del canon del Nuevo Testamento. Agustín vivió aproximadamente por treinta y tres años después de la determinación del Concilio de Cartago concerniendo el canon del Nuevo Testamento.

Dos milagros sobresalientes fueron relatados por Agustín tras haber ocurrido en su Iglesia (ca. 424, cuando tenía aproximadamente setenta años de edad):

Un milagro que ocurrió aquí en Hipona [...] fue tan claro y obvio a todos que ninguno de los que viven aquí pudo no haberlo visto o, por lo menos, haber escuchado acerca de él, y sin duda nadie podría olvidarlo jamás. Involucró a siete hermanos y tres hermanas pertenecientes a una familia aristocrática de Cesarea de Capadocia. Cuando su padre murió, ellos cometieron alguna injusticia a su madre viuda. Esto fue tan amargamente resentido que ella puso una maldición sobre ellos [...] todos ellos se vieron afectados por unas espantosas convulsiones en todos sus cuerpos [...] De estos diez, dos, Paulo y Paladia, se aparecieron en Hipona, [...] Ellos llegaron aquí aproximadamente dos semanas antes de la Pascua, y día tras día ellos vinieron a la iglesia a orar al altar del glorioso mártir, San Esteban. Ellos oraban que Dios los perdonara y les restaurara su salud. [...]

Bueno, la Semana Santa pasó, amaneció en el domingo de resurrección. La basílica estaba abarrotada. Allí en el altar, [...] se paraba el hombre joven, orando. De repente, él cayó postrado y se acostó allí como en estado de trance. Sin embargo, las convulsiones, que continuaban aun en su dormir, pararon. La gente alrededor de él se llenó de asombro y temor. Muchos lloraron [...] Y tan repentinamente, él se levantó. Los temblores habían parado. Él estaba curado. Ahí estaba parado, perfectamente normal, [...] Entonces todos irrumpieron en oraciones de gratitud a Dios [...] Una tras otra, cada persona corrió a donde yo estaba sentado, listo para empezar la procesión de entrada a la basílica. Cada uno de ellos me relató las noticias que me acababan de decir. Entonces, mientras me regocijaba y agradecía a Dios, el mismo joven, [...] se acercó a mí. Se arrodilló delante de mí, y en seguida se levantó para recibir el beso de la paz.

En la iglesia abarrotada, se levantaron gritos de gozo por todo lado: "Gracias a Dios". "Alabado sea Dios". Ninguna lengua estaba en silencio. [...]

El hombre se quedó a cenar, y me dijo toda la historia trágica. [...] Al siguiente día, después de mi sermón, anuncié que, al día siguiente, el registro escrito del milagro sería leído al público. Y entonces, en el tercer día después de la Pascua, le pedí al hermano y a la hermana que se pararan en los escalones del coro, donde acostumbraba a hablar [...] Cada mirada de cada hombre y mujer en la audiencia estaba fija en la pareja — la hermana aún se estremecía por las convulsiones y el hermano estaba perfectamente quieto. [...] Cuando el recital [Nota de la autora: una lectura dada junto al sermón] había terminado, le pedí al hermano y a la hermana que salieran de la vista de la congregación. Entonces empecé a hablar detalladamente de todo lo ocurrido. Estaba hablando cuando, de repente, del altar del mártir se escucharon nuevos gritos de gozo. Las personas que me escuchaban primero giraron a esa dirección, y comenzaron a correr al altar [...] la joven [...] se desplomó, de la misma manera que su hermano, [...] Se levantó de esto curada.

Estaba preguntando qué había pasado para que se armara este alboroto y felicidad cuando entró la gente con la joven recuperada. [...] Fue dirigida al mismo lugar donde acababa de estar parada llena de temblores.

[...] La exultación continuó, y las alabanzas sin palabras dirigidas a Dios fueron gritadas de tal manera que mis oídos casi no soportan la algarabía. Pero, por supuesto, la conclusión fue que, en el corazón de la ruidosa muchedumbre, ardía esa fe en Cristo[40].

Aunque hubo algunas inconsistencias en sus escrituras concerniendo la disponibilidad del poder sanador de Dios, Agustín no solo creía en la relevancia de los milagros en su tiempo, sino que hizo que se leyeran reportes de ellos en la iglesia a sus parroquianos:

Es simplemente indiscutible que, de hecho, ha habido un sinnúmero de milagros que atestiguan al milagro único, sublime y capaz de salvación de la Ascensión de Cristo al cielo. [...] Los libros que registran estos milagros son absolutamente confiables y, es más, no simplemente registran los milagros que atestiguan sino el máximo objetivo de nuestra fe, que es lo que los milagros pretenden confirmar. Los milagros fueron hechos conocidos para ayudar a la fe humana y, por supuesto, ahora son mejor conocidos debido a la fe que el mundo ha aceptado. Se leen los milagros a nuestra gente en nuestra iglesia para nutrir su fe, aunque la gente no estaría en las iglesias para escuchar las lecturas si no creyeran ya en los milagros. La verdad es que aun hoy hay milagros forjados en el nombre de Cristo[41].

¡Agustín tuvo que admitir que los milagros impresionantes de Dios aún sucedían en sus tiempos!

Y aun así no será posible recoger todos los milagros, excepto aquellos cuyos reportes han sido publicados para la lectura pública. Porque esto es algo que yo decidí hacer cuando vi que las señales del poder de Dios, como aquellas de la antigüedad, se repetían a menudo en nuestros tiempos también[42],

El milagro que fue hecho en Milán cuando estuve allí, y por el cual a un hombre ciego se le restauró la vista, pudo venir a ser conocimiento de muchos; [...] el emperador también estuvo allí en ese momento, y el incidente fue presenciado por una inmensa cantidad de personas[43].

En la misma ciudad de Cartago vivía Inocencia, una mujer muy devota del rango más alto del estado. Ella tenía cáncer en uno de sus senos, una dolencia que, como dicen los médicos, es incurable [...] Al acercarse la Pascua, ella fue instruida por medio de un sueño a que esperara a la primera mujer que saliera del baptisterio tras haber sido bautizada, y a pedirle que hiciera la marca de Cristo sobre su llaga. Así lo hizo, y fue curada inmediatamente. El doctor que le había aconsejado que no se pusiera ningún remedio si quería vivir un poco más, cuando la había examinado después de esto, y encontró que ella quien, en su examen anterior, fue afligida por aquella dolencia ahora estaba perfectamente curada, impacientemente le preguntó qué remedio había utilizado, ansioso, como podemos pensar, para descubrir el medicamento. [...] Pero cuando ella le contó lo que había pasado, dicen que él respondió, con cortesía religiosa, aunque con un tono desdeñoso: [...] "Pensé que me harías un gran descubrimiento"[44].

Era común en aquellos tiempos que los milagros ocurrieran cerca de los altares de los santos y otros lugares religiosos. Dios también usó la oración y la imposición de manos para iniciar algunos milagros. Un pupilo de Agustín, el obispo Posidio, aproximadamente treinta años después de la muerte de Agustín, publicó lo que recordaba de la vida y los méritos de su amigo y maestro. El siguiente recuento tomó lugar durante los últimos años de vida de Agustín:

Yo sé también que, al ser solicitado como presbítero y obispo para orar por algunos endemoniados, él rogaba a Dios con lágrimas y oraciones, y los demonios se marchaban del poseído. De igual manera, cuando estuvo enfermo y recluido en cama, cierto hombre llegó con un pariente enfermo y le pidió que le impusiera sus manos para que fuera sanado [...] su visitante respondió que había tenido una visión y en sus sueños había escuchado estas palabras: "Ve al obispo Agustín, que él pueda imponer manos sobre él, y él será sanado". Cuando Agustín supo esto, él no se demoró en hacerlo e inmediatamente el Señor causó que el hombre enfermo partiera de él sano[45].

Agustín se ocupó registrando narrativas escritas de los milagros ocurridos "en nuestros tiempos". Él observó que totalizaron casi setenta. Él indicó que comenzó la gran tarea cuando vio "frecuentes señales de la presencia de poderes divinos similares a aquellos" que ocurrieron "en los días de antaño".

> ¿Qué se supone que debo hacer? Estoy tan presionado a terminar este trabajo que no puedo registrar todos los milagros que conozco; y sin duda algunos otros adeptos, cuando lean lo que tengo que narrar, lamentarán que he omitido tantos que ellos, de igual manera que yo, de seguro conocen. [...] Porque si yo me callara de todos los demás, y registrara exclusivamente los milagros de sanidad que fueron hechos en los distritos de Calama y de Hipona [...] llenarían muchos volúmenes; [...] Porque cuando vi, en nuestros tiempos, frecuentes señales de la presencia de poderes divinos similares a aquellos dados en los días de antaño, yo quise que se escribieran narraciones, juzgando que las multitudes no deberían quedar ignorantes de estas cosas [...] y a pesar que muchos de los milagros [...] no han, como tengo la certeza de saber, sido registrados, aquellos que han sido publicados llegan a casi setenta a esta hora que escribo[46].

Concerniendo las "casi setenta" sanidades mencionadas por Agustín, William M. Green escribió:

> Estas declaraciones, casi setenta los *libelli miraculorum*, fueron leídas en la iglesia, y preservadas como un registro permanente. Eran una especie de suplemento a los milagros bíblicos, sirviendo tanto para la edificación de los creyentes como para la conversión de los no creyentes. Agustín era un promotor enérgico de su uso[47].

Capítulo 7

Las creencias de los líderes más recientes de la Iglesia

Jesús tuvo la expectativa de que todo creyente hiciera lo siguiente: "en Mi nombre echarán fuera demonios, hablarán en nuevas lenguas; tomarán serpientes en las manos, y aunque beban algo mortífero, no les hará daño; sobre los enfermos pondrán las manos, y se pondrán bien" (Marcos 16:17–18).

Sanidades físicas y milagros, liberaciones demoníacas y otras señales del poder de Dios han continuado ocurriendo a través de los siglos, siguiendo la enseñanza legada por medio de los apóstoles originales. Estos hombres, en Mateo 28:19–20, recibieron la Gran Comisión de Jesús, instruyéndolos para ir y hacer discípulos en todas las naciones, bautizándolos en el nombre de la Trinidad, y enseñándoles a cumplir o practicar "todo lo que les he mandado".

Desafortunadamente, debido a que las generaciones siguientes no siempre fueron instruidas para llevar a cabo todos los mandamientos de Jesús, partes de la Iglesia cristiana han segado una escasez de poder y la debilidad.

Las siguientes citas son de líderes de la Iglesia recientes, católicos, protestantes y sin denominación, que han creído en la continuidad del poder milagroso de Dios por medio del Espíritu Santo. La mayoría de ellos fueron testigos de sanidades físicas de Dios en sus propias vidas, o se refieren a otros sanados sobrenaturalmente por Dios.

Bautista

Adoniram Judson Gordon (1836–1895) frecuentemente habló en las convenciones de Northfield de D. L. Moody. Pastor exitoso de la Iglesia Bautista Clarendon Street en Boston, Gordon fue un escritor prolífico y fundador de un instituto de formación misionera en Boston reubicado en Wenham, Massachusetts, y ahora conocido como Gordon College.

El hijo de A. J. Gordon, Ernest, escribió una biografía de su padre que incluyó algunas sanidades y milagros a como consecuencia del ministerio pastoral de su padre:

> Cuando los enfermos lo buscaron él oró con ellos en quietud y privacidad [...]

> El reverendo Joseph C. Young, Boston, Massachusetts: "En 1887 apareció un tumor en mi labio. [...] Un médico de renombre, tras dos exámenes, me dijo que era cáncer y que debería poner la casa en orden, ya que creía que me quedaba poco tiempo de vida. Aunque creía en la sanidad por fe, no me apropiaba de la fe para declarar la promesa *para mí mismo*, [...] No tuve luz por una semana. Al fin de este tiempo la promesa de Santiago versículo 14 me vino a la mente como una nueva revelación. [...] ¿Quién podría ofrecer una oración de fe por mí? [...] Tomé la cuestión como un asunto de oración especial por algunos días, y el nombre del doctor Gordon, a quien apenas conocía, fue llevado a mi mente de manera tan vívida que lo acepté como respuesta a mi oración. La cita fue hecha [...] El doctor Gordon oró, y me ungió según las instrucciones. Estuve en el estudio solo un corto

tiempo, y me marché casi inmediatamente después de la oración. No tenía más dolor ni molestia por el cáncer, y dentro de pocas semanas todos los indicios habían desaparecido. Nunca volvió". [énfasis por Joseph Young][1]

Ernest Gordon también incluyó un recuento de la sanidad de Mial Davis, un mercader de madera de Fitchburg, Massachusetts, quien recibió oración para su sanidad de parte del doctor Gordon. "'Sentí que vida nueva había entrado a mi rodilla y mi pierna desde el muslo hasta el pie'"[2].

A. J. Gordon indicó su creencia en la continuidad de los milagros desde la venida del Espíritu Santo en el Pentecostés:

> Si entonces los milagros de sanidad son exhibiciones de recuperación divina y orden en la naturaleza y no irrupciones bruscas de desorden, ¿por qué al haber empezado en algún momento deben cesar por completo? Estamos bajo la dispensa del Espíritu la cual percibimos como una dispensa inmutable tan cual continúe. En el día de Pentecostés el Espíritu Santo tomó posesión de su oficio de permanecer en la iglesia perpetuamente. [...] Habiendo empezado sus milagros en Caná de Galilea, Jesús nunca los suspendió permanentemente. Su último hecho misericordioso antes de ser entregado a las manos de hombres perversos fue [...] sanar la oreja del sirviente del sumo sacerdote [...] ¿por qué el Espíritu Santo suspendería sus hechos milagrosos después de poco tiempo? [...] ¿no sería una solución más simple a esta pregunta el decir que posiblemente Cristo por medio del Espíritu Santo *no hará* muchos milagros hoy en día debido a la incredulidad del hombre, que decir que él *no quiera* hacerlos? [énfasis por A. J. Gordon][3]

Joseph Croft Dent (1868–1953), el abuelo de la autora, vino de Harlestone, Inglaterra, a los Estados Unidos y se graduó de la escuela de divinidad de la University of Chicago. En 1922, se convirtió en el primer pastor de Judson Baptist Church, ahora una gran iglesia en Oak Park, Illinois. El doctor Dent fue un catedrático fundador de Northern Baptist Seminary, ubicado en Lombard, un suburbio al oeste de Oak Park. Joseph fue un hombre de Dios y un guerrero de oración. Francena H. Arnold, un miembro de mucho tiempo en Judson y una autora de ficción cristiana publicada bien conocida, escribió esta memoria del doctor Dent:

> Se me ocurre solo un incidente más de ese tiempo del pastor. Una de las madres jóvenes estaba en el hospital con un nuevo bebé. Mientras la abuela cuidaba de los niños, el niño de dos años se enfermó gravemente. Día tras día empeoró, hasta que el doctor dijo que había hecho todo lo posible y no ofreció ni la menor esperanza de la recuperación del niño. La abuela llamó al doctor Dent y preguntó si podría venir y ungir al niño y orar, conforme a Santiago 5:14–15. Él respondió: "Nunca lo he hecho porque nunca me preguntaron, pero vendré". La abuela proveyó el aceite y el niño fue ungido. La mujer y el pastor impusieron sus manos sobre la cabecita y el doctor Dent oró. Varias horas después el doctor vino y con asombro pronunció que el niño estaba bien. Se dice que un incidente similar ocurrió luego en otro hogar[4].

Católico romano

Francis MacNutt (1925–) recibió un doctorado (Ph.D.) en Teología de Harvard y ha estado involucrado en la dirección de la Iglesia católica durante décadas. En su libro, *The Power to Heal* (El poder para sanar), él argumenta que la Iglesia cristiana de hoy tiene la misma autoridad y poder dado a los apóstoles de Jesús,

Hablando acerca de las obras de sanidad de Jesús hoy en día, MacNutt declaró:

> Pero mi propia experiencia me lleva a la conclusión de que la sanidad es la demostración más convincente a la mayoría de la gente de que Dios está *con nosotros* —que Él no está "allá lejos" más allá del alcance de la compasión humana. [énfasis por Francis MacNutt][5]

El teólogo estuvo en desacuerdo con la noción de que los milagros no son tan necesarios hoy como lo fueron en los tiempos del Nuevo Testamento. Él creyó que este concepto originó de la teoría de que la gente primitiva necesitaba "soportes" para facilitar el comienzo del cristianismo, y que la Iglesia Cristiana de hoy es tan madura que no necesita tales señales o pruebas. Él dijo que ciertos grupos protestantes han hecho un dogma de este punto de vista, dispensacionalismo.

El doctor MacNutt ha indicado que, aunque la fe no depende de señales y maravillas, es bueno para el creyente que vea la sanidad actual de Dios para la gente enferma. Él animó a los creyentes a que ministraran sanidad a los enfermos[6].

Sor Francis Clare, en su libro, *Wow, God* (Wow, Dios), cuenta de su primera experiencia ministrando el poder sanador de Jesucristo fluyendo por medio de ella:

> "Dios, Tú lo vertiste. Ahora derrámalo". Eso fue todo lo que dije. Sentí la sobrecarga del poder de Dios derramándose de mis manos a las manos deformadas, torcidas, artríticas de la vieja Hermana con quien estaba orando, y esas articulaciones torcidas cedieron, los dedos se enderezaron y las manos se hicieron tan suaves como las de un bebé[7].

La monja también contó la historia de su propia sanidad, cuando una vieja estufa de gas explotó en su cara. Pocos días después de que orara por ella un grupo de personas que se reunió en su recámara, ¡su cara severamente quemada no mostraba cicatrices![8]

A aquellos que rechazan la idea del ministerio de sanidad de Dios pero aceptan Su ministerio de salvación, Sor Francis preguntó:

> ¿Cómo podemos separar, dividir y condicionar la Palabra de Dios? ¿Cómo podemos separar el ministerio de sanidad del ministerio de salvación dado que Él efectuó los dos en el mismo acto? Jesús murió no solo para salvar nuestras almas pero para sanar nuestros cuerpos. Así como fuimos salvados casi dos mil años atrás, también hemos sido sanados dos mil años atrás. El día que reclamemos la salvación, es nuestra. Y el día que reclamemos la sanidad, es nuestra[9].

Alianza Cristiana y Misionera

A. B. Simpson (1841–1919), un pastor presbiteriano nacido en el Canadá que vivía en la ciudad de Nueva York, fundó la denominación Alianza Cristiana y Misionera. Los actuales principios de fe de esta denominación incluyen la creencia en milagros sobrenaturales y sanidades de Jesús para cada generación —y que los pastores y ancianos deben imponer manos sobre los enfermos para que se recuperen, como indica Santiago 5—.

Simpson sufrió por más de veinte años de muchos trastornos físicos, como explicó en su libro, *El evangelio de la sanidad divina*. A los catorce años, cuando estaba lidiando con agotamiento nervioso, su doctor ni siquiera le permitió mirar un libro por varios meses. Estando muy cerca de la muerte, Simpson aceptó a Jesucristo como su Señor y Amo. Cuando se recuperó de su enfermedad, él se convirtió en el pastor de una gran iglesia en una ciudad a los veintiún años. Sufriendo de nuevo de poca salud, vivió por años dependiendo de medicinas para mantenerse activo. Él llevaba un frasco de amoníaco en su bolsillo, en caso de necesitar reanimarse. La menor elevación o aun tener que subir escaleras le causaba gran incomodidad física[10].

Entonces Simpson decidió que Jesucristo sería su Sanador. Él tomó esa decisión después de orar por un hombre de su congregación quien, muriendo de una parálisis severa y ablandamiento del cerebro, de repente abrió sus ojos, habló y comenzó a recuperarse rápidamente. Este hombre vivió muchos años después de ser sanado por Dios. Después de estudiar más la Biblia, Simpson se convenció de que la sanidad es parte de la salvación de Jesús para todo el mundo. Él hizo un compromiso con Dios que incluyó hacer de Jesús el Sanador de todas sus dolencias físicas. Aunque fue tentado por Satanás a depender de medicinas otra vez, Simpson prosperó físicamente. Se unió a un grupo alpinista y escaló con éxito una montaña de 3000 pies (915 metros) de altura. Su salud mejoró considerablemente, y declaró repetidamente en su libro que él sintió que la fuerza de Dios lo ayudaba en su trabajo[11].

La siguiente prueba para Simpson fue un ataque de difteria en contra de su pequeña hija. La ungió con aceite y oró por su sanidad. Su hija estaba bien la siguiente mañana[12].

> Pero los hechos acerca de mi propia sanidad y la sanidad de mi niña se difundieron silenciosamente dentro de mi pequeño rebaño. Uno tras otro vino a preguntarme al respecto y si ellos también podrían ser sanos. Les dije que sí podían si ellos creyeran, como yo lo había hecho, y los envié a sus casas a leer la Palabra de Dios por sí mismos y a reflexionar y orar[13].

Él lidió con la teoría de que la era de los milagros paró con la muerte de Juan, el último apóstol, al declarar que los apóstoles no eran distintos a hombres ordinarios, incluyendo aquellos de su propio tiempo. El ser lleno del Espíritu Santo, según A. B. Simpson, da autoridad y poder para hacer milagros. Simpson añadió que los regalos del Espíritu Santo fueron otorgados a Esteban, Felipe y otros que no eran apóstoles. Él dio fe de la disponibilidad de la misma experiencia con el Espíritu Santo hoy en día, pero declaró que, debido a la incredulidad y el pecado de los cristianos, la Iglesia se ha vuelto débil, fracasando en ministrar por medio del poder del Espíritu Santo[14].

Simpson señaló que Jesús no tuvo la intención de que hubiera algún tipo de "separación" entre los creyentes de Su era y aquellos seguidores Suyos de generaciones futuras:

Debió ser una era, no dos, y "todo el poder" de Cristo nunca ha sido retirado. Él debió ser un Yo Soy perpetuo, haber estado tan cerca al final como al principio. El trabajo que debemos hacer es el ser el complemento de Su propio trabajo[15].

Congregacional

Jonathan Edwards (1703–1758), pastor de la Iglesia Congregacional de Northampton, Massachusetts, fue un famoso predicador puritano, filósofo, evangelista itinerante y teólogo de Nueva Inglaterra. Se convirtió en la principal figura intelectual en la América colonial. Sus sermones contribuyeron en gran manera a lo serie de avivamientos en Nueva Inglaterra durante las décadas de 1730 y 1740, conocida como el "Gran Despertar". Afortunadamente, conocemos los pensamientos de Jonathan Edwards sobre los temas de su día, debido a la labor de su bisnieto, Sereno Edwards Dwight, pastor de la iglesia Park Street de Boston. Sereno tomó los sermones, las notas y copias de cartas escritas por Jonathan y las compiló en algunos libros acerca de su bisabuelo.

Como otros pastores y predicadores del siglo XVIII en Nueva Inglaterra, Jonathan Edwards fue dado a analizar cautelosamente el movimiento inesperado del Espíritu Santo durante los avivamientos. En algunos sermones, él amonestó: "Que todo se haga decentemente y con orden" (1 Corintios 14:40). Criticó algunos de los pastores durante el período de avivamiento quienes "o fomentaron, o no reprimieron eficazmente, clamores, caídas y desmayos"[16]. Sin embargo, él parecía abierto a las evidencias del Espíritu Santo, como está registrado en uno de los libros de Dwight, *The Life of President Edwards* (La vida del presidente Edwards), en el cual está incluido uno de varios testimonios oculares de Edwards acerca del movimiento del Espíritu Santo:

> Alrededor de la mitad del verano, convoqué a los jóvenes comulgantes, de los dieciséis a los veintiséis años de edad, a mi casa; lo cual probó ser una reunión muy alegre: [...] Fue durante ese tiempo, que primero empezaron a haber clamores en la casa de reunión; [...] Los meses de agosto y septiembre, fueron los más extraordinarios de cualquier otro en este año, para apariciones de la convicción y conversión de los pecadores, y grandes avivamientos, despertares y consuelos. [...] Fue algo muy frecuente, ver una casa llena de clamores, desmayos, convulsiones y cosas similares, tanto con aflicción, como también con admiración y gozo[17].

Edwards presenció evidencias del Espíritu Santo en reuniones de avivamiento. La presencia del Espíritu Santo produjo reacciones emocionales inusuales, tales como clamores, llanto, trances y desmayos.

En sus *Obras de Jonathan Edwards*, volumen 1, Dwight incluyó la anotación del diario de Jonathan Edwards de "Northampton, 19 de marzo, 1737" sobre el milagro que prosiguió la casi tragedia en uno de los cultos en su iglesia:

> Nuestro templo es viejo y deteriorado, [...] el apuntalamiento ha sido trastornado considerablemente, [...] Tanto que en medio de la reunión pública en la mañana, toda la galería —llena de gente, [...] de repente, y sin advertencia alguna— se hundió, y se cayó, [...] sobre las cabezas de aquellos que estaban sentados abajo, [...] La casa estaba llena de gritos y llanto dolorosos; y nada más se esperaba sino que se hallará mucha gente muerta, o hechos añicos [...] algunos de los que cayeron con ella, así

como aquellos que estaban debajo, fueron sepultados en las ruinas; [...] Pero pasó de una manera tan misteriosa y maravillosa que cada vida fue preservada; y aunque muchos fueron cubiertos de moretones, y su piel rasgada, aun así, como tengo comprendido, no hubo ni un solo hueso quebrado, o incluso dislocado entre todos ellos. Algunos, que fueron considerados casi muertos al principio, se han recuperado en gran manera; [...] Parece irracional atribuir esto a cualquier otra cosa que al cuidado de la Providencia, [...] Tal evento puede ser un argumento suficiente de una providencia Divina sobre las vidas de los hombres. Nos sentimos llamados a apartar un día que fuera usado en la solemne adoración de Dios, [18]

Jonathan Edwards escribió acerca de los efectos del avivamiento de Dios en todo el pueblo de Northampton, Massachusetts. Esto incluye el reporte acerca de la reducción en enfermedades:

Satanás parecía estar refrenado inusualmente; personas que antes habían estado involucradas en melancolía, parecían como si fueran despiertas de esto, por decirlo así; y aquellos que habían estado enredadas en tentaciones extraordinarias, parecían liberadas maravillosamente. Y no solo así, sino que fue el más maravilloso tiempo de salud que haya conocido desde que he estado en el pueblo. Por lo común tenemos varios carteles colgados, cada día de reposo, para las personas enfermas; pero no hemos tenido ni siquiera uno por muchos días de reposo juntos. [énfasis por Jonathan Edwards][19]

Charles Blanchard (1848–1925) sucedió a su padre, Jonathan, en 1882, como el segundo presidente de Wheaton College, Wheaton, Illinois. En 1860, Jonathan Blanchard había tomado la presidencia del Illinois Institute, una escuela abolicionista con dificultades y llena de deudas, de los metodistas wesleyanos. Charles Blanchard fue presidente de Wheaton College hasta 1925.

Las anotaciones y sermones de Charles, conservados en los archivos de la universidad, incluyen lo siguiente:

Sanidad divina Marcos 3:1–30

I. Satanás, la causa del pecado, enfermedad y muerte. Jesús, la causa de vida para el espíritu, alma y cuerpo.

II. Instrucciones. Mc. 16:18 "Sobre los enfermos pondrán las manos" St. 5:13–20. "Ungiéndolo con aceite en el nombre del Señor"[20].

De "La doctrina bíblica de la enfermedad":

IV. Así como Dios sanó por medio de Jesús y Sus discípulos en los tiempos apostólicos también Él lo ha hecho en todas las eras cuando las almas fueron sinceras y francas. Spurgeon, Moody, nuestra antigua iglesia —La Alianza—.

V. ¿Por qué no son todos sanados? Por la misma razón que muchos no lo fueron en los tiempos de Jesús. Su incredulidad Mt. 17:14–21[21].

De "Lo que el Espíritu Santo hace por nosotros":

IV. Él es el dador de dones

1 Corintios 12:4–11 Sabiduría. Conocimiento. Fe. Sanidad. Milagros. Profecía. Discernimiento de espíritus. Lenguas. Interpretación de lenguas.

Él mostró su apoyo a estos dones sobrenaturales en el tiempo en el que él vivió al terminar ese bosquejo de sermón de la siguiente manera:

V. Estás en tales términos con Él que puedes recibir todos estos dones; libremente, continuamente. Este es el plan de Dios para ti[22].

Charles Finney (1792–1875), un abogado, se hizo cristiano y un congregacionalista en 1883, después de experimentar una conversión decisiva en Nueva York. Pronto se convirtió en el evangelista más eficaz que jamás se haya visto en los Estados Unidos. Su ministerio poderoso en reuniones de avivamiento tocó el corazón de gente de todas las denominaciones y de todas condiciones sociales. Fue un fundador y luego fue el primer presidente de Oberlin College en Ohio —una escuela de capacitación ministerial cristiana, activa en el movimiento abolicionista en tiempos de la Guerra Civil—. Finney relató de primera mano su experiencia con el poder del Espíritu Santo, la cual ocurrió en la tarde de la mañana cuando recibió a Jesucristo como su Señor y Amo:

> Pero mientras daba vuelta y estaba a punto de tomar asiento junto al fuego, recibí un poderoso bautismo del Espíritu Santo. [...] Podía sentir la impresión, como una corriente de electricidad, traspasándome de lado a lado. Ciertamente parecía venir en corrientes y corrientes de amor líquido; [...] Literalmente vociferé los chorros indescriptibles que brotaban de mi corazón[23].

El día después de su conversión y el subsiguiente bautismo por el poderoso Espíritu Santo, casi cada persona con quien Finney habló acerca del Señor sintió una convicción de sus pecados e hizo un compromiso de seguir a Jesús. Se fue a casa a visitar a sus padres, quienes, ambos, pronto se hicieron creyentes de Jesús. De vuelta en Adams, Nueva York, donde estaba estudiando derecho, el nuevo cristiano habló en una de las reuniones del templo presbiteriano al cual asistía. Debido a las poderosas palabras de Finney, dirigidas por el Espíritu, muchos se convirtieron a Jesús y algunos también recibieron sanidad física[24].

Después de estudiar para hacerse ministro, Finney llevó a cabo reuniones en los Estados Unidos e Inglaterra. Durante las reuniones, aquellos que asistieron podían sentir la presencia del Espíritu Santo.

Finney fue ungido con el Espíritu Santo de tal manera que la gente sentía convicción de sus pecados solo al verlo[25].

Un ejemplo espectacular del uso de Dios de Charles Finney en ministrar Su sanidad física y sobrenatural fue la oportunidad que Charles tuvo de orar por la dueña enferma del hostal donde vivió. Finney recibió una palabra de conocimiento del Espíritu Santo de que la mujer enferma viviría y que ella se haría una creyente de Jesucristo. A la mañana siguiente, su marido le dijo a Finney que su esposa estaba mucho mejor. Ella se recuperó y comprometió su vida a Jesús[26].

Reformada neerlandesa

Andrew Murray (1827–1917) fue un pastor, orador y escritor de la Iglesia reformada neerlandesa en Sudáfrica, autor de cerca de doscientos cuarenta libros y tratados publicados en quince lenguajes diferentes. En su libro principal, *Sanidad divina*, él declara que los milagros fueron para el tiempo cuando él vivió, y no solo para la Iglesia primitiva:

> Pero, se dice, los milagros fueron mucho más necesarios en los primeros días del cristianismo que después. [...] Es imposible admitir que los milagros fueran más necesarios para los paganos de Éfeso (Hechos 19:11–12) que para los paganos de África hoy en día[27].

Murray, un orador popular, fue sanado de un trastorno serio de la garganta causado por el sobreuso de su voz. Él había sido elegido moderador del Sínodo reformado neerlandés de Sudáfrica, seis veces, habiendo tenido que defender su fe verbalmente ante la corte civil de su país[28].

Aun después de que su voz le comenzara a dar problemas, él continuó su ajetreado calendario de conferencias. Un doctor le advirtió que si no restringía sus actividades oratorias, él perdería su voz completamente. Sin prestarle atención a este consejo, Murray efectivamente perdió su voz en 1897, y por dos años estuvo bajo estrictas órdenes de hablar muy poco, y solo con susurros. Extremadamente desanimado, Murray le escribió a su esposa que su doctor no ofrecía mucha esperanza de recuperación[29].

En Londres, Andrew se reunió con un amigo, el pastor Stockmaier, director de un instituto cristiano en Suiza, quien le ministró la sanidad sobrenatural de Dios. Murray aprendió del poder sanador de Dios que le era disponible cuando fue invitado por Stockmaier a asistir a una escuela de sanidad de Londres dirigida por el doctor Boardman[30].

> Fui sanado por la misericordia de Dios en respuesta a las oraciones de aquellos que ven en Él a "el Señor, soy tu sanador" (Éxodo 15:26)[31].

> Andrew [...] efectivamente fue sanado durante su estadía en el Bethshan Home, de manera tan completa que nunca jamás fue molestado por ninguna debilidad de la garganta o voz. [...] A pesar de la exigencia severa que le fue impuesta, su voz mantuvo su fuerza hasta su año ochenta y ocho de edad [Nota de la autora: el año de su muerte], [...] Aquellos que lo escucharon por primera vez no esperaron que saliera tal voz de un cuerpo tan frágil y anciano[32].

Murray declaró en su libro, *Sanidad divina*:

> La Biblia no nos autoriza, ni por las palabras del Señor ni de Sus apóstoles, a creer que los dones de sanidad fueron dados solo a los primeros tiempos de la Iglesia;[33]

Murray confirmó en su libro que los dones espirituales son dados por el Espíritu Santo. Él indicó que las instrucciones de Santiago 5 acerca de la sanidad física revelan la disponibilidad de la sanidad divina de Dios a través de los siglos subsiguientes[34].

Él también sugirió que la Iglesia ha reprimido los dones de sanidad.

> ¿Cuál de estas dos opiniones coincide con la Palabra de Dios? ¿Es por la voluntad de Dios que los "dones de sanidad" han sido reprimidos, o es más bien el hombre el responsable de esto? ¿Es la voluntad de Dios que los milagros no se lleven a cabo? ¿Ya no dará Él, a consecuencia de esto, la fe que los produce? O de nuevo, ¿es la Iglesia quien ha sido culpable de la falta de fe?[35]

Andrew Murray enfatizó que hay una diferencia entre la enfermedad y el sufrimiento, indicando que Jesús habló del sufrimiento como algo necesario en nuestro caminar cristiano. Murray describió la enfermedad como dolencia, no sufrimiento. Según él, el sufrimiento tiene causas exteriores y cesará cuando Jesús triunfe sobre la maldad. Él creyó que la dolencia necesita sanidad. Él declaró que la enfermedad es un mal en el mismo cuerpo, y que debería ser sanada tan pronto como el creyente reciba por fe la obra del Espíritu Santo, la vida de Jesús en él[36].

Murray vio a la Iglesia despertando a la realidad de estar bajo el nuevo pacto con Jesús como Sanador. La promesa del pacto de Dios involucra el derrame sobrenatural del Espíritu Santo, acompañado por señales y milagros. Él declaró que las señales y los milagros son prueba de la bendición de Dios sobre su gente a lo largo de todas las generaciones. "No hay nada en la Biblia que la haga creer que la promesa hecha a Israel ha sido retractada desde entonces"[37].

El tema de la sanidad de Dios fue una parte vital del ministerio de Murray. En 1884, él publicó en holandés un libro titulado *Jesús, el Médico del enfermo*. Este libro más tarde fue reimprimido en francés e inglés como *Divine Healing (Sanidad divina)*[38].

Episcopal —Iglesia de Inglaterra—

Richard Winkler (1916–1990), antiguo rector de la iglesia Trinity Episcopal, Wheaton, Illinois, fue usado por Dios durante las décadas de 1960 y 1970 en el ministerio de dones espirituales, en especial la sanidad divina. La autora Emily Gardiner Neal escribió un capítulo acerca de Richard Winkler en su libro, *God Can Heal You Now* (Dios te puede sanar ahora). Su grupo de oración Trinity en Wheaton fue un grupo multidenominacional interesado en estudiar la oración y en orar por los enfermos y necesitados. Junto a otros de este grupo, el reverendo Winkler y su esposa, Dorothy, vieron muchos milagros del poder sanador de Dios.

Antes de que Winkler fuera ordenado como sacerdote por la Iglesia episcopal, él y su esposa vieron evidenciado el poder sobrenatural de Dios a través de la sanidad de uno de sus miembros de familia. El pariente fue sanado de forma dramática después de haberse lesionado gravemente en un accidente automovilístico. La sanidad completa, divina y física se llevó a cabo en más o menos la mitad del tiempo esperado para la recuperación por los doctores[39].

Emily Gardiner Neal citó a Winkler acerca de la relevancia de un ministerio de sanidad influyendo a la gente a hacer un compromiso con Jesús como su Salvador:

> Cuando inspecciono a mi parroquia [...] y veo al Espíritu Santo trabajando en las vidas de tantas personas, puedo decir que la mayoría de las verdaderas conversiones a Jesucristo han venido por medio del ministerio de sanidad[40].

D. Martyn Lloyd-Jones (1899–1981) fue el asistente jefe clínico en el hospital de Londres St. Bartholomew. Se alejó del campo médico en 1927, y se hizo ministro en Westminster Chapel en Londres, de 1938 a 1968. Fue un reconocido expositor de la Palabra escrita de Dios. El libro *Healing and the Scriptures* (Sanidad y las Escrituras) de Lloyd-Jones es una compilación de conferencias que dio por un período de más de veintiún años (1953–1974) a los miembros de la Christian Medical Fellowship, la British Medical Association y la Royal Commonwealth Society.

Acerca del supuesto cese de lo milagroso y sobrenatural al fin de la era apostólica, Lloyd-Jones tuvo esto que decir:

> Personalmente, siempre me he hallado completamente incapaz de aceptar la bien conocida enseñanza de que todo lo concerniente al reino de lo milagroso y lo sobrenatural como está manifestado en los tiempos del Nuevo Testamento haya venido a un fin con la era apostólica. No hay ninguna declaración las Escrituras que diga eso —ninguna en absoluto. No hay declaración específica o incluso indirecta con ese sentido[41].

Martyn Lloyd-Jones llegó a la conclusión de que los cristianos deben creer en los milagros sobrenaturales, no solo por la información incluida en su libro, sino por la fe en la Biblia. Nuestra fe en Dios nos pone en una postura en la cual no deberíamos tener dificultad en aceptar el hecho de que los milagros pueden ocurrir en cualquier momento, según la voluntad de Dios[42].

Hugonotes

Los hugonotes fueron un grupo protestante que se volvió el enfoque de conflicto político y religioso —y las víctimas de masacres en Francia— durante los años 1500 y 1600. "El origen exacto de la palabra hugonote es desconocido, pero muchos consideran que es una combinación de flamenco y alemán. Los protestantes que se reunían a estudiar la Biblia en secreto se llamaban *Huis Genooten*, que significa 'compañeros de casa'"[43].

Los hugonotes seguían las enseñanzas de Juan Calvino, y ellos fueron parte de la Iglesia reformada. Ellos llegaron a ser una poderosa fuerza religiosa y política en Francia. Los líderes hugonotes en Francia fueron Jean Daille, ministro y comentarista bíblico; Gaspard Coligny, noble y admiral; Jean Cavalier, jefe famoso de los Camisards, fuerzas hugonotes montañeras que se rebelaron contra la opresión religiosa y el reverendo Pierre de Rivasson, pastor de la iglesia hugonote de Bergerac en la década de 1680.

El rey Luis XIV, en 1685, revocó el Edicto de Nantes, que había permitido libertad religiosa por varios años. Mayormente en Francia, miles de hombres, mujeres y niños hugonotes fueron matados por fuerzas pro-católicas en varias masacres sangrientas. Los líderes y pastores hugonotes a menudo fueron blanco de ejecuciones. Alrededor de doscientos mil hugonotes huyeron de Francia a Inglaterra, Prusia, Holanda y Norteamérica, donde restablecieron sus hogares y vidas. Horace Bushnell, un pastor, teólogo y autor congregacional de Connecticut, escribió en 1858, acerca de un grupo particular de hugonotes franceses llamados los Profetas Franceses, quienes tomaron refugio en las montañas Cevenas, al sur y centro de Francia.

> Un gran grupo de los discípulos protestantes o reformados, llamados hugonotes, buscados por sus perseguidores, huyeron a las montañas Cevenas. Algunos de ellos escaparon a Inglaterra y otros países protestantes. Entre esta gente desdichada se desarrollaron dones milagrosos, y fueron más o menos propagados ampliamente en el extranjero por ellos. Hablaban en otras lenguas e interpretaban las lenguas. Tenían sanidades, y el discernimiento de los espíritus. Profetizaban por el Espíritu. Personas inteligentes salieron de París, para escuchar, observar y hacer averiguaciones, y se hablaba mucho de esta gente como "Les Trembleurs des Cevennes". También se hablaba de ellos en Inglaterra, como los "Profetas Franceses", y el fuego que prendieron en Inglaterra, agarró entre algunos de los discípulos ingleses, y ardió durante muchos años[44].

Luterano

Martín Lutero (1483–1546), un gran reformador de la Iglesia, creyó en la validez de los dones del Espíritu Santo para su generación, incluyendo el poder sanador de Dios.

En uno de los sermones que dio Lutero ante su congregación, citó al apóstol Pablo en 1 Corintios 12 acerca de los dones del Espíritu Santo:

> En Cristo les han sido otorgado dones grandes y maravillosos —el discernimiento de las Escrituras, diversidades de lenguas, el poder para obrar milagros —cosas imposibles para el mundo[45].

Lutero dio consejo específico en cuanto a cómo ministrar a una persona enferma en una carta que escribió al pastor Severin Schulze de Prettin, cerca de Wittenberg, Alemania. Una porción de la carta, escrita en 1545, se da a continuación:

> Venerable señor y pastor:
>
> El cobrador de impuestos en Torgau y el concejal en Belén me han escrito pidiendo que le ofreciera unos buenos consejos y ayuda para el esposo afligido de la señora John Korner. No conozco ninguna ayuda mundana que le pudiera dar.
>
> [...] Así que debe proceder así: vaya donde él con el diácono y dos o tres hombres buenos [...] impóngale las manos y diga: "Paz sea con usted, querido hermano, de Dios nuestro Padre y del Señor Jesucristo". Entonces repita el Credo y el Padrenuestro sobre él con una voz clara, y cierre con estas palabras: "Oh Dios, Padre todopoderoso, quien nos ha dicho por medio de tu Hijo: 'De cierto, de cierto os digo, que todo cuanto pidiereis al Padre en mi nombre, os lo dará' [...] Entonces, cuando se vaya, impóngale las

manos otra vez y diga: "Estas señales les seguirán a los que creen; les impondrán manos a los enfermos, y se recuperarán"[46].

El puritano Richard Baxter, en Inglaterra en el siglo XVII, enumeró en su libro, *El reposo eterno de los santos*, milagros que tomaron lugar porque hombres de Dios en la Iglesia cristiana primitiva oraron. También mencionó las oraciones de Martín Lutero por la sanidad física de su amigo Miconio:

> Miconio [...] yacía enfermo de aquella consunción a la que se llama "tisis". Lutero oró de todo corazón que se recuperara, y que no muriera antes que él mismo. Y tan confiado estaba él de que su deseo le sería concedido, que escribe audazmente a Miconio que no debe morir ahora; pero debe permanecer aún más tiempo sobre esta tierra. Aconteciendo estas oraciones Miconio pronto se recuperó, como si saliera dentro de los muertos, y vivió seis años más, hasta que Lutero había muerto:[47]

Metodista

John Wesley (1703–1791) vino a los Estados Unidos como un misionero de la Iglesia de Inglaterra, aunque en ese entonces era un cristiano nominal. En 1738, volvió a Inglaterra, deprimido por su falta de fe y su obra misionera infructuosa de tres años en Savannah, Georgia. En Londres, Wesley conoció a Peter Bohler, un misionero y obispo moravo nacido en Alemania. Bohler fue influyente en la Iglesia morava en Inglaterra y las Américas durante ese tiempo. (Wesley había observado a algunos misioneros moravos en el barco a los Estados Unidos, mientras lidiaban con las tormentas que les amenazaban la vida en el océano con paz y confianza en Dios). Wesley arregló hospedaje para Bohler y le enseñó inglés. Bohler le habló a Wesley de su fe en Dios. Wesley se convirtió al cristianismo mientras escuchaba a un predicador moravo en una reunión de mayormente moravos, en Aldersgate Street, Londres[48].

Menos conocida que las circunstancias de la conversión de Wesley es su alta estima por los dones espirituales de Dios, incluyendo la sanidad divina. Reconoció que los dones sobrenaturales de Dios eran para su época. En sus reuniones había señales de la actividad del Espíritu Santo, incluyendo que las personas cayeran involuntariamente bajo la presencia abrumadora de Dios. Lo siguiente es tomado del diario personal de Wesley y de sus cartas:

> Domingo 10. [mayo de 1741] —Tuve que acostarme la mayor parte del día, ya que me sentía cómodo solamente en esa postura. Sin embargo, en la tarde mi debilidad fue suspendida mientras llamaba a los pecadores al arrepentimiento. Pero en nuestro banquete de amor que vino a continuación, aparte del dolor en mi espalda y cabeza, y la fiebre que continuaba sobre mí, justamente cuando empecé a orar, me acometió tal tos que casi no pude hablar. Al mismo tiempo me vino a la mente de manera poderosa: "Estas señales les seguirán a los que creen". Le clamé a Jesús en voz alta, que "aumentara mi fe", y que "confirmara la palabra de Su gracia". Mientras hablaba, mi dolor se desvanecía, la fiebre me dejó, mi fuerza corporal volvió y durante muchas semanas no sentí ni debilidad ni dolor. "A Ti, oh Señor, doy gracias"[49].

> Lunes 17. [marzo de 1746] —Cuando el señor Shepherd y yo dejamos Smeaton mi caballo estaba tan cojo que me temía que yo tampoco podría continuar. No pudimos discernir qué le pasaba, sin embargo casi no pudo tocar su pie al suelo. [...] Entonces pensé: ¿No puede Dios sanar o al hombre o a la bestia, de cualquier manera, o sin ninguna? De inmediato mi cansancio y dolor de cabeza se fueron, y la cojera de

mi caballo en el mismo instante. Ni rengueó más ese día ni el próximo[50].

La carta de Wesley a Thomas Church, junio de 1746:

Sin embargo, no sé que Dios se haya impedido, de cualquier manera, ejercer así Su poder soberano de obrar milagros de cualquier tipo o grado en cualquier época hasta el fin del mundo. No recuerdo ninguna escritura en la cual se nos haya enseñado que los milagros se deberían restringir dentro de los límites de la era apostólica o de la cipriana, o de cualquier período de tiempo, ya sea más largo o más corto, aun hasta la restitución de todas las cosas[51].

La Hermandad de Moravia

El movimiento que se vino a conocer como la Hermandad de Moravia fue fundado por Jan Hus (nacido en 1372) a fines del siglo XIV. Hus se opuso a algunas prácticas de la Iglesia romana católica y quería que las iglesias en Bohemia y Moravia volvieran a las prácticas más sencillas del cristianismo primitivo. Aunque el movimiento ganó apoyo durante un tiempo, fue sometido forzosamente a la autoridad de la Iglesia católica romana, y Jan Hus fue juzgado y quemado en la hoguera en 1457.

En ese mismo año, sus seguidores, a pesar de la persecución, organizaron su grupo de creyentes como la Unidad de Hermanos o "Unitas Fratrum". A partir del siglo XVIII, este grupo se dio a conocer como la Hermandad de Moravia[52]. La iglesia se llamaba "de Moravia" porque la mayoría de sus miembros venían de la provincia de Moravia, aunque algunos eran de la cercana Bohemia. Hoy en día, ambas provincias se incluyen en la República Checa.

El **conde Nikolaus Ludwig Zinzendorf** (1700–1760), obispo de la Hermandad de Moravia, jugó un papel decisivo en la reorganización de la Iglesia. En 1722, algunas familias perseguidas de Moravia y Bohemia se refugiaron en la propiedad de Zinzendorf en Sajonia, en el este de Alemania, y construyeron allí la Comunidad de Herrnhut. En 1727, después de una gran renovación en la Iglesia morava de Herrnhut, el conde les dio a estos cristianos la visión para llevar el evangelio al mundo. Muchos de ellos viajaron como misioneros para establecer su iglesia en las Américas, como en Bethlehem, Pennsylvania, donde su asentamiento empezó en 1741. Otros asentamientos moravos estaban en Pennsylvania, Nueva Jersey, Maryland y lo que hoy es Winston-Salem, Carolina del Norte. El propósito básico de los centros fronterizos moravos era alcanzar a los indios americanos con la buena noticia de Jesús[53].

A. J. Gordon, en su libro, *Ministry of Healing* (Ministerio de sanidad), incluyó esta cita del conde Zinzendorf diciendo que ocurrían milagros en su época:

> El creer a pesar de no haber esperanza certera es la raíz del don de los milagros; y le debo este testimonio a nuestra amada Iglesia, que los poderes apostólicos se manifiestan allí. Hemos tenido pruebas indiscutibles de lo mismo en el descubrimiento inequívoco de cosas, personas y circunstancias, que no hubieran sido descubiertas humanamente, *en la sanidad de enfermedades en sí mismas incurables, tal como cánceres, tisis, cuando el paciente estaba en las agonías de la muerte, etc., todo por medio de la oración, o de una sola palabra.* [énfasis por A.J. Gordon][54]

El reverendo Ami Bost, cuya obra acerca de los moravos fue originalmente escrita en francés, incluyó la siguiente cita acerca de su iglesia en 1730:

> En este momento varios *dones sobrenaturales se manifestaron en la Iglesia, y curaciones milagrosas fueron hechas.* Los hermanos y hermanas creyeron lo que el Salvador había dicho con respecto a la eficacia de la oración; y cuando algún tema les interesaba

fuertemente, solían hablar con él al respecto, y confiaban en que él era capaz de todo bien; entonces les era hecho conforme a su fe. El conde (Zinzendorf) se regocijaba por esto con todo su corazón, [...] En esta libertad de los hermanos para con nuestro Señor, Jesucristo, él reconoció una fruta del Espíritu, [énfasis por A. J. Gordon][55]

Sin denominación

En 1906, algunos miembros de una misión urbana en California invitaron a William Seymour, un pastor y evangelista poderoso de Houston, Texas, a quedarse en su hogar en la localidad de Los Ángeles. El 9 de abril, 1906, un avivamiento irrumpió en una reunión hogareña dirigida por Seymour, en el hogar de los Asberry en la calle Bonnie Brae n.° 214. Esta residencia pronto se hizo muy pequeña como para contener las multitudes que venían a las reuniones diarias, así que Seymour y otros localizaron un edificio en la calle Azusa n.° 312 en el centro de Los Ángeles, donde el famoso avivamiento llegó a ser conocido como el Avivamiento de la Calle Azusa. El edificio nunca se halló vacío de gente en oración; los cultos comenzaban espontáneamente a media mañana y seguían hasta las tres o cuatro de la siguiente madrugada.

Arthur Osterberg, un pastor de veintiún años, condujo a su madre a las reuniones al ella insistir y luego escribió:

> No estaba totalmente a favor de la idea, pero vi tan pronto entré a la calle Azusa que algo inusual estaba pasando. [...] Un hombre con un pie equino varo de ascendencia mejicana y su esposa se sentaron junto a mí. [...] Este [...] hombre junto a mí se puso inquieto y a la larga se dirigió al pasillo. Él cojeó de un lado al otro. [...] Gradualmente él cesó de cojear. Él fue sanado ante mis ojos. Él fue sanado milagrosamente sin que nadie orara por él. [...] Cerré mi propia iglesia y me uní al movimiento[56].

Reuben Archer Torrey (1856–1928), graduado de la escuela de divinidad de Yale, ordenado como ministro, evangelista y pastor, fue el primer director de Dwight L. Moody en Moody Bible Institute, en ese entonces conocido como el Bible Institute of the Chicago Evangelization Society. De 1894 a 1906, Torrey también fue pastor de la iglesia Chicago Avenue —ahora la iglesia Moody Memorial—. Luego él fue nombrado decano del Bible Institute of Los Angeles —ahora Biola University—. Torrey también pastoreó la Church of the Open Door de Los Ángeles[57].

El reverendo Torrey habló de su propia sanidad de un oído afectado por medio de la intervención milagrosa de Dios:

> Mientras trabajaba en Minneapolis yo tuve un ataque de dolor severo en mi oído. Me dije a mi mismo, tú oras por la sanidad de otros, por qué no pedir a Dios que sane tu propio oído. De inmediato yo me arrodillé en mi propio hogar y pedí a Dios que sanara ese oído. Él me sanó instantáneamente, [...] yo le he dicho esto a dos especialistas del oído y ambos me pidieron que les permitiera mirar en mi oído, lo cual, por supuesto, permití; y ambos declararon que el tímpano evidentemente alguna vez estuvo perforado y ahora se ha sanado[58].

Él les dijo a los lectores de su libro, *Divine Healing* (Sanidad divina), que siguieran las instrucciones de Santiago 5:14–15, al orar por un participante de una iglesia cristiana enfermo que deseara ser sanado por Dios. Torrey declaró: "La palabra griega traducida 'enfermo' literalmente significa 'sin fuerza', pero esta, con sus derivados es usada para la enfermedad una y otra vez en el Nuevo Testamento. Sin embargo, simboliza la muy seria enfermedad que lo prive a uno de su fuerza"[59].

Siguiendo el procedimiento de Santiago 5:14–16 para la sanidad física dentro de una iglesia local, con el ungimiento del enfermo y las oraciones de los ancianos, Torrey señaló que "la oración de fe" traerá sanidad a la persona que esté enferma[60].

Torrey dio la siguiente experiencia de primera mano de la sanidad de Dios:

> A veces cuando he orado Dios me ha dado la más clara seguridad de Su Voluntad y he sabido que mi oración ha sido escuchada.
>
> Mi primera experiencia de este tipo fue durante mi primer pastorado, hace más de cuarenta años. Hasta donde recuerdo nunca había leído ningún libro sobre la sanidad divina y nunca había escuchado mucho acerca de esto. Un joven de mi congregación, un dentista, se enfermó gravemente. [...] Fui al hogar a ver y hablar con el joven, pero él estaba inconsciente, en las últimas etapas de fiebre tifoidea. Uno de los doctores destacados del pueblo se sentó junto a su cama y me dijo que [...] no había esperanza alguna de su recuperación. Mientras me sentaba allí sentí un impulso de arrodillarme y orar a Dios para que Él sanara al joven. Hice esto, y mientras oraba una gran seguridad vino a mi corazón de que Dios había escuchado mi oración. Me levanté y le dije al doctor, quien era un apóstata: "Él se mejorará". El doctor sonrió y respondió: "[...] él no puede mejorar". [...] Yo le respondí: "Doctor, eso está bien desde su punto de vista, pero Dios ha escuchado mi oración, [...] El hombre no morirá, él no puede morir en este tiempo, él mejorará". Regresé a mi hogar. Un poco tiempo después vinieron a decirme que el joven estaba muriendo, [...] Yo les respondí: "Él no está muriendo, él no puede morir ahora, él mejorará". Y él se mejoró, y hasta donde sé aún está vivo, aunque eso fue hace más de cuarenta años[61].

Walter R. Martin (1928–1989), autor del libro de referencia clásico, *The Kingdom of the Cults* (El reino de las sectas), y el original "Hombre de Respuestas Bíblicas" de la radio, tuvo una experiencia de primera mano con el poder milagroso y sanador de Dios en Methuen, Massachusetts. En una de las reuniones de Martin, un niño que podía caminar solo con la ayuda de abrazaderas de acero y muletas fue sanado, cuando Martin puso sus manos sobre él y oró por su sanidad utilizando el nombre autoritario de Jesús. La restauración fue instantánea. El joven caminó por primera vez en diecisiete años, en la presencia de cuarenta a cincuenta testigos y al siguiente día estuvo con cientos de testigos que lo habían conocido toda su vida. Él se reunió con el doctor que lo había tratado anteriormente. El doctor firmó una declaración jurada de que el joven no había podido caminar antes que Dios interviniera con este milagro.

Martin dijo esto a aquellos que disputan el hecho de que Dios aún revela Su grandioso poder en numerosas sanidades y milagros hoy:

> Los milagros fueron y aún son, y yo podría darles muchísimos más verificados por la experiencia de cientos de personas, e historiales médicos que llenan un archivo en el Christian Research Institute, porque investigué las declaraciones de sanadores divinos, así denominados, y sanidades por siete años [...] y buen poco de esto es verdadero, y Dios lo hizo. Dios lo hizo antes, y más vale que lo creas, Dios lo puede hacer de nuevo.

> Y la gente que está diciendo: "Él no hace esas cosas en nuestros tiempos" más vale que se despierten, porque el Espíritu Santo va a hacer en nuestro tiempo lo que sea que Él quiera y no le importa un bledo el sistema de teología de usted. No está sujeto a este. Él hará precisamente lo que quiera. Y si usted no le escucha, Él escogerá a sus hijos, o a los hijos de ellos. Él no tiene recursos limitados. El Dios que dijo: "No cambio" y la Palabra que dice: "Jesucristo es el mismo ayer y hoy y por los siglos" no descarta los milagros que

pueden fluir del poder de Su Espíritu. Si Él está vivo, y toda la evidencia lleva a que Él lo está, entonces el poder que Él tiene, universal, ilimitado, puede ser liberado hoy tan fácilmente como lo fue casi dos mil años atrás. El tiempo y el espacio no han opacado el brillo, la majestad o la omnipotencia de la Deidad Encarnada[62].

Presbiteriano

En *The Scots Worthies* (Los ilustres escoceses), editado por el reverendo Andrew A. Bonar de Escocia, hay reportes dados por el autor John Howie de los siguientes ministros escoceses de los siglos XVI y XVII involucrados en milagros:

John Welsh (ca. 1570–1622) oró persistentemente por un noble joven, que se había enfermado y muerto; él fue resucitado después de cuarenta y ocho horas.

> Entonces los doctores se prepararon a trabajar, [...] pero como ninguna señal de vida aparecía en él, los doctores lo pronunciaron completamente muerto, [...] Entonces el señor Welsh se postró ante la tarima y clamó al Señor con todas sus fuerzas, [...] hasta que eventualmente el joven muerto abrió sus ojos y le gritó al señor Welsh, [...] Cuando el señor Welsh percibió esto, él llamó a sus amigos y los mostró el joven muerto ahora restaurado a la vida de nuevo, para su gran asombro[65].

Thomas Hogg (1628–1692) vio varios milagros durante su vida. Entre aquellos mencionados era el milagro de una mujer que estaba severamente afligida mental y físicamente. Hogg oró lo siguiente, y la mujer fue restaurada tanto en lo físico como en lo mental: "'O Dios, reprende esta tentación y nosotros en tu nombre reprendemos la misma:' e inmediatamente la mujer fue restaurada tanto en lo físico como en lo mental"[64].

Robert Bruce (1554–1631) fue usado por Dios en varias ocasiones para orar por gente enferma que fue hecha sana por medio de Su sanidad sobrenatural: "y aquellos quienes estaban más allá de poder recuperarse con enfermedad epiléptica, o mal de caídas, fueron llevados a él, y, después de que él orara por ellos, fueron restaurados completamente de esa dolencia"[65].

Más recientemente, dos presbiterianos bien conocidos, activos durante los años 1900 y receptivos a la actividad sobrenatural de Dios, incluyendo la sanidad física, están enumerados a continuación:

J. Sidlow Baxter (1903–1999) nació en Australia y creció en Inglaterra. Él fue un maestro bíblico y autor de aproximadamente veintiséis libros. La sanidad milagrosa del cáncer terminal de su esposa, Edith, y su sanidad propia de diabetes representaron un momento decisivo en su vida. Baxter atribuyó ambos milagros a la intervención de Dios y su propia fe en la sanidad divina y sobrenatural. Y él creyó en el hecho de que los dones sobrenaturales, incluyendo las sanidades y milagros divinos de Dios, continuaron después del tiempo de los apóstoles.

En relación con la sanidad del cáncer de su esposa, él narró el incidente en su libro, *Divine Healing of the Body* (La sanidad divina del cuerpo):

> Entonces, muy temprano en una mañana, aproximadamente tres semanas después de haber empezado mis oraciones especiales, ¡Él estaba ahí, en mi estudio! Yo lo sabía. Él estaba verdaderamente ahí. No lo vi a Él —¡pero sí! No lo escuché a Él— ¡pero sí! No lo toqué a Él —¡pero sí! Muchos de ustedes entenderán lo que quiero decir. Tan claro como es posible, Él me dijo en un lenguaje de las entrañas del corazón: "Muy bien, Sid. Tú crees que Yo no te he estado escuchando; pero sí lo he estado haciendo. Sé tu necesidad para Ethel. Te he mantenido en espera por un propósito que pronto sabrás. Sid, si puedes recibirla a fe simple, la sanidad es tuya"[66].

Dos días más tarde, Edith fue a su examen semanal, y su esposo la acompañó. El doctor, después de sacarle una radiografía y un examen sanguíneo, vió el reporte, levantó el teléfono, y habló con la ayuda de oficina —más tarde habló con el doctor Baxter—:

> "Ha mandado el equivocado". Volvió la respuesta: "No, es el de la señora Baxter". [...] "Bueno, doctor Baxter, me gustaría tener una charla con usted acerca de su esposa, [...] Estamos verdaderamente sorprendidos — muy satisfechos, por supuesto, pero confundidos. La gran masa cancerosa de la cual le había contado y los nódulos de cáncer del pulmón izquierdo — ¡todos han desaparecido por completo! Mi colega le mostrará la radiografía tomada hace unas siete semanas y la nueva de esta mañana".
>
> Bueno, vimos las radiografías, una al lado de la otra, y no había equivocación: *¡la nueva estaba totalmente limpia!* [énfasis por Sidlow Baxter][67]

En otra situación, Baxter recordó sus dos visiones espirituales casi idénticas relacionadas a su propia sanidad de la diabetes:

> La segunda o primera mañana, cuando yo emergía de mi sueño a esa semiconsciencia borrosa antes de uno estar completamente despierto, yo tuve una visión. Había un fondo ámbar brillante, entonces, en primer plano, una Biblia — estaba abierto al Salmo 103; y en seguida una mano apareció con el índice apuntando al versículo 3: *"el que perdona todas tus iniquidades"*. [énfasis por Sidlow Baxter][68]
>
> La siguiente mañana, justo al mismo tiempo y de la misma manera, estaba ahí la misma visión de nuevo —el fondo ámbar, la Biblia abierta al Salmo 103 y la mano apuntando con el índice. Pero ahora el dedo se movió a la siguiente cláusula en el salmo: *"El que sana*

todas tus enfermedades". Esas palabras nunca habían parecido tan maravillosas. [...] Ellas estaban delante de mis ojos mentales todo el día. Yo sabía, yo sabía, yo *sabía*: ¡Dios estaba a punto de *sanarme*! [énfasis por Sidlow Baxter][69]

Baxter explicó lo que pasó luego de esa segunda visión, y cómo Dios le habló, diciéndole que Él iba a sanarlo, y que él incluso tendría mejor salud que antes.

Tuve un shock insulínico; o sea, mi nivel de la glucosa en la sangre cayó de repente. [...] Uno de los doctores fue llamado. De ahí para adelante mi inyección de insulina fue reducida. Dos días después mi nivel de la glucosa se desplomó de nuevo. Los doctores estaban perplejos. Las inyecciones de insulina fueron modificadas de nuevo.

Algunos días después dejé el hospital, con tablas para dietas, aparatos de insulina y un folleto de instrucciones; pero dentro de mí sabía que no los necesitaría. Y no los necesité [...] no hubo recurrencia del problema[70].

El **doctor Lloyd John Ogilvie** (1930–), quien sirvió por muchos años como el pastor principal de la iglesia First Presbyterian de Hollywood, California, y también como el sexagésimo primer capellán del Senado de los Estados Unidos (1991–2002), expresó su creencia de que los dones espirituales, tales como los dones de sanidad y de milagros, existen hoy y están obrando en el mundo actual.

Él lamentó el hecho de que muchos cristianos no tienen el poder para orar por la sanidad de las necesidades de otros, por culpa de su propia incredulidad de que los dones del Espíritu Santo existan hoy. Él atribuyó la menor cantidad de milagros y sanidades vistas hoy a la falta de fe de los creyentes, no a la supuesta interrupción de estos dones por parte de Dios hace siglos. Particularmente, Ogilvie mencionó el don de sanidad como uno que ha sido legado a la Iglesia cristiana de hoy.

> El Cristo resucitado es tan poderoso para sanar hoy como cuando Él fue encarnado como Jesús de Nazaret. Él confía el don de sanidad a Su iglesia y a individuos que estén dispuestos a orar por las múltiples necesidades de la gente, dejando los resultados a Él y no tomando gloria alguna para ellos mismos[71].

La declaración previa del doctor Ogilvie vino después de una lucha espiritual interna de muchos años. La pregunta que siempre estaba presente, que solía obsesionarlo, era si la promesa de Juan 14:12, de que los creyentes hicieran obras más grandes que las que hizo Jesús, era solo para los apóstoles o para los creyentes de todos los tiempos. Él se convenció cada vez más de que las palabras de Jesús en ese versículo son para Sus creyentes de hoy, tal como los creyentes del primer siglo[72].

Durante los días de estudiante de Ogilvie en la University of Edinburgh, Escocia, su profesor de Nuevo Testamento en New College hizo algunas declaraciones que resolvió esta pregunta por siempre:

> Durante el resto del día, pensé en poco más que esto. ¡Cristo estaba vivo! Más que una figura histórica encerrada en las páginas del Nuevo Testamento o apartado en el cielo, Él era mi contemporáneo viviente. Sus promesas eran verdaderas —no solo para el primer siglo, pero para mi vida en la última mitad del siglo xx[73].

Mientras Ogilvie fue pastor de la iglesia Hollywood Presbyterian, fragmentos de su guía de estudio para el personal de la iglesia de los 1990 reflejaron la postura de la Iglesia Hollywood Presbyterian sobre la relevancia contemporánea de los dones del Espíritu Santo, incluyendo el don de sanidad:

Cuando a una iglesia se le da rienda suelta para servir por medio del poder de los dones espirituales, ¡Dios hace cosas grandes y maravillosas!

[...] Los dones espirituales son estallidos momentáneos de poder que permiten al cristiano hacer el ministerio de Jesús.

[...] Por medio de los ancianos que oran al fin del culto, por ejemplo, Dios provee dones de sanidad y conocimiento sobrenatural una y otra vez[74].

Puritano

Richard Baxter (1615–1691) vivió durante uno de los tiempos más turbulentos de Inglaterra. Baxter, un pastor puritano (inconformista), fue el escritor más visible, poderoso, prolífico y polémico del siglo XVII en Inglaterra. Durante su vida, sucedieron estos eventos históricos importantes: Las monarquías absolutas de James I y su hijo Carlos I; la huida de los Padres Peregrinos (puritanos separatistas) de Inglaterra a Norteamérica en 1620, y luego la "Gran Migración" de puritanos a Norteamérica; la decapitación de Carlos I en 1649; el principio de la Commonwealth bajo el puritano Oliver Cromwell en el mismo año; la restauración de la monarquía bajo Carlos II en 1660 (Baxter fue nombrado su Capillán) y los subsiguientes reinados de James II y Guillermo III (nacido en la República Holandesa) con su esposa, María II, hija de James II de Inglaterra.

Este puritano famoso se convirtió en un inconformista moderado después de la restauración de la monarquía en 1660, cuando el Parlamento pasó el Acto de Uniformidad requiriendo que todo clero tenía que estar de acuerdo con el Libro de Oración Común Anglicano. Como Baxter rehusó hacerlo, él fue perseguido continuamente de 1662–1687, siendo encarcelado y juzgado dos veces. La segunda vez, en 1685, fue acusado de difamar la Iglesia de Inglaterra en uno de sus libros. Muchos historiadores consideran el juicio consecuente de Baxter como una de las perversiones más brutales de la justicia inglesa de la historia. Él estuvo un total de dieciocho años en prisión, pero durante ese tiempo Dios lo ayudó a volverse un escritor prolífico.

Richard Baxter recontó, en su famoso libro, *El reposo eterno de los santos*, cómo Dios lo había sanado milagrosamente de un tumor en una de sus amígdalas.

> De entre los abundantes casos que podría dar, mi conciencia me obliga aquí a darles este, como perteneciente de las mismas palabras escritas aquí. Yo tenía un tumor en una de mis amígdalas o las almendras de mi garganta, redonda como una arveja, y al principio no más grande; y al final, no más grande que un botón pequeño, y duro como un hueso. El temor de que probara ser un cáncer, me preocupaba más que la misma cosa. Utilicé primero, medicinas diluyentes; y luego, lenitivos paliativos; y todo en vano por alrededor de una cuarta parte de un año. Al fin la conciencia me batió por haber silenciado tantas liberaciones anteriores que había tenido en respuesta a oraciones; simplemente por orgullo, por temor a que yo fuera ridiculizado por hacer ostentaciones de gracias especiales de Dios para mí, como si fuera un favorito especial del cielo, no había hecho mención pública de ellas: esa mañana iba a predicar justo lo que está aquí escrito: cuando fui a la iglesia tenía el tumor como antes, (porque frecuentemente lo veía en el espejo, y lo sentía constantemente).
>
> Tan pronto terminé de predicar, sentí que se había ido, y apurándome al espejo, vi que no había ni el más mínimo rastro, o cicatriz, o marca en cualquier lugar donde había estado; tampoco me la había tragado, ni escupido; y era improbable que se hubiera disuelto por alguna causa natural, que había estado duro como un hueso por una cuarta parte de un año,

[...] Pensé que era digno mencionar esto, porque fue hecho justo mientras hablé estas palabras escritas aquí. Muchas misericordias maravillosas semejantes he recibido, y sé que otros han recibido, en respuesta a la oración[75].

Cuáqueros (Sociedad Religiosa de los Amigos)

George Fox (1624–1691) fundó la Sociedad de los Amigos (los cuáqueros) en 1647. Rufus M. Jones, en su preámbulo al libro de Henry J. Cadbury *George Fox's "Book of Miracles"* (El "libro de milagros" de George Fox), afirmó que, en 1932, Cadbury

> descubrió un catálogo de todos los ensayos y libros escritos por George Fox, coleccionados apenas después de su muerte. En la lista de importantes libros perdidos del catálogo está un "Libro de milagros". Aunque el "Libro" en sí está perdido, el catálogo interesante cita las primeras y últimas palabras del relato de cada milagro. Hay más de 150 entradas de curas atribuidas a Fox, muchas de ellas aparentemente del tipo de cura milagrosa [...] hace posible que nosotros podamos seguir a George Fox por su mundo del siglo XVII, no solo predicando sus mensajes frescos de vida y poder, sino como un sanador de enfermedades destacado con la indudable reputación de hacedor de milagros[76].

George Fox mismo recibió un milagro en su propia vida. Un masón y un profesor golpeó a Fox con su bastón en el dorso de su mano.

> Había en la compañía un masón, un profesor, pero un hombre tosco, quien con su bastón me dio un golpe con todas sus fuerzas por encima del dorso de mi mano,
>
> [...] Mi mano estaba tan amoratada y mi brazo tan entumecido, que no podía tirarlo hacia mí de nuevo.

Algunas de las personas dijeron: "Él ha arruinado su mano para siempre no teniendo más el uso de ella". Pero yo la miré en el amor de Dios (pues estaba en el amor de Dios hacia todos los que me perseguían) y después de un tiempo el poder del Señor brotó por mí, y por mi mano y mi brazo, así que en un momento yo recuperé la fuerza en mi mano y brazo a la vista de todos ellos[77].

El editor Cadbury fue capaz de reconstruir una buena parte del contenido del "Libro de milagros" perdido de Fox, tal como las páginas 63 a 65 de la Introducción y de la página 101 al final del libro. Cadbury también incluyó notas extensas sobre cada milagro. Algunos ejemplos de sanidades y milagros son como sigue, como Fox los citó:

43 c G.F. vino a Londres y allí [...] Martins [...] ojo [...] inmediatamente estaba bien.

43 d Y en otra ocasión viniendo a Londres [...] Elizabeth Trott [...] viruela [...] en breve se recuperó.

44 a Y de nuevo él vino a Y[orkshire] [...] niño [...] enfermo [...] alegre y regocijaron.

44 c Y entonces él vino a[bajo] [...] Cheshire [...] rodilla [...] entonces ella estaba bien[78].

Fox escribió una descripción más larga de un milagro que tomó lugar en Shrewsbury con respecto a John Jay:

Y allí un Amigo que estaba conmigo fue a ensayar un caballo y se sentó en su lomo, y el caballo corrió y lo arrojó de cabeza y le rompió la nuca, como dijeron ellos. Y la gente lo levantó muerto, [...] Y vine a él y lo toqué y vi que estaba muerto. [...] Y lo tomé del cabello de su cabeza y su cabeza se dobló como tela, estaba tan floja.

[...] Y puse mi mano bajo su mentón y levanté su cabeza dos o tres veces con todas mis fuerzas. [...] Y entonces él comenzó a agitarse y después a respirar. Y la gente estaba maravillada, [...] después de estar en la casa algún tiempo él comenzó a hablar y no sabía dónde había estado. Y el siguiente día pasamos, y él con nosotros bastante bien, aproximadamente dieciséis millas a una reunión en Middletown, y muchos centenares de millas después. II, 226f (Shrewsbury, Nueva Jersey [Inglaterra], 7º mes 1672)[79].

Otros cuáqueros

Cadbury escribió acerca de la actitud receptiva hacia los dones del Espíritu Santo de los primeros cuáqueros:

> Era normal que los primeros Amigos esperaran el poder milagroso. Ellos dieron fe de la venida contemporánea del Espíritu en medio de ellos de manera comparable al tiempo del Nuevo Testamento. Les eran concedidas visiones, percepciones y profecías que el evento mostró fueron acertadas. [...] Un poder para curar podía ser aceptado tal como que no fuera más sobrenatural como cualquier otro de estos fenómenos reconocidos[80].

Capítulo 8

Sanaciones versus milagros

Dios obra de manera sobrenatural para dar salud física en dos formas:

1. Sanaciones —aceleración sobrenatural y progresiva del proceso de sanidad, con el paso del tiempo—.

2. Milagros —sanidades inmediatas de Dios, que no se explican con los procesos naturales de sanidad—.

Algunas veces los dos tipos de intervención divina operan simultáneamente.

Hay aquellos que confunden un tipo por el otro. Algunos reconocen la intervención de Dios en la forma de milagros dramáticos e inmediatos. Ellos no reconocen la aceleración sobrenatural de las sanidades, en cambio las atribuyen en gran manera a las intervenciones médicas.

Algunas personas consideran cualquier cosa lograda de manera sobrenatural como un milagro. Sin embargo, en 1 Corintios 12, el apóstol Pablo claramente distingue nueve dones del Espíritu Santo, de los cuales todos los nueve son sobrenaturales. Uno es "dones de sanidad" y otro es el "poder de milagros".

Sanaciones

Aceleración de Dios de la sanidad natural

La misma palabra "salvación", frecuentemente utilizada en la Palabra escrita de Dios, siempre tiene la connotación de "sanado", o "curado", incluyendo sanidad física.

Según el *Diccionario de la lengua española* (RAE), "sanar" significa "1. Restituir a alguien la salud que había perdido. 2. Dicho de un enfermo: Recobrar la salud".

La palabra "sanidad" como en "dones de sanidad" en 1 Corintios 12:9 es del griego *iama*, "sanar, sanidad", que deriva del verbo *iáomai*, "curar, sanar". El griego *iáomai* indica un proceso de sanidad física sobrenatural —no un "milagro"—.

Un médico no crea un milagro. Él usa la medicina, la terapia y otros medios para efectuar una cura. *Jehová-rafa*, "Dios el médico", puede hacer un trabajo aún mejor por medio de Su sanidad sobrenatural y progresiva.

Aceptación o rechazo de la sanidad acelerada de Dios

Cuando nos enfermamos, ¿buscamos primero el poder de sanidad física de Dios o nos apuramos a hacer varias citas con doctores y pasamos varias semanas tomando medicinas recetadas para mejorarnos? Aquellos que buscan la sanidad de Dios pueden recibir Sus palabras escritas como medicina. La sanidad física progresiva de Dios siempre está disponible. Su medicina no tiene efectos secundarios.

Dios honra la fe de aquellos que buscan Su sanidad. Nuestra fe debería estar en el Sanador, no en lo que podemos hacer para sanarnos. La sanación acelerada y sobrenatural puede ser mantenida por medio del diario consumo de Su Palabra escrita y protegiéndonos con toda la armadura de Dios en Efesios 6.

Ejemplos bíblicos de la sanación acelerada de Dios

• Los diez leprosos (Lucas 17:11–14): Durante el encuentro de los diez leprosos con Jesús, Él les instruyó ir a los sacerdotes. [Según las leyes de salud de Dios en Levítico 13, un leproso debía presentarse al sacerdote cuando fuera limpio o sanado]. El versículo 14b declara: "Y sucedió que mientras iban, quedaron limpios".

The Amplified Bible (TAB) da apoyo a que aquellas sanaciones son un proceso. "Y mientras iban ellos fueron curados *y* limpiados". La *Interlinear Bible* (IBG) compilada por Jay P. Green también enfatiza que aquellas sanaciones no fueron inmediatas: "Y sucedió que en su partida ellos quedaron limpios"[2].

Mientras los diez leprosos se alejaban de Jesús y viajaban a presentarse ante los sacerdotes, ellos fueron limpiados de su lepra, así que para el tiempo que se pararon ante ellos, estaban limpios —sanados de su lepra—.

• El hijo moribundo del oficial (Juan 4:46–53): Juan 4:52 declara que el hijo moribundo del oficial "había empezado a mejorar". Él "había comenzado a estar mejor" (RVC) cuando su fiebre cesó. El joven, a punto de morir, comenzó a mejorar cuando la fiebre lo dejó, y esto sucedió, según los siervos del padre, a la séptima hora o cuando Jesús le dijo: "'Tu hijo vive'" [versículo 53]. Esto contrasta con la hija muerta de Jairo, a quien Jesús revivió instantáneamente (ver Lucas 8:40–56).

Jehová-rafa o "Dios el Sanador" quiere liberar a la gente de este mundo de condiciones físicas debilitantes: para demostrar Su intervención compasiva por medio de los milagros —y para revelar Su siempre constante disposición para proveer sanidad física, progresiva y acelerada—.

Un ejemplo contemporáneo de la sanación acelerada

El libro de Wayne T. Jackson, *Miracles Do Happen* (Los milagros sí suceden), incluye la historia de Henry Hassel, un jugador de baloncesto de veinte años, que medía 6'9" (2,10 m), quien acababa de completar su primer año de universidad. Al surgir sensaciones de adormecimiento en sus piernas y brazos mientras manejaba a su hogar, él se desplomó contra la puerta de entrada al llegar a su casa. Su familia lo llevó a un hospital, donde descubrieron que no había circulación sanguínea en sus riñones, hígado o colon. Aun así Henry estaba vivo. Fue llevado en avión al centro médico de la University of Michigan, donde se quedó por más de tres meses.

Después de regresar a casa por dos o tres días, él tuvo que regresar al centro médico porque su condición había empeorado. Recibiendo comida por una sonda, los doctores le dijeron que quedaría en silla de ruedas por el resto de su vida —si sobrevivía—. Después de varias operaciones, los doctores aún declararon un pronóstico sombrío para el futuro. Por cerca de un mes, Henry yació en un estado semicomatoso, pero cristianos y la familia oraban de todo corazón por la sanidad sobrenatural y física de Dios.

Durante un período de ocho meses de operaciones y otros procedimientos médicos, Henry fue liberado por Dios. Su vida normal fue restaurada: sin silla de ruedas, trabaja haciendo operaciones intradiarias, y está casado y con dos hijos[3].

Su madre tuvo esto que decir acerca de su hijo: "'En muchas maneras veo a Henry de la misma forma que Lázaro, [...] Ahora, Dios ha usado su historia para dar esperanza a aquellos sin esperanza. Todo lo que dijeron los doctores, Dios lo utilizó para Su gloria'"[4].

Milagros inmediatos

"Milagros" es la traducción castellana de los sustantivos griegos *dúnamis* y *semeíon*. Al ser aplicado a la sanidad, ellos quieren decir una sanidad inmediata de Dios.

El *Diccionario de la lengua española* indica que "milagro" significa un "hecho no explicable por las leyes naturales y que se atribuye a intervención sobrenatural de origen divino"[5].

A lo largo del tiempo, Dios ha intervenido de manera soberana con milagros inmediatos y sobrenaturales. En intervenciones de sanidades milagrosas, Dios hace al lado leyes establecidas y universales, produciendo resultados físicos instantáneos y positivos. Algunos de estos son milagros restaurativos, como un corazón nuevo, un hígado nuevo, etc.

La decisión de intervenir repentinamente es de Dios. Los milagros pueden suceder independientemente de nuestra fe, aunque nuestra fe es utilizada frecuentemente por Dios. Él interviene milagrosamente en problemas de salud tanto de cristianos como de no cristianos.

Al obrar milagros, Jesús siguió el principio de hacer lo que Él vio a su Padre hacer (Juan 5:19). Él ministró la soberanía de Su Padre. Un ejemplo es el milagro del hombre enfermo junto al estanque de Betesda quien fue sanado instantáneamente y milagrosamente (Juan 5:2–15). Sin ninguna duda, había otros junto al estanque, pero, según la narración, este hombre fue el único que recibió un milagro ese día.

Aquellos que están enfermos seriamente o de manera crónica y no tienen la fe para la sanidad acelerada de Dios pueden ser tocados por Dios con un milagro. "Porque no tenemos un Sumo Sacerdote que no pueda compadecerse de nuestras flaquezas" (Hebreos 4:15a). El hombre en el estanque de Betesda es un ejemplo de alguien que no tenía mucha fe. Él había estado enfermo treinta y ocho años y había esperado junto al estanque mucho tiempo. Cada vez que el ángel del Señor movía el agua para sanar, el primero que entrara sería sanado. Este hombre era tan débil que no podía alcanzar el estanque antes que los demás. Su respuesta indirecta a la pregunta de Jesús de que si él quería estar bien de salud parece revelar poco o ninguna fe (versículo 7). Sin embargo, Jesús en Su compasión creó un milagro en el cuerpo de este hombre.

Para los creyentes, un milagro espontáneo de sanidad aumenta la fe en Dios y Su gran poder. Muchos pueden ser bendecidos por medio de un testimonio personal de un milagro, y puede que algunos oyentes tomen una confesión de fe en Jesús. Cuando un inconverso es sanado milagrosamente, esto puede ser fundamental en llevarlo a él o ella a reconciliarse con el Padre por medio de Jesús, el Sanador. Cuando Dios es buscado "'por los que no preguntaban por Mí'", Él responde: "'Aquí estoy, aquí estoy'" (de Isaías 65:1).

La resurrección de Lázaro causó bastante conmoción en la comunidad judía de aquel tiempo:

> Entonces la gran multitud de Judíos se enteró de que Jesús estaba allí; y vinieron no sólo por causa de Jesús, sino también por ver a Lázaro [...] porque por causa de él muchos de los Judíos se apartaban y creían en Jesús.
>
> —Juan 12:9, 11

Dios es creativo y obra en maneras misteriosas. Él puede intervenir con un milagro inmediato para alguien ciego de nacimiento, y Su presencia poderosa puede pasar a una persona ciega y milagrosamente sanar a alguien con una dolencia menor. Esto no quiere decir que la persona ciega nunca reciba el toque milagroso de Dios. Sin importar si Dios haga un milagro o no, el poder sanador de Jesús está disponible para la sanidad sobrenatural y acelerada (véase Mateo 4:23–24; 8:16–17; 12:15; Lucas 6:19).

Ejemplos bíblicos de los milagros (inmediatos) de Dios

- La mano seca de un hombre que fue restaurada milagrosamente por Jesús (Mateo 12:9–14): "Entonces Jesús dijo al hombre: 'Extiende tu mano.' Y él la extendió, y le fue restaurada, sana como la otra" (versículo 13).
- El milagro de la suegra de Pedro (Marcos 1:29–31): "Él se le acercó, y tomándola de la mano la levantó, y la fiebre la dejó; y ella les servía" (versículo 31).

- Un leproso restaurado milagrosamente (Lucas 17:15–19): Jesús les dijo a los diez leprosos que se presentaran ante los sacerdotes. Uno de ellos, al darse cuenta de que él estaba siendo sanado o limpiado de la lepra, regresó y agradeció a Jesús. Por la fe de este hombre, Jesús declaró: "'Tu fe te ha sanado'" (versículo 19). La *New American Standard Bible* (NASB) da la nota de margen "te ha salvado". El doctor Lucas usó la palabra griega *sózo* con su significado de "preservar, salvar, sanar". En este contexto, la sanidad del hombre significaba total restauración de la carne de la lepra que la desfiguraba.

  Los otros nueve leprosos solo quedaron "limpios" (versículo 14). Esa palabra es el griego *kadsarízo*, lo cual significa sanar en el sentido de "hacer (limpio) [...] purificar" —un concepto distinto a restaurar o completar—.

- El milagro de Eneas después de haber estado postrado en cama por ocho años (Hechos 9:33–34): Eneas se levantó de inmediato de su cama cuando Pedro le dijo: "'Eneas, Jesucristo te sana; levántate y haz tu cama'" (versículo 34a).

- El milagro del hombre paralizado de Listra (Hechos 14:8–10): Pablo ordenó al hombre paralizado: "'Levántate derecho sobre tus pies.' Y él dio un salto y comenzó a andar" (versículo 10b).

- El milagro del padre de Publio (Hechos 28:8): Cuando Pablo fue donde este hombre, puso manos sobre él y oró por él, fue sanado de la fiebre y disentería.

Un ejemplo actual de un milagro instantáneo

Este es el recuento de la sanidad milagrosa de Dios para con Bárbara Cummiskey Snyder. Bárbara, viviendo con su familia en Wheaton, Illinois, cuando era adolescente, comenzó a tener problemas con su equilibrio. Al crecer más, manos temblorosas, visión doble y otros síntomas severos hicieron su vida difícil. En 1970, su doctor le diagnosticó con esclerosis múltiple.

Mi doctor agitó su cabeza. "Le diré la verdad, no hay casi nada que podamos hacer. Esta enfermedad lentamente va a producir un corto en su sistema nervioso porque endurece el tejido alrededor de su cerebro y espina dorsal. Mensajes erróneos van a distintas partes de su cuerpo y no funcionan como deben. La severidad varía. Solo podemos esperar que su caso sea leve".

La esperanza de que fuera un caso leve de esclerosis múltiple no se llevó a cabo. Los pulmones y corazón de Bárbara fallaron dos veces, y fue llevada de prisa al hospital, al borde de la muerte. Pasó de llevar un bastón a muletas, y le implantaron varios aparatos a su cuerpo para ayudarla a seguir adelante. Su diafragma parcialmente paralizado la llevó a tener asma crónico y episodios de neumonía.

Para el año 1978, yo estaba en una silla de ruedas —mis pies y manos estaban encorvados y casi inútiles— y requería un suministro constante de oxígeno. Ese año fui a la clínica Mayo, esperando descubrir nuevos métodos para ayudar mi respiración trabajosa. No había ninguna. Los doctores de la clínica no dieron esperanzas falsas. "Ora, Bárbara —me dijeron—. Nada que podamos hacer podrá detener la deterioración".

El pastor de Bárbara en Wheaton la animó a crecer en su fe en Dios. Constantemente, ella se recordaba a sí misma que pudo haber muerto, pero no murió, y estaba agradecida por todas las oraciones de la gente de su iglesia. Dios le dijo que orara por otros. Ella pasaba horas en oración y leyendo la Biblia. Entonces su vista empeoró; técnicamente, ella estaba ciega.

Todos sabían que estaba muriendo. Mis doctores lo confirmaron.

Entonces llegó el 7 de junio de 1981.

Era un domingo, el 29º cumpleaños de mi hermana. Ella venía a celebrar [...]

En la cocina, logré batir la masa del pastel un par de veces a pesar de que mis manos se habían encorvado al punto que mis dedos casi tocaban mis muñecas [...]

Después de algún tiempo, mi tía Ruthie vino a mi cuarto a leer cartas y tarjetas. [...] Mi tía se marchó para ayudarle a mi mamá y poco después del mediodía, dos amigas [...] pasaron a verme después del culto de la mañana de mi iglesia. Entonces, mientras las tres hablábamos, escuché una cuarta voz. Una voz firme, audible detrás de mi hombro izquierdo.

"¡Hija mía, levántate y camina!". Sobresaltada, miré a mis amigas. Podía ver que ellas no habían escuchado la voz. Pero yo estaba segura que la había escuchado.

"¡Joyce!, ¡Ángela! —dije de manera abrupta—. Dios me acaba de hablar. Él me dijo que me levantara y caminara. Yo lo *escuché*."

Las dos mujeres me miraron fijamente.

"Yo sé, yo sé, es raro —dije—. Pero Dios en verdad me habló. ¡Por favor, corran y traigan a mi familia. Los quiero!".

Volaron al vestíbulo, llamaron a mis hermanas y padres, y corrieron de prisa a mi cuarto de nuevo. No podía esperar más. Quité el tubo de oxígeno de mi garganta, saqué la abrazadera de mi brazo y efectivamente salté de mi cama. Y allí estaba parada, en dos piernas que no habían llevado el peso de mi cuerpo por más de cinco años.

Esto no era posible, por supuesto. [...] Sin embargo

allí estaba parada, firme, sólidamente, sintiendo un cosquilleo por todo lado, como si acabara de salir de un duchazo vigorizante. Podía respirar libremente. Y podía ver. [...] Mis manos estaban normales, [...] Los músculos de mis brazos y piernas estaban llenos y enteros. Mis pies estaban planos contra el suelo como los de una bailarina.

En el vestíbulo, ¡Bárbara se encontró con sus padres quienes estaban completamente abrumados por este milagro! Ella fue al sofá y se sentó y se levantó seis veces seguidas. Su amiga Ángela, una terapeuta ocupacional, dijo esto acerca de Bárbara después de tomar su pulso:

"¡Barb, acabas de destrozar todo lo que he aprendido en la escuela! Estás totalmente normal; es en verdad un milagro"

Todos comenzaron a adorar a Dios. Entonces Bárbara decidió ir afuera donde ella disfrutó del calor del sol, aire fresco y las bellas flores. Bárbara y los demás hicieron planes de ir a la iglesia para el culto de la noche, después de la cena de cumpleaños de su hermana. El pastor la había visitado la semana anterior, y Bárbara luego supo que él estaba "convencido de que él nunca jamás me vería viva".

El grupo llegó a la iglesia. Al referirse a su pastor, Bárbara comentó: "Entonces me vio caminar por el pasillo, y se cayó contra el púlpito, atónito". Después de calmarse, Bárbara escribió que "él me invitó al frente a compartir las buenas noticias".

Al siguiente día cuando Bárbara entró a la oficina de su doctor, "él miraba como si estuviera viendo una aparición. Él nunca me había visto de pie y caminando y vestida".

Por las siguientes tres horas, con otros doctores invitados, el doctor Marshall me hizo una serie de pruebas y sacó radiografías de mis pulmones. Las placas mostraban pulmones normales [...]

Finalmente, el doctor Marshall agitó su cabeza asombrado. No encontró señales de esclerosis múltiple. Él quitó el tubo de mi cuello, [...] y me dijo que me olvidara de mis medicamentos.

Uno de mis cirujanos, el doctor Harold Adolph, resumió mi caso en un informe escrito:

"En este momento, la paciente no tiene hallazgos de esclerosis múltiple, camina normalmente, habla normalmente y está muy contenta, como lo está su familia, con la respuesta obvia a la oración y la bondadosa mano de Dios en su vida"[6].

La autora de este libro ha hablado con Bárbara, quien continúa con buena salud. Está casada con un pastor, y ellos viven en el sur de los Estados Unidos.

Este fue un caso claro de sanidad de esclerosis múltiple avanzada —un milagro instantáneo que hubiera sido imposible excepto por la intervención sobrenatural de Dios—.

Capítulo 9

La guerra del creyente en el reino espiritual

Los creyentes tienen la autoridad por medio de Jesús para detener la obra destructiva de Satanás, y para atar y expulsar sus espíritus malvados que atacan. (Para más información acerca de la autoridad del creyente, véase el Apéndice D: "Participantes en la guerra del reino espiritual").

La actividad del reino espiritual entre los dos bandos —el bando de Dios y el de Satanás— se lleva a cabo en tres esferas:

• Confrontación espiritual entre el bien y el mal:

La Biblia no indica cómo los demonios y ángeles pelean en este conflicto en curso, pero sabemos por experiencia que en este mundo hay un conflicto continuo entre el bien y el mal. Según la Biblia, también hay una lucha constante en la esfera espiritual alrededor nuestro. Daniel 10 habla acerca de esa lucha, y los versículos 12 y 13 declaran que un ser espiritual fue enviado para responder a la oración del profeta. Un espíritu demoníaco, el Príncipe de Persia, se había opuesto a él por veintiún días. Se halla más entendimiento sobre el conflicto espiritual en el Libro de Job, y el primer capítulo de este libro revela la interacción entre Dios y Satanás.

El interés de los ángeles en actividades terrenales está indicado en 1 Pedro 1:12, que hace referencia a "cosas a las cuales los ángeles anhelan mirar". Y Hebreos 1:14 dice: "¿No son todos ellos espíritus ministradores, enviados para servir por causa de los que heredarán la salvación?".

• La batalla diaria del creyente con las huestes satánicas:

En Génesis 3:15 Dios reveló la base para el conflicto espiritual, una descripción profética de la lucha entre el bien y el mal, dando como resultado el juicio decretado por Dios contra Satanás, la serpiente.

El creyente no está solo al resistir las artimañas de Satanás. Aquellos comprometidos con Jesús tienen Su cobertura protectora: el uso de armamento espiritual y Su autoridad para usarlo en contra del reino malvado. Sabemos que el fin de Satanás ya ha sido resuelto, gracias a la victoria de Jesús sobre el pecado y la muerte: "Y habiendo despojado a (habiéndose desecho de) los poderes y autoridades, hizo de ellos un espectáculo público, triunfando sobre ellos por medio de Él" (Colosenses 2:15).

Una antigua práctica romana era la de un líder militar victorioso hacer desfilar a aquellos a quienes había derrotado en batalla por las calles de Roma, la capital del Imperio romano. El enemigo era expuesto públicamente, mientras marchaba a su muerte en medio de risas burlonas. La Biblia no nos dice cómo Jesús logró "un espectáculo público", pero una posibilidad es que pudo haber un desfile victorioso en el reino espiritual, revelando las fuerzas de Satanás derrotadas y sin poder ante Jesús el Conquistador.

En Juan 16:11, Jesús habló de "el príncipe de este mundo" como alguien a quien ya se ha juzgado.

Satanás ha sido condenado, pero él está aprovechando su tiempo, intentando engañar a la gente para que acepte sus mentiras como verdad. Como Jesús declaró en Juan 8:44, "'el diablo [...] fue un asesino desde el principio, [...] es mentiroso y el padre de la mentira'".

El diablo intenta atacar a los creyentes por medio de tormentos, distracciones, conflictos, contiendas y enfermedades. El propósito de Satanás es intentar persuadir a los creyentes de que duden de Dios, lo rechacen y, por consiguiente, se vuelvan incompetentes y derrotados. Si él pudiera, el diablo eliminaría a cada creyente de la tierra, porque somos amenazas potenciales a la materialización de sus planes malvados.

Dios Padre ha exaltado sumamente a Su Hijo por medio de Su obra en la cruz, dándole a Jesús "el nombre que es sobre todo nombre, para que al nombre de Jesús se doble toda rodilla de los que están en el cielo, y en la tierra, y debajo de la tierra, y toda lengua confiese que Jesucristo es Señor, para gloria de Dios Padre" (Filipenses 2:9–11).

Apocalipsis 20:10 revela el castigo final de Satanás y sus malvados. Es la culminación de la profecía de Génesis 3:15 en la que la simiente de la mujer, o Jesús, heriría la cabeza de la serpiente o el diablo. Dios dijo a la serpiente que ella solo heriría el talón de Jesús.

• La batalla diaria del no creyente con las huestes satánicas:

Sin la protección divina de Dios, los no creyentes pueden vivir vidas espiritualmente engañadas. Los no creyentes pueden caer presa del objetivo de destrucción del diablo antes de llegar a un compromiso personal con Jesús como su Salvador y Señor. Ellos son aquellos "en los cuales el dios de este mundo ha cegado el entendimiento (la mente) de los incrédulos, para que no vean el resplandor del evangelio de la gloria de Cristo, que es la imagen de Dios" (2 Corintios 4:4).

Aunque los no creyentes intenten resistir el reino de Satanás, ellos solo pueden hacerlo con sus propias fuerzas. Al no estar reconciliados con Dios Padre, ellos pueden intentar luchar contra el diablo. Ellos no pueden ganar, porque no tienen el uso del poder de la autoridad de Jesús.

Un ejemplo de no creyentes que no tenían la autoridad del

nombre de Jesús fueron los siete hijos de Esceva (exorcistas judíos). En Hechos 19:13–16, ellos utilizaron el nombre de Jesús en un exorcismo, pero no tenían Su autoridad para respaldar sus palabras. ¡El espíritu maligno contraatacó y les dio una paliza!

Un nombre para Satanás es el Tentador. Lucas 4 revela que Satanás tentó directamente a Jesús. Si Jesús hubiera sucumbido a la tentación de adorar a Satanás, presuntamente eso habría cancelado Su trabajo como Mesías, por haber tomado Su autoridad soberana de Él. Lucas 4:7: "Por tanto, si Te postras delante de mí (me adoras), todo será Tuyo". En el versículo 8, Jesús rechazó eso citando las palabras de Su Padre de Deuteronomio 6:13a: "Escrito está: 'Al Señor tu Dios adorarás, y a Él sólo servirás'". Cuando ese complot falló, la siguiente táctica de Satanás fue matarlo al tentar a Jesús a saltar del pináculo del Templo de Jerusalén. El diablo le dijo a Jesús que Sus ángeles lo salvarían. En el versículo 12, Jesús respondió con la palabras de Su Padre de Deuteronomio 6:16a: "Se ha dicho: 'No tentarás al Señor tu Dios'".

Nosotros por ser creyentes en Jesús no estamos exentos de ser tentados por Satanás, pero Dios promete que Él proveerá a Sus hijos con una manera de escapar la tentación:

> No les ha sobrevenido ninguna tentación que no sea común a los hombres. Fiel es Dios, que no permitirá que ustedes sean tentados más allá de lo que pueden soportar, sino que con la tentación proveerá también la vía de escape, a fin de que puedan resistirla.
>
> —1 Corintios 10:13

Satanás "anda al acecho *como* león rugiente" (1 Pedro 5:8, énfasis añadido). El diablo, limitado por la autoridad de Dios sobre él, frecuentemente ruge para intimidar, pero él y sus huestes deben postrarse ante el nombre de Jesús. Los cristianos han recibido la autoridad para usar el nombre de Jesús para tratar con el reino de Satanás, porque ellos son "los que han creído:" (Marcos 16:17).

Jesús en este versículo también dice de "'los que han creído'" que "'en Mi nombre echarán fuera demonios'".

Jesús, por medio de Su nuevo y mejorado pacto (Hebreos 8:6), ha provisto a los creyentes con maneras bíblicas para protegerse y hacer guerra espiritual. Se enumeran algunas de estas provisiones a continuación:

- Autoridad para atar y soltar espíritus malignos en la tierra (Mateo 16:19; 18:18).
- Vida abundante en Jesús —lo opuesto a la destrucción de Satanás (Juan 10:10)—.
- Sabiduría dada a la Iglesia por Dios para ser usada contra el mundo demoníaco (Efesios 3:10).
- Liberación de las obras de Satanás (2 Timoteo 4:18).
- Defensa de Jesús, nuestro abogado ante el Padre (1 Juan 2:1).
- Poder del Espíritu Santo dentro de nosotros, más grande que el de Satanás y su reino (1 Juan 4:4).
- Precognición del fin de tormento eterno en el lago de fuego para Satanás (Apocalipsis 20:10).

La aplicación del creyente de los derechos del pacto

Satanás no puede quitar la relación del pacto del creyente, pero puede intentar robar las provisiones de Dios para Sus hijos, ¡y eso incluye la buena salud!

Si Satanás logra arrebatar nuestra salud, podemos recuperarla de él. Cuando confrontamos al diablo por medio de la batalla espiritual, podemos exigir que él devuelva siete veces más de lo que robó —y eso incluye la buena salud—: "No se desprecia al ladrón si roba para saciarse cuando tiene hambre; pero cuando es sorprendido, debe pagar siete veces; tiene que dar todos los bienes de su casa" (Proverbios 6:30–31). (Véase: Marcos 3:27).

Los creyentes están completos en Jesús, quien representa a la Deidad y quien reina sobre todo: "Porque toda la plenitud de la

Deidad reside corporalmente en Él, y ustedes han sido hechos completos (han alcanzado plenitud) en Él, que es la cabeza sobre todo poder y autoridad" (Colosenses 2:9–10).

Los creyentes tienen la seguridad de que su atar y soltar se tiene en cuenta en el cielo. El concepto se aplica a los primeros discípulos de Jesús, y ahora a Sus discípulos de nuestra época: "'En verdad les digo, que todo lo que ustedes aten en la tierra, será atado en el cielo; y todo lo que desaten en la tierra, será desatado en el cielo'" (Mateo 18:18).

Efesios 6:12 nos recuerda que la lucha de por vida del creyente en un mundo enfermo por el pecado no es contra humanos o "sangre y carne", sino contra las fuerzas de Satanás obrando por medio de seres humanos. Nuestra resistencia contra el reino del diablo es posible por medio de la autoridad que tenemos en Jesús, y por medio de nuestra obediencia a Él. (Veáse Santiago 4:7).

Enfóquese en Dios —no en Satanás—

De vez en cuando, el imperio malvado de Satanás intenta usar sensacionalismo demoníaco para promover temor. Nosotros podemos silenciar eso de manera pronta utilizando el nombre de Jesús. Nuestro objetivo debería ser tratar con el reino de Satanás de manera rápida, usando la autoridad que Jesús nos ha dado. Hacer otra cosa solo intensifica el dominio de Satanás. Enfocarse en cualquier aspecto del reino del diablo podría llevar a otras actividades ocultistas y a opresión demoníaca. El apóstol Pablo quería que los creyentes fueran sabios en cuanto a cosas buenas e inocente en cuanto al mal: "Porque la noticia de la obediencia de ustedes se ha extendido a todos. Por tanto, me regocijo por ustedes, pero quiero que sean sabios para lo bueno e inocentes para lo malo" (Romanos 16:19). A los efesios les escribió: "y no participen en las obras estériles de las tinieblas, sino más bien, desenmascárenlas (repróchenlas). Porque es vergonzoso aun hablar de las cosas que ellos hacen en secreto" (Efesios 5:11–12). (Véase el Apéndice E, "El reino de Satanás y su estructura", para mayor información sobre este tema).

Los logros de Jesús contra el reino de Satanás

Los creyentes no están solos al resistir al reino de Satanás. Jesús fue antes de nosotros y:

- Está destruyendo el trabajo de Satanás —"El que practica el pecado es del diablo, porque el diablo ha pecado desde el principio—. El Hijo de Dios se manifestó con este propósito: para destruir las obras del diablo" (1 Juan 3:8). El Padre ha permitido la existencia temporal de Satanás en este mundo, como subordinado de la autoridad de Su Hijo, Jesús.
- Ha desarmado el reino de Satanás de su poder absoluto —"Y habiendo despojado a (habiéndose desecho de) los poderes y autoridades, hizo de ellos un espectáculo público, triunfando sobre ellos por medio de Él" (Colosenses 2:15)—.
- Ha proveído la participación vencedora del creyente —"De este modo, la infinita (multiforme) sabiduría de Dios puede ser dada a conocer ahora por medio de la iglesia a los principados y potestades en los lugares celestiales, conforme al propósito eterno que llevó a cabo en Cristo Jesús nuestro Señor" (Efesios 3:10–11)—. Nosotros, como la Iglesia, podemos usar la sabiduría de Dios para luchar contra el reino de Satanás.
- Está garantizando el éxito del creyente —"'Hijos míos, ustedes son de Dios y han vencido a los falsos profetas, porque mayor es Aquél que está en ustedes que él que está en el mundo'" (1 Juan 4:4)—.

La posesión demoníaca versus la demonización

Algunos creyentes creen que no es necesario enfrentarse en guerra espiritual contra el reino del diablo. Ellos están convencidos de que, como los que creen en Jesús tienen al Espíritu Santo, ellos no pueden ser "poseídos" por uno o más espíritus demoníacos. Hay otros cristianos que no aceptan siquiera la idea de que los creyentes puedan ser oprimidos demoníacamente, mucho menos poseídos.

Los hijos de Dios nunca han sido exentos del tormento, acoso y opresión demoníaca. Lucas 13 revela la sanidad milagrosa de una mujer que estaba encorvada físicamente a causa de opresión satánica. Ella estaba dentro o cerca de la sinagoga donde Jesús estaba enseñando. A pesar de que ella pudo haber sido "recta" y llamada "'hija de Abraham'" por Jesús (versículo 16), ella había estado atada por Satanás por dieciocho años por medio de un espíritu demoníaco de enfermedad. Los creyentes de hoy, "hijos e hijas de Abraham" por medio de Jesús, pueden estar "atados" por similares opresiones demoníacas o demonización.

El doctor Merrill Unger, del Dallas Theological Seminary y posiblemente el erudito evangélico de mayor renombre en el tema de la demonología, cambió su punto de vista sobre la posibilidad de la posesión demoníaca de creyentes. Él explica su cambio de enfoque de la siguiente manera:

> En *Biblical Demonology* (Demonología bíblica) este autor declaró:

> "A la posesión demoníaca, solo los no creyentes están expuestos". Esta declaración fue deducida, ya que las Escrituras no resuelven la pregunta claramente. Estaba basada en la conjetura que un espíritu malvado no podía habitar en el cuerpo redimido junto al Espíritu Santo.

> Desde la primera publicación de *Biblical Demonology* en 1952, el autor ha recibido muchas cartas de misioneros alrededor del mundo que cuestionan la teoría de que los verdaderos creyentes no pueden ser poseídos por demonios. Ellos afirman que han sido testigos de casos de reposesión entre conversos,

de antiguas culturas idólatras, como en la China e India[1].

Aunque estas "reposesiones" reportadas fueron halladas en culturas idólatras y civilizaciones primitivas, el doctor Unger reconoció que, incluso en países donde la Palabra escrita de Dios y la civilización cristiana han sido capaces de restringir la actividad demoníaca, los creyentes de vez en cuando pueden volverse víctimas de la opresión e influencia demoníacas, y la opresión puede continuar, incluso hasta la tercera y cuarta generación[2].

Thomas White, maestro, conferencista y autor, confirmó el hecho de que los creyentes pueden sufrir de opresión demoníaca:

> Está [...] claro que el creyente continúa siendo sujeto a la influencia del diablo y puede necesitar liberación de espíritus que afligen desde una fuente exterior o desde una ligadura interior a un área de la personalidad. Típicamente, estos espíritus ganan su influencia por medio de pecados de preconversión. Son obstinados, y deben ser expuestos y expulsados[3].

Según White, estar "demonizado" es una condición en la que personas pobladas con espíritus demoníacos están bajo el control satánico en varios grados. Su opinión es que un cristiano puede ser demonizado, pero no poseído, porque la posesión significa propiedad total, un concepto incompatible con el del cuerpo del creyente siendo el templo del Espíritu Santo y comprado por medio de la redención de Jesús[4].

Algunas de las controversias históricas sobre el asunto de si un cristiano puede ser poseído por demonios se relaciona a las implicaciones asociadas a la palabra castellana "poseído", que generalmente sugiere que un demonio tenga control completo de una persona. Esa situación no sería posible a menos que una persona pudiera perder todo poder de voluntad, lo que parece improbable.

La palabra griega que mejor encaja el significado de "demonizado" es *daimonizomai*: "ser ejercido por un demonio". Esta palabra se utiliza en el Nuevo Testamento para describir gente que batalla con demonios, esto es, personas teniendo demonios a diferencia de la situación improbable de demonios teniendo completo control de personas. La palabra griega no incluye propiedad; Satanás y su reino demoníaco no "poseen" nada. Dios "posee" a Satanás y sus huestes, y Él los juzgará y castigará finalmente.

La dificultad de hoy para una clara definición de la actividad demoníaca dentro de una persona se origina principalmente del uso de "endemoniado" de los traductores del siglo XVII de la versión Autorizada King James, como en Marcos 5:15:

> Vinieron a Jesús, y vieron al que había estado endemoniado, sentado, vestido y en su cabal juicio, el mismo que había tenido la legión; y tuvieron miedo.

Varias traducciones de la Biblia usan términos distintos a "endemoniado" para describir la misma condición demoníaca hallada en Marcos 5:15:

Reina Valera Contemporánea: "atormentado por [...] demonios"
Palabra de Dios para Todos: "había tenido los demonios"

El apóstol Pablo advirtió acerca de darle una oportunidad al diablo:

> [...] ni den oportunidad (lugar) al diablo.
> —Efesios 4:27

En el reino espiritual, cualquiera, incluyendo creyentes, puede dar oportunidad o argumentos jurídicos a espíritus malignos para que tomen punto de apoyo en sus vidas. Dar un "punto de apoyo al diablo" por medio del pecado es dar permiso a espíritus malignos de hostigar y atormentar, y de destruir.

A diario los creyentes se encuentran con circunstancias en las cuales pueden ser tentados por las huestes de Satanás. Estas son oportunidades para resistir el reino malvado usando la autoridad de Jesús. Si la tentación no es resistida, la fuerzas satánicas pueden tomar "un punto de apoyo" en nuestras vidas, y los cristianos se pueden "demonizar" en distintos grados.

Nuestras mentes pueden dar permiso a la opresión demoníaca al enfocarse en los elementos opuestos al fruto del Espíritu: pensamientos negativos de odio, depresión, agitación, impaciencia, dureza, maldad, infidelidad, orgullo y falta de autocontrol. Con puntos de apoyo opresivos así, espíritus de dolencia y varias enfermedades pueden entrar, causando una diversidad de síntomas físicos y llevando a la pérdida de salud y vida.

Capítulo 10

Usando la autoridad de Jesús

El libro de Ester en el Antiguo Testamento da dos ejemplos de un gobernante delegando su autoridad para hacer decretos. Tanto Amán como Mardoqueo, en ocasiones distintas, usaron el anillo de sellar del rey de Persia como símbolo de la autoridad para hacer leyes delegada por el gobernante.

En Ester 3:10–15, Amán, usando el anillo del gobernante como sello de autoridad, publicó un decreto que proclamaba que todos los judíos debieran ser aniquilados: "escrito en el nombre del rey Asuero y sellado con el anillo del rey" (versículo 12b). Una vez que el documento llevara la impresión del anillo del gobernante o de la autoridad, el decreto sería irrevocable (Ester 8:8).

Entonces a Mardoqueo, para ayudar a sus compatriotas judíos, le fue dada autoridad por el mismo gobernante para escribir otro decreto que diera a todos los judíos el derecho de defenderse contra la promulgación de la orden de Amán. El rey Asuero dio a Mardoqueo su autoridad para sellar el documento que decretó el derecho de portar armas para todos los judíos: "Mardoqueo escribió en nombre del rey Asuero y sellaron las cartas con el anillo del rey" (Ester 8:10a).

El uso del anillo del rey hizo como si el mismo rey hubiera hecho los decretos.

En tiempos modernos, firmas válidas de líderes mundiales y banqueros y otros ejecutivos empresariales transmiten su autoridad. Sus documentos firmados representan sus deseos y los compromisos de sus organizaciones —sin importar dónde y cuándo fueron firmados los documentos—. Nosotros, como siervos de Jesucristo, llevamos Su autoridad en nosotros y podemos usar Su nombre, como si fuera Su firma, en la guerra espiritual contra el reino de Satanás.

Establecimiento de la autoridad de Jesús

- Por medio de Su obra redentora, Jesús estableció Su autoridad sobre el reino de Satanás y sobre la muerte. Él "despoj[ó] a [...] los poderes y autoridades" (Colosenses 2:15a). Jesús consiguió lo siguiente con la derrota de Satanás:
- Él tomó las llaves del Hades y de la muerte de Satanás —"'Yo soy [...] el que vive, y estuve muerto. Pero ahora estoy vivo por los siglos de los siglos, y tengo las llaves de la muerte y del Hades (región de los muertos)'" (Apocalipsis 1:17b–18)—.
- Él tiene autoridad total y universal —"Acercándose Jesús, les dijo: 'Toda autoridad Me ha sido dada en el cielo y en la tierra'" (Mateo 28:18)—.
- Dios Padre ha dado autoridad a Su Hijo sobre todas las cosas y Lo ha puesto como cabeza de la Iglesia de Sus seguidores (ver Efesios 1:22).
- Él tiene el nombre autoritario que es respaldado con poder —"Ese poder obró en Cristo cuando Lo resucitó de entre los muertos y Lo sentó a Su diestra en los lugares celestiales, muy por encima de todo principado, autoridad, poder, dominio y de todo nombre que se nombra, no sólo en este siglo sino también en el venidero" (Efesios 1:20–21)—.

> Por lo cual Dios también Lo exaltó hasta lo sumo, y Le confirió el nombre que es sobre todo nombre, para que al nombre de Jesús se doble toda rodilla de los que están en el cielo, y en la tierra, y debajo de la tierra.
>
> —Filipenses 2:9–10

El uso de la autoridad de Jesús

Por los doce

En Mateo 10:8, Jesús dio a los doce apóstoles Su poder o autoridad para que "'Sanen enfermos, resuciten muertos, limpien leprosos, expulsen demonios; de gracia recibieron, den de gracia'". Hechos recuenta muchos milagros y señales realizados por los doce, quienes utilizaron la autoridad de Jesús en sanidades físicas, resurrecciones de entre los muertos y liberaciones demoníacas.

La sanidad de Hechos 4 del hombre cojo por Dios por medio del ministerio de Pedro y Juan demuestra el impacto poderoso del nombre de Jesús. Perturbados al ver que este milagro se produjo por medio del uso de la autoridad de Jesús, el concilio del Sanedrín de los judíos consideró el uso de Su poderoso nombre una amenaza a su propia autoridad en el sistema religioso judío. Ellos estaban más preocupados de que su poder fuera reemplazado por un rival que estar agradecidos por el milagro de este hombre.

> "¿Qué haremos con estos hombres?" decían. "Porque el hecho de que un milagro (una señal) notable ha sido realizado por medio de ellos es evidente a todos los que viven en Jerusalén, y no podemos negarlo. Pero a fin de que no se divulgue más entre el pueblo, vamos a amenazarlos para que no hablen más a ningún hombre en este nombre.
>
> —Hechos 4:16–17

En el versículo 18, el Sanedrín ordenó a Pedro y Juan a "no hablar ni enseñar en el nombre de Jesús". Ambos discípulos rehusaron ser restringidos y respondieron en el versículo 20: "'Porque nosotros no podemos dejar de decir lo que hemos visto y oído'". Alabar a Jesús públicamente al contar lo que ha hecho Su poder es un arma espiritual poderosa en sí.

Por los setenta

En Lucas 10:17, los setenta seguidores de Jesús "regresaron con gozo, diciendo: 'Señor, hasta los demonios se nos sujetan en Tu nombre'". Jesús, en Lucas 10:19, les dio "'autoridad para pisotear sobre serpientes y escorpiones, y sobre todo el poder del enemigo, y nada les hará daño'".

Jesús también les dijo a los setenta que ellos debían regocijarse porque "'sus nombres están escritos en los cielos'" (Lucas 10:20). Él se refirió a que las órdenes de Sus seguidores se obedecieran en "los cielos," o en el "firmamento" (*ouranos*), el reino espiritual de guerra.

Por la Iglesia primitiva

El apóstol Pablo utilizó el nombre de Jesús públicamente. Hechos 16:18 indica que él usó el nombre de Jesús al expulsar un espíritu de adivinación en una muchacha esclava: "'¡Te ordeno, en el nombre de Jesucristo, que salgas de ella!' Y el espíritu salió en aquel mismo momento".

Justino Mártir, nacido alrededor del año 100 d.C. y decapitado cerca de 165 por su fe en Jesús, estaba familiarizado con el exorcismo de espíritus demoníacos bajo la autoridad de Jesús:

> Porque un sinfín de endemoniados alrededor del mundo entero, y en su ciudad, muchos de nuestros hombre cristianos exorcizándolos en el nombre de Jesucristo, [...] han sanado y aún sanan, dejando

indefensos y expulsando los demonios poseedores fuera de hombres, aunque no podían ser curados por todos los otros exorcistas, o aquellos que usaron hechizos y drogas[1].

Porque Le llamamos nuestro Ayudador y Redentor, el poder de aquel cuyo nombre aun los demonios temen; y hasta este día, cuando son exorcizados en el nombre de Jesucristo, crucificado bajo Poncio Pilato, gobernador de Judea, ellos son derrotados. Y entonces es manifiesto a todos, que Su Padre ha dado tan gran poder a Él, por virtud del cual los demonios son vencidos por Su nombre[2],

Y de nuevo, en otras palabras, Él dijo: "Yo les doy el poder para pisotear serpientes, y escorpiones, y escolopendras, y sobre todo el poderío del enemigo". Y ahora nosotros, quienes creemos en nuestro Señor Jesús, quien fue crucificado bajo Poncio Pilato, cuando exorcizamos todos los demonios y espíritus malignos, los tenemos sometidos a nosotros[3].

Por los creyentes de hoy en día

Todos los creyentes son parte de un Cuerpo; somos uno en Cristo: "Que la paz de Cristo reine en sus corazones, a la cual en verdad fueron llamados en un solo cuerpo; y sean agradecidos" (Colosenses 3:15).

Colectivamente como Iglesia de Dios, los creyentes de hoy pueden utilizar Su sabiduría, incluyendo la autoridad del nombre de Jesús, para batallar contra el reino del diablo.

El nombre de Jesús aún está disponible para todos los creyentes para librar guerra espiritual contra el enemigo. El "nombre que es sobre todo nombre" (Filipenses 2:9b) exige al reino de Satanás a que se doblegue cuando nosotros usamos el nombre de Jesús en la guerra espiritual.

> El nombre del Señor es torre fuerte,
> A ella corre el justo y está a salvo.
> —Proverbios 18:10

Hoy nosotros podemos usar el poderoso nombre de Jesús, porque Él ha legado Su autoridad contra el reino del diablo a los cristianos que creen o tienen fe en Él: "'Y estas señales acompañarán a los que han creído: en Mi nombre echarán fuera demonios'" (Marcos 16:17a).

El apóstol Pablo animó a los creyentes a usar la autoridad de Jesús: "Y todo lo que hagan, de palabra o de hecho, háganlo todo en el nombre del Señor Jesús, dando gracias por medio de Él a Dios el Padre" (Colosenses 3:17).

El doctor Merrill Unger reconoció la importancia del nombre de Jesús. Él relató la siguiente experiencia contada a él sobre una muchacha en la India:

> Bajo el control demoníaco, una muchacha joven insistía que ella debía danzar para los misioneros, lo cual hizo salvajemente y de manera descontrolada y con toda evidencia de posesión demoníaca [...]
>
> Cuando un trabajador cristiano ordenó al demonio a que la dejara en el nombre de Jesucristo, la muchacha dejó su violencia, cayó al suelo y quedó tendida como muerta por casi un minuto (cf. Marcos 9:26). [...] Cuando el misionero la probó diciéndole: "¿Puedes danzar para mí?" ella respondió: "No, Memsahib, yo no sé cómo danzar". Ella se mostraba dulce, modesta y callada y completamente liberada del demonio que la había poseído[4].

Thomas White dio la siguiente ilustración de la liberación de la opresión demoníaca de un creyente. Él trató con el problema usando el nombre "Yeshúa" (Jesús):

> Después de enseñar una clase de escuela sabática a una congregación mesiánica en Tel Aviv, Israel, una muchacha joven [...] me dijo que acababa de regresar de haber recaído y se sentía oprimida espiritualmente. [...] Tenía menos de cinco minutos antes de empezar el culto de alabanza, entonces mi evaluación tenía que ser pronta. Ella había estado involucrada con un grupo que utilizaba cristales y péndulos con motivos de adivinación. "¿Estás dispuesta a renunciar a tu interés en lo oculto, regresar a Yeshúa (ese es su nombre allí), y someterte a él?" le pregunté. Con el movimiento de la cabeza, ella indicó que estaba de acuerdo. "En el nombre de Yeshúa, ahora yo rompo el poder de cualquier espíritu de ocultismo que se haya sujetado a esta mujer y le ordeno que se vaya". El poder del Espíritu de Dios vino sobre ella, y ella experimentó una visible e inmediata liberación. Su confusión se aclaró. La tensión había desaparecido. Nos regocijamos en la bondad de Dios y fuimos a alabar juntos[5].

Autoridad para atar y desatar

"Para atar y desatar". Tradicionalmente estas palabras han sido utilizadas por rabíes al anunciar ciertas reglas de conducta que deben ser requeridas o no por Dios[6].

El griego *deo* significa "atar" en el contexto de "tener ataduras", y *luo* significa "desatar". Ambas palabras griegas se pueden utilizar de manera literal o figurativa.

El autor Wesley L. Duewel declaró que el uso de la palabra griega "tú" por parte de Jesús, cuando le respondió al apóstol Pedro en Mateo 16:19, es plural ["'Yo te daré las llaves del reino de los cielos'"], es decir, que Jesús no le dio las llaves solo a Pedro. Él dio las llaves "a todos los miembros del grupo de discípulos que estaban viajando con él, el cual incluía a mujeres al igual que a hombres". En otras palabras, estas "llaves" son para todos los cristianos[7].

Cuando atamos a demonios bajo la autoridad de Jesús, estamos prohibiendo su trabajo malvado. Cuando desatamos cosas buenas del Reino de Dios, tal como salud, paz o sabiduría, podemos estar liberando los ángeles de Dios, Sus espíritus ministeriales, para reemplazar lo malo con lo que es verdadero, bueno y lícito.

Las siguientes tres traducciones de Mateo 16:19 indican que cualquier cosa que atemos o desatemos en la tierra ya ha sido atada o desatada en el Cielo (los Cielos). Tenemos autoridad por medio de Su nombre para atar o declarar ilícita la actividad maligna espiritual, y para desatar o liberar las bendiciones de Dios de buena salud, prosperidad, etcétera. Jesús declaró, en Juan 5:19, que Su Padre había iniciado en el Cielo lo que Él, el Hijo, estaba logrando en la tierra. Por lo tanto, en el Cielo, el Padre ha establecido lo que es atado o "prohibido" y lo que es desatado o "permitido".

"Y te daré las llaves del reino del cielo. Todo lo que prohíbas en la tierra será prohibido en el cielo, y todo lo que permitas en la tierra será permitido en el cielo" (NTV).

"Yo te daré las llaves del reino de los cielos; y lo que ates en la tierra, será atado en los cielos; y lo que desates en la tierra, será desatado en los cielos" (NBLH).

"A ti te daré las llaves del reino de los cielos. Todo lo que ates en la tierra será atado en los cielos, y todo lo que desates en la tierra será desatado en los cielos" (RVC).

Mateo 18:18 también se refiere a la autoridad del creyente para atar o desatar en la tierra como algo coordinado con lo que es atado y desatado en los cielos:

"Les digo la verdad, todo lo que prohíban en la tierra será prohibido en el cielo, y todo lo que permitan en la tierra será permitido en el cielo" (NTV).

"En verdad les digo, que todo lo que ustedes aten en la tierra, será atado en el cielo; y todo lo que desaten en la tierra, será desatado en el cielo" (NBLH).

"De cierto les digo que todo lo que aten en la tierra, será atado en el cielo; y todo lo que desaten en la tierra, será desatado en el cielo" (RVC).

El Salmo 149:6–9 es una ilustración del daño que los hijos de Dios pueden hacer al atar en la guerra espiritual.

> Sean las alabanzas de Dios en su boca,
> Y una espada de dos filos en su mano,
> Para ejecutar venganza en las naciones
> Y castigo en los pueblos;
> Para atar a sus reyes con cadenas
> Y a sus nobles con grillos de hierro;
> Para ejecutar en ellos el juicio decretado:
> Esto es gloria para todos Sus santos.
> ¡Aleluya!

Solo por medio de la guerra espiritual se puede atar espiritualmente a los gobernantes de las naciones.

Una forma de atar es "reprender". Jesús reprendió los espíritus malvados cuando trataba con gente que estaba afligida físicamente: Él reprendió al demonio dentro del muchacho epiléptico (Mateo 17:18, Marcos 9:25, y Lucas 9:42), y Él reprendió la fiebre de la suegra de Pedro (Lucas 4:39).

"Reprender" está definido en el diccionario de la Real Academia Española como "corregir, amonestar a alguien vituperando o desaprobando lo que ha dicho o hecho"[8]. El griego *epitimao*, "reprender", tiene el significado de "censura o amonestar [...] prohibir".

El don de discernimiento de espíritus (1 Corintios 12:10) es útil al saber cuáles espíritus deben ser atados y cuáles desatados. Aquellos que tienen este don del Espíritu Santo pueden saber cuál espíritu está prevaleciendo en una persona —el Espíritu de Dios o un espíritu malvado—. De vez en cuando un espíritu demoníaco puede dar claves de su nombre al revelar características predominantes por medio de su portador. Aun si el nombre del espíritu es desconocido, el nombre de Jesús puede ser usado efectivamente para atarlo y para romper su poder.

La autoridad para expulsar demonios

Como creyentes en Jesús, nosotros podemos usar Su nombre para expulsar poderes demoníacos como los espíritus de sordera y mudez y espíritus de temor, enfermedad y muerte. Mateo registró la sanidad física que ocurrió en el contexto de la expulsión de espíritus por Jesús: "Y al atardecer, Le trajeron muchos endemoniados; y expulsó a los espíritus con Su palabra, y sanó a todos los que estaban enfermos" (Mateo 8:16).

Como se sugiere en Hechos 10:38, la sanidad física puede llegar como resultado de la liberación de opresión demoníaca: "'cómo Dios ungió a Jesús de Nazaret con el Espíritu Santo y con poder, el cual anduvo haciendo bien y sanando a todos los oprimidos por el diablo; porque Dios estaba con Él'".

Aunque los creyentes tienen la autoridad de Jesús para expulsar espíritus malignos, la persona opresa demoníacamente necesita desear liberación. Si un individuo entra en el proceso de liberación de manera reticente o si la persona nunca ha confiado en Jesús como su Salvador y Señor, puede que haya aún mayor opresión demoníaca después de tal ministerio. Antes de que se lleve a cabo cualquier liberación de espíritus malignos, la persona oprimida debe haber tomado un compromiso personal con Jesús como su Salvador y Señor y debe desear que la limpieza se lleve a cabo. De otra manera, la opresión satánica puede obtener acceso de nuevo. Lucas 11:24–26 describe una consecuencia donde el resultado es más opresivo demoníacamente que antes:

Cuando el espíritu inmundo sale del hombre, pasa por lugares áridos buscando descanso; y al no hallarlo, dice: "Volveré a mi casa de donde salí." Y al llegar, la encuentra barrida y arreglada. Entonces va y toma consigo otros siete espíritus peores que él, y entrando, moran allí; y el estado final de aquel hombre resulta peor que el primero.

Como creyente en Jesús, usted puede eliminar la opresión demoníaca de usted mismo, usando Su autoridad. Usted puede atar y expulsar tales espíritus como cáncer, enfermedades y temor —en el nombre de Jesús—. Entonces usted puede desatar el poder de sanidad y fuerza sobrenatural de Jesús para que fluya por su cuerpo.

Si los espíritus malignos lo tientan de nuevo con síntomas físicos y batallas mentales, resista la tentación de aceptar las mentiras del diablo. Santiago 4:7 nos asegura que Satanás huirá, si lo resistimos.

Suplantación de la autoridad para expulsar demonios

En Hechos 19:13–17, Pablo escribió acerca de algunos judíos exorcistas ambulantes que "trataron de invocar el nombre del Señor Jesús sobre los que tenían espíritus malos". Los siete hijos de Esceva, cuyo padre era un sumo sacerdote judío, siguieron lo que los demás estaban diciendo: "'Les ordeno que salgan, en el Nombre de Jesús a quien Pablo predica'". En el versículo 15, el espíritu demoníaco les respondió, diciendo: "A Jesús conozco, y sé quién es Pablo, pero ustedes, ¿quiénes son?'". En el siguiente versículo, el hombre en quien residían los espíritus malignos se lanzó sobre ellos, dominándolos, de manera que huyeron de la casa desnudos y heridos. Este resultado revela que los inconversos no tienen ningún acceso a la poderosa autoridad de Jesús.

La autoridad para derribar fortalezas y expulsar a un hombre fuerte

> Porque las armas de nuestra contienda no son carnales, sino poderosas en Dios para la destrucción de fortalezas; destruyendo especulaciones y todo razonamiento altivo que se levanta contra el conocimiento de Dios, y poniendo todo pensamiento en cautiverio a la obediencia de Cristo.
>
> —2 Corintios 10:4–5

Una "fortaleza" en el tiempo del Antiguo Testamento era utilizada como protección contra enemigos, tal como la fortaleza que tenemos en Dios que se menciona en Salmo 18:2. En el Nuevo Testamento, "fortaleza" se refiere a patrones de pensamiento arraigados que están opuestos a conceptos bíblicos (2 Corintios 10:4–5). El resultado es el pensamiento obsesivo y el comportamiento compulsivo que va en contra de Dios. Las fortalezas son obsesivas cuando toman control de la mente de una persona, promoviendo desequilibrio o respuestas anormales a situaciones de la vida. Una fortaleza es un patrón de pensamiento anormal y obsesivo, tal como inferioridad, control, doble moral y la mentira habitual.

Jesús, en Mateo 12:27–29, menciona a tal área de cautividad como "'la casa de un hombre fuerte'". (Véase también Marcos 3:27). Un "hombre fuerte" parece ser un espíritu demoníaco que gobierna una fortaleza. En Lucas 11:21–22, Jesús dice: "'un hombre fuerte, bien armado, custodia su palacio'". Estas referencias están en el contexto de Jesús hablando acerca de expulsar demonios y sugieren que ellos están en lugares grandes, protegidos y accesibles donde un demonio se siente "en casa".

Tanto en Mateo 12:29 como en Marcos 3:27, Jesús menciona que atar a un hombre fuerte debe llevarse a cabo primero, antes de entrar a su casa. En Lucas 11:21–22, Él dijo que el vencedor más fuerte "'le quita todas sus armas en las cuales había confiado y distribuye su botín'". En cualquier caso, es claro que la batalla espiritual debe llevarse a cabo primero, antes de que los bienes robados por el hombre fuerte puedan ser recuperados. En el pasaje de Lucas, el "botín" del hombre fuerte son bienes robados. En el contexto de la guerra espiritual de hoy en día, esto puede significar nuestra salud, prosperidad, estabilidad emocional y estabilidad familiar robadas. Se puede considerar que Satanás es el hombre fuerte principal, pero un hombre fuerte puede ser cualquier espíritu de su reino, como los espíritus opresores de temor, duda, incredulidad, mentira, religión, enfermedad, falta de perdón, rechazo, rebelión, adicción, doble moral y control.

Neil Anderson, autor de *Rompiendo las cadenas*, describe muy bien el atar al hombre fuerte:

> Lo que [nota de la autora: Jesús] dice es que no puedes rescatar a una persona de los lazos de la ceguera espiritual o de la influencia demoníaca si primero no vences a sus captores. El poder de Satanás ya está quebrantado, pero no dejará escapar a quienes piensa que puede retener, a menos que ejerzamos la autoridad que nos fue delegada por el Señor Jesucristo[9].

Los que creen en Jesús tienen Su autoridad para derribar espiritualmente fortalezas y "'saquear sus [el hombre fuerte] bienes'" (Mateo 12:29), para recuperar lo que el reino de Satanás había robado de nosotros y de nuestras familias.

¿Hay algo que le está dificultando la sanidad física? Puede ser una fortaleza puesta por las fuerzas satánicas para mantenerlo atado, incapacitándolo para recibir lo mejor para su vida de parte de Dios. Puede ser una fortaleza de enfermedad que resulte en poca salud recurrente en múltiples áreas de su cuerpo. Dios conoce las fortalezas que usted puede haber permitido. Pregúntele cuáles son. Confiésale a Él estas fortalezas, ordenando al hombre fuerte que se marche por medio de la autoridad de Jesús. Liberarse de la opresión demoníaca lo convertirá en una vasija aún más limpia y permitirá que reciba mejor la sanidad física de Dios.

Proverbios 6:30–31 declara que un ladrón sorprendido debe pagar siete veces más de lo que se robó de nosotros, y sabemos quién es el ladrón supremo —Satanás—.

La autoridad para romper maldiciones generacionales

El pensamiento judío del Nuevo Testamento aceptaba pecado y maldiciones generacionales. Los discípulos de Jesús sospecharon que había pecado generacional en el hombre ciego de Juan 9:2, cuando le preguntaron a Jesús: "'Rabí (Maestro), ¿quién pecó, éste o sus padres, para que naciera ciego?'".

Las maldiciones generacionales pueden ser pasadas de una generación a la otra por espíritus familiares. El *Diccionario de la lengua española* define *familiar* como "perteneciente o relativo a la familia"[10].

El doctor Unger definió el "familiar" de "espíritus familiares":

> El término *familiar* se aplica al demonio siniestro, [...] porque fue considerado por los traductores ingleses como un sirviente (*famulus*), perteneciendo a la familia (*familiaris*), quien era íntimo con, y puede ser llamado de inmediato por, aquel quien lo posee[11].

Los espíritus familiares, mencionados dieciséis veces en la Biblia, traen los mismos problemas y maldiciones familiares a generaciones sucesivas, con el único propósito de destrucción. En *A Spiritual Warfare Manual* (Un manual para la guerra espiritual), Robert Shackelford declara que estos espíritus "tienen un solo propósito. Ellos tienen una sola meta en mente —¡y esa meta es derrotarlo!—"[12].

La gente de hoy puede ser controlada por espíritus familiares que han sido pasados de una generación a la otra. Estos espíritus han logrado acceso en las familias por medio de hechos malos de miembros de la familia, y pueden causar incapacidad mental y física.

Las consecuencias del pecado ancestral serán legadas como juicio de una generación de una familia a la otra, a menos que sea confesado y roto:

> El Señor es lento para la ira y abundante en misericordia, y perdona la iniquidad y la transgresión; pero de ninguna manera tendrá por inocente al culpable; sino que castigará la iniquidad de los padres sobre los hijos hasta la tercera y la cuarta generación.
> —Números 14:18; también véase Éxodo 20:5 y Deuteronomio 5:9

Una generación posterior que cosecha los resultados del pecado de un ancestro puede ser totalmente inocente pero puede tener que sufrir las consecuencias, si estas maldiciones no son quebradas.

El doctor Unger escribió acerca de la existencia de la opresión demoníaca generacional:

> *¿Hasta qué punto puede un cristiano ser oprimido y esclavizado por lo oculto?* La experiencia en consejería del doctor Kurt Koch y otros ha establecido que la participación en lo oculto frecuentemente resulta en opresión o sometimiento demoníaco que de vez en cuando puede afectar hasta la tercera o cuarta generación (cf. Éxodo 20:3–5). Los miembros de la familia que se vuelven creyentes pueden ser afectados y necesitados de liberación aun si no han participado en lo oculto [énfasis por Merrill Unger][13].

Los creyentes no tienen que vivir con maldiciones de ningún tipo. Jesús se hizo maldición para nosotros: "Cristo nos redimió de la maldición de la Ley, habiéndose hecho maldición por nosotros" (Gálatas 3:13).

¿Cuál es la solución a las maldiciones generacionales? Romper maldiciones generacionales y protegernos de ser víctimas de la destrucción de Satanás. Con la confesión del pecado de nuestros antepasados y el nuestro, nosotros podemos cortar las maldiciones nuestras y de nuestra familia —por medio del uso del nombre autoritario de Jesús—. Podemos recibir Sus provisiones de pacto al usar Levítico 26:40, 42 con problemas característicos de familia:

> "Si confiesan su iniquidad y la iniquidad de sus antepasados, por las infidelidades que cometieron contra Mí, y también porque procedieron con hostilidad contra Mí, [...] entonces Me acordaré de Mi pacto con Jacob, Me acordaré también de Mi pacto con Isaac y de Mi pacto con Abraham, y Me acordaré de la tierra".

Estas instrucciones pueden ser útiles para romper maldiciones generacionales:

1. Reconozca cómo la opresión demoníaca puede haber entrado en su familia. Investigue acciones deliberadas y malignas de sus ancestros, tales como infidelidad, brujería, alcoholismo, asesinato, otros crímenes, etcétera. Piense en cualquier enfermedad, temor o adicción de la cual usted sufre. Es muy probable que usted encuentre ancestros en su árbol familiar que sufrieron de la misma enfermedad física o trastorno mental, tales como alergias, asma, colitis, diabetes, cáncer, depresión, infarto, suicidio, problemas cardíacos, ceguera, adicción a las drogas y al alcohol, etcétera. Pídale a Dios que revele cualquier cosa relevante acerca de lo que no esté enterado.

2. Con oración, siga las instrucciones citadas antes en Levítico 26:40. Confiese los pecados de sus antepasados y los suyos. Esdras, Nehemías y Daniel se identificaron a sí mismos como parte de la nación de Israel y se incluyeron al confesar ante Dios los pecados de la gente. (Véase Esdras 9:5–15; Nehemías 1:5–11; Daniel 9:3–19).

3. Pídale a Dios perdón por los pecados de su familia, empezando

con la información más lejana que tenga. Luego perdone los pecados de sus ancestros, incluyendo tatarabuelos, abuelos y padres. No albergue amargura contra ninguno de ellos. Deje de llevar rencores e intente resolver cualquier relación familiar dañada o rota que exista.

4. Usando la autoridad del nombre de Jesús, ate los pecados generacionales y rompa su poder sobre usted y sus hijos.

5. Agradézcale a Dios por recordar Su pacto con usted como creyente y por proveer por todas sus necesidades. (Léase Levítico 26:42).

Capítulo 11

Las armas de Dios

Dios ha puesto a disposición de cada creyente Sus armas sobrenaturales para ser usadas en la guerra espiritual contra Satanás y su reino. Los creyentes pueden protegerse al resistir a Satanás utilizando varias provisiones dadas por Dios mencionadas en Su Palabra escrita.

La armadura de Dios

Antes de ponerse la armadura de Dios, es sabio que los creyentes primero renuncien a cualquier pecado que haya en sus vidas: "La noche está muy avanzada, y el día está cerca. Por tanto, desechemos las obras de las tinieblas y vistámonos con las armas de la luz" (Romanos 13:12).

Lo que representa la armadura de Dios

- Luz: Cuando nos ponemos las "armas de la luz" mencionadas en Romanos 13:12, estamos cubiertos por la protección de Dios y las huestes oscuras de maldad no pueden atacarnos efectivamente. Estos espíritus no están acostumbrados a la luz —o la pureza que representa—. Jesús es representado como luz en nosotros; en Mateo 5:14a, Él dijo a sus seguidores: "'Ustedes son la luz del mundo'".

- Justicia: La armadura de Dios es identificada con justicia, según 2 Corintios 6:7: "en la palabra de verdad, en el poder de Dios; por armas de justicia para la derecha y para la izquierda; …".

  Isaías 64:6 describe nuestras "obras justas" como "trapo de inmundicia", pero a los creyentes se les es dada la justicia de Jesús: "Pero por obra Suya están ustedes en Cristo Jesús, el cual se hizo para nosotros sabiduría de Dios, y justificación, santificación y redención" (1 Corintios 1:30).

  > Al que no conoció pecado, Lo [nota de la autora: Cristo] hizo pecado por nosotros, para que fuéramos hechos justicia de Dios en Él.
  > —2 Corintios 5:21

- Fuerza: Dios nos da Su fuerza, según el rey David, y Él dirige nuestros caminos: "El Dios que me ciñe de poder, y ha hecho perfecto mi camino" (Salmo 18:32).

  El apóstol Pablo les dice a los creyentes que "revístanse con toda la armadura de Dios", y luego "estar firmes" (Efesios 6:11) —no que se sienten y dejen que las fuerzas de Satanás los ataquen—. Nosotros debemos ponernos toda la armadura de Dios. Esto significa que debemos decidirnos a utilizarla toda por completo. Resistir a Satanás requiere que nos cubramos completamente y tomemos acción. No podemos permitir quedarnos sentados y dejar que Satanás y sus huestes oscuras nos pisoteen.

Las partes de la armadura

> Estén, pues, firmes, ceñida su cintura con la verdad, revestidos con la coraza de la justicia, y calzados los

pies con la preparación para anunciar el evangelio de la paz. Sobre todo, tomen el escudo de la fe con el que podrán apagar todos los dardos encendidos del maligno. Tomen también el casco de la salvación, y la espada del Espíritu que es la palabra de Dios. Con toda oración y súplica oren en todo tiempo en el Espíritu, y así, velen con toda perseverancia y súplica por todos los santos.

—Efesios 6:14–18

Dios nos ha provisto con las piezas de la armadura de Efesios 6, cada parte con su propósito simbólico:

El casco de la salvación (Efesios 6:17)

Isaías 59:17 describe a Jesús: "Se puso [...] el casco de salvación en Su cabeza; ...".

El casco romano de los días de Pablo era hecho de bronce y era asegurado con una correa en la barbilla. Nuestro casco espiritual protege la mente humana (el intelecto, la voluntad, las emociones y la autoconsciencia). "Pero puesto que nosotros somos del día, seamos sobrios [...] habiéndonos puesto [...] por casco la esperanza de la salvación" (1 Tesalonicenses 5:8).

A pesar de que el creyente, al recibir a Jesús como Salvador, se convierte en una nueva creación, la mente necesita pasar por el proceso de ser restaurada o "salva". Pablo escribió: "Ocúpense en su salvación con temor y temblor" (Filipenses 2:12b).

La coraza de justicia (Efesios 6:14)

"Se [Jesús] puso la justicia como coraza,"

—Isaías 59:17a

La coraza metálica del guerrero romano cubría y protegía los órganos vitales del cuerpo. Cuando nos ponemos nuestras corazas espirituales, la justicia de Jesús nos protege de ser vulnerables al enemigo. La coraza de justicia nos ha sido provista por medio de la muerte y resurrección de Jesús: "Al que no conoció pecado, Lo hizo pecado por nosotros, para que fuéramos hechos justicia de Dios en Él" (2 Corintios 5:21).

La justicia o estar en buena posición con Dios es posible solo por medio de un compromiso personal de fe en Jesús el Hijo como Salvador y Señor: "Esta justicia de Dios por medio de la fe en Jesucristo es para todos los que creen" (Romanos 3:22).

El cinturón de la verdad (Efesios 6:14)

El cinturón del guerrero romano era la fundación para sujetar la coraza y las armas ofensivas personales.

Nuestro cinturón consiste en la verdad; el Espíritu Santo es verdad y Él guía a los creyentes en la veracidad de Dios. "'Pero cuando Él, el Espíritu de verdad venga, los guiará a toda la verdad, porque no hablará por Su propia cuenta, sino que hablará todo lo que oiga, y les hará saber lo que habrá de venir'" (Juan 16:13).

Jesús siempre nos da la verdad, protegiéndonos de ser tentados a aceptar las mentiras de Satanás y de sucumbir a sus artimañas. Jesús no solo representa la verdad (Juan 14:6), sino también la Palabra escrita de Dios (logos) es verdad (Juan 17:17).

Conocer la verdad trae libertad. Jesús dijo a sus seguidores: "'Y conocerán la verdad, y la verdad los hará libres'" (Juan 8:32).

Mientras nos arraigamos en la verdad de Dios, comenzaremos a ver cosas con nuestros "ojos espirituales", según Su punto de vista. Al usar nuestros cinturones, podemos distinguir qué es del enemigo y qué del Señor.

El calzado de la paz (Efesios 6:15)

El guerrero romano llevó puestas sandalias pesadas, de suela de cuero. Era ágil, y sus sandalias lo protegían de los obstáculos en los caminos, sendas y campos de batalla donde viajaba mientras defendía al Imperio.

Nuestro calzado del "evangelio de paz" es un arma de ataque. En Romanos 16:20,1 Tesalonicenses 5:23 y Hebreos 13:20, Dios es mencionado como "el Dios de paz". En Romanos 16:20a, el apóstol declara que "el Dios de paz aplastará pronto a Satanás debajo de los pies de ustedes". Noten que el Dios vencedor se describe como el "Dios de paz", no el Dios de guerra. Los creyentes que disponen de la paz de Dios pueden cambiar las situaciones. Como guerreros que tenemos paz, podemos utilizar el discernimiento de Dios para darnos cuenta de cuándo estamos siendo atacados por el reino enemigo por medio de la gente. Entonces podemos pensar con claridad y responder con la paz de Dios.

La paz de Dios nos ayuda a concentrarnos en la batalla espiritual. Con la mente enfocada en Jesús, podemos aprender Sus estrategias para la victoria. Y la paz de Dios, que sobrepasa todo entendimiento, puede aturdir por completo al enemigo (véase Filipenses 4:7).

El escudo de la fe (Efesios 6:16)

Con el escudo de la fe, podremos "apagar todos los dardos encendidos del maligno". Tenemos la autoridad por medio de Jesús para detener a los ataques feroces de Satanás antes de que nos hagan daño. Nuestra fe en Dios puede detener a los peores ataques encendidos y demoníacos en nuestra contra, porque Él nos protege de ellos.

¿Es nuestra pelea básica en contra de la gente y sus hechos y palabras malignas? Efesios 6:12 describe nuestros oponentes verdaderos: "Porque nuestra lucha no es contra sangre y carne, sino contra principados, contra potestades, contra los poderes (gobernantes) de este mundo de tinieblas, contra las fuerzas espirituales de maldad en las regiones celestes". Nuestra lucha es contra los espíritus malignos que se nos oponen, no las personas que ellos utilizan para atacarnos.

Durante los ataques de Satanás, podemos tener fe en Dios y seguir el siguiente consejo del apóstol Pablo: "De ninguna manera estén atemorizados por sus adversarios, lo cual es señal de perdición para ellos, pero de salvación para ustedes, y esto, de Dios" (Filipenses 1:28).

En Isaías 54:17, Dios decretó que ningún arma usada contra Sus hijos tendrá éxito:

"Ningún arma forjada contra ti prosperará,
Y condenarás toda lengua que se alce contra ti en juicio.
Esta es la herencia de los siervos del SEÑOR,
Y su justificación procede de Mí", declara el SEÑOR.

Dios mismo es el escudo de Sus justos:

Porque sol y escudo es el SEÑOR Dios;
Gracia y gloria da el SEÑOR;
Nada bueno niega a los que andan en integridad.
—Salmo 84:11

Dios le reveló a Abraham que Él era el escudo del patriarca y su "recompensa [...] muy grande" (Génesis 15:1). Moisés les dijo a los israelitas que su Dios era "'escudo de tu ayuda'" (Deuteronomio 33:29).

Los "dardos encendidos" que se describen en Efesios 6:16 podían encender incendios destructivos, así como causar daño por el impacto y penetración. Satanás no puede destruir a los creyentes con sus dardos encendidos, si nosotros utilizamos nuestros escudos de la fe. Él no puede prender incendios de maleza de discusiones o conflictos, si nosotros, por medio de la fe, los resistimos con nuestros escudos.

El SEÑOR es mi fuerza y mi escudo;
En Él confía mi corazón, y soy socorrido;
Por tanto, mi corazón se regocija,
Y Le daré gracias con mi cántico.

—Salmo 28:7

La espada del Espíritu (Efesios 6:17)

Tomen también [...] la espada del Espíritu que es la
palabra [*jréma*] de Dios.

Jréma se refiere a la comunicación específica de Dios con
individuos o grupos de gente. El griego *jréma* es "declaración
(indiv., colect., o espec.); por impl. *asunto o tema* [...] palabra".
(Véase el capítulo 12, "Las palabras de Dios", para una explicación
y comparación más detalladas de *jréma* y *logos*).

La poderosa espada del Espíritu Santo es un arma de ataque del
creyente. La espada del creyente es solo tan afilada como el Espíritu
Santo nos dé *jréma* o las palabras pronunciadas por Dios. El poder
sobrenatural detrás de nuestras espadas, con sus palabras *jréma* está
relacionado cercanamente a como Jesús "sostiene todas las cosas por
la palabra [*jréma*] de Su poder" (Hebreos 1:3).

The Amplified Bible (TAB) traduce el versículo anterior como
"sosteniendo y manteniendo y guiando e impulsando el universo
por Su poderosa palabra de poder".

Podemos usar las palabras del Espíritu Santo como estrategia
de guerra y para expresarse contra el enemigo durante la batalla
espiritual:

Thomas White dijo esto acerca de nuestra espada espiritual:

Espada del Espíritu: Un arma de ataque, esta es la
daga, la *jréma*, o la Palabra de Dios dada vida por
medio de la articulación y ungida por el Espíritu[1].

Recitar la Palabra escrita (*logos*) de Dios mecánicamente sin buscar y sin usar Su *jréma* personal y profética no tendrá el mismo impacto espiritual para cortar las defensas del enemigo.

Jesús luchó con Satanás usando palabras *jréma* de Dios como están citadas en Deuteronomio; Él declaró que la *jréma* de Dios es más indispensable para la humanidad que el alimento básico de pan: "'No sólo de pan vivirá el hombre'" (Lucas 4:4).

Si Satanás lo ataca con pensamientos de que usted morirá de cáncer dentro de un mes, respóndale con la espada del *jréma* personal de Dios para usted. Cuando Satanás intenta sembrar en su mente el pensamiento de que las promesas de Dios no se aplican a usted, resístalo con *jréma*. Si Dios le da Isaías 54:17 como *jréma*, usted puede declarar: "Satanás, te reprendo en el nombre de Jesús. Tú eres el padre de toda mentira. Yo escojo creerle a Dios, porque Él dice: 'Ningún arma forjada contra [mí] prosperará'".

Es importante para el creyente que mantenga su armadura espiritual pulida y en orden. Las espadas se pueden desafilar por no leer ni aplicar la Palabra escrita de Dios. Los escudos se pueden quebrar y rajarse debido a la falta de fe. Las corazas pueden oxidarse por dudar de la posición de justicia delante de Dios. Los cinturones pueden desatarse, haciendo caer las armas. Los cascos pueden ser removidos por filosofías mundanas; y el calzado rasgado y mal hecho puede dejar a los pies desprotegidos.

Mantenga su armadura en buen estado, y ¡póngasela a diario y utilícela!

La sangre de Jesús

La sangre de Jesús es un tema dominante en el Nuevo Testamento. Hay simbolismo potente en Su sangre. Hebreos 9:12 sugiere que su significado puede ser más que simbólico. De todas formas, la importancia de la sangre de Jesús incluye Su voluntad de ser golpeado y ejecutado, para que pudiéramos ser redimidos de la muerte, reconciliados a Dios y dados la sanidad física a través de Su salvación. Las marcas de Su paliza física fueron laceraciones de la piel causadas por azotes del látigo, y jugaron un papel decisivo en la provisión de sanidad física para los creyentes (véase Isaías 53:5 y 1 Pedro 2:24).

En Hechos 20:28, Pablo recordó a los ancianos de Éfeso que Jesús compró "la iglesia de Dios [...] con Su propia sangre". Los creyentes pueden aplicar verbalmente la sangre de Jesús como un arma de protección en los conflictos espirituales, incluyendo dolencias físicas. Esto anuncia a las fuerzas demoníacas que la cubierta de la sangre de Jesús nos protege contra sus ataques.

Apocalipsis 12:11a se refiere a aquellos que vencieron a Satanás: "Ellos lo vencieron por medio de la sangre del Cordero y por la palabra del testimonio de ellos".

Protección por medio de la sangre

Éxodo 12 relata la masacre de los primogénitos de Egipto. La protección de la muerte para los israelitas fue proporcionada a través de la sangre de corderos expiatorios perfectos pintada en las jambas y los dinteles de las puertas de las casas judías. La protección contra el "destructor" vino a través de la obediencia al aplicar la sangre como Dios les había mandado.

Al destructor de Éxodo 12:23 no se le permitió matar al primogénito de cualquier familia israelita que hubiera aplicado correctamente la sangre a la puerta de su casa. El destructor se menciona de nuevo en Apocalipsis 9:11 con los nombres en hebreo y griego, *Abadón* ("Destrucción") y *Apolión* ("Destructor"), respectivamente.

La noche en la que el destructor pasó sobre aquellos hogares con sangre en las jambas fue la Pascua original, la que miraba al futuro sacrificio del Mesías Jesús como el Cordero de Dios.

Los creyentes de hoy pueden aplicar Su poderosa sangre simbólicamente, a través de palabras habladas a nosotros mismos y a los demás —por la protección contra los ataques del reino demoníaco, y para frustrar los planes de Satanás. Nosotros, como seguidores de Dios hoy en día, podemos enseñar a nuestros propios hijos a que apliquen la sangre de Jesús en el reino espiritual, así como los israelitas enseñaron a generaciones sucesivas sobre la Pascua—.

Antiguo pacto: sangre animal

Dios fue capaz de aceptar el sacrificio y la sangre de animales para que cubrieran simbólicamente los pecados de su pueblo, temporalmente hasta que llegara el sacrificio de Jesús:

- Cubierta para el pecado —en los rituales de sacrificio del Antiguo Testamento, el pecado de un israelita era cubierto por la sangre de animales—. "Entonces el SEÑOR habló a Moisés: [...] 'Porque la vida de la carne está en la sangre, y Yo se la he dado a ustedes sobre el altar para hacer expiación por sus almas. Porque es la sangre, por razón de la vida, la que hace expiación'" (Levítico 17:1, 11).

- Dedicación —como afirmación del pacto de Dios con los israelitas, Moisés roció la sangre animal expiatorio sobre ellos para dedicarlos al Señor—.

  > Porque cuando Moisés terminó de promulgar todos los mandamientos a todo el pueblo, conforme a la Ley, tomó la sangre de los becerros y de los machos cabríos, con agua y lana escarlata e hisopo, y roció el libro mismo y a todo el pueblo, diciendo: "Esta es la sangre del pacto que Dios les ordenó a ustedes".
  > —Hebreos 9:19–20

- Perdón —en el día de la expiación, el sumo sacerdote habitualmente entraba al Lugar Santísimo para rociar sangre animal sobre el propiciatorio, para hacer expiación por los pecados del pueblo en la presencia de Dios (véase Levítico 16:15-16)—.

• Comunicación divina — en Éxodo 25:22a, Dios declaró que Él se comunicaría a los sacerdotes en nombre de la nación de Israel sobre el propiciatorio, el área que el sumo sacerdote rociaba con la sangre (veáse Levítico 16:15). El propiciatorio estaba en el Lugar Santísimo. "Allí me encontraré contigo, y de sobre el propiciatorio, [..] te hablaré'".

Aunque Dios usó la sangre de animales para limpiar simbólicamente a Su pueblo del pecado, solo fue por períodos cortos de tiempo. Los israelitas tenían que presentarse periódicamente ante un Dios santo. La sangre de los animales era insuficiente para hacer que la gente fuera permanentemente justa a los ojos de Dios; la sangre animal no tenía el poder para crear un nuevo espíritu dentro de ellos.

Nuevo pacto: La sangre de Jesús

El Padre envió al sacrificio perfecto a Su Hijo Jesús para proporcionar una manera para que la gente de este mundo recibiera vida espiritual y fuera justa. En la cruz, Jesús logró el sacrificio de una vez por todas por los pecados de la gente. "Entró al Lugar Santísimo una vez para siempre, no por medio de la sangre de machos cabríos y de becerros, sino por medio de Su propia sangre, obteniendo redención eterna" (Hebreos 9:12). Cuando una persona recibe a Jesús como Salvador y Señor, el Padre ve solo la justicia de la sangre expiatoria de Su Hijo, no los pecados del pasado de la persona. Hebreos 9:22b dice que no hay otra manera de obtener la remisión de los pecados sino a través del "derramamiento de sangre". La sangre de Jesús se interpone entre Dios Padre y el pecado de la humanidad en el mundo.

A causa de su obra redentora, Jesús es el "mediador de un mejor pacto, establecido sobre mejores promesas" (Hebreos 8:6b). El Nuevo Testamento revela las disposiciones que Jesús hizo para Sus seguidores por medio del derramamiento de Su sangre:

1. Curación física (1 Pedro 2:24; Mateo 8:17 respecto a la mención en Isaías 53:3 de sanidad por medio de Sus llagas a través de golpizas)
2. Vida eterna (Juan 3:16; Juan 10:27-28)
3. Justificación y salvación de la ira de Dios (Romanos 5:9)
4. Reconciliación (Romanos 5:19)
5. Redención y perdón (Colosenses 1:14)
6. Comunión íntima con Dios (Hebreos 10:19)
7. Santificación (Hebreos 13:12)
8. Limpieza de todo pecado (1 Juan 1:7; Apocalipsis 1:5)

Los creyentes pueden usar la poderosa sangre de Jesús, con el fin de:

1. Evitar pestes y plagas mediante la aplicación simbólica de la sangre (Éxodo 12:23).
2. Permanecer en Él (Juan 6:56, participando simbólicamente de Su sangre en la Cena del Señor).
3. Superar las huestes demoníacas (Apocalipsis 12:11).

Hebreos 12:24b hace referencia a la sangre de Jesús "que habla mejor que la sangre de Abel". Explorando esta analogía, nos encontramos con que, después de que Caín mató a su hermano, la sangre de Abel habló al clamar a Dios desde la tierra (véase Génesis 4:10). Basado en esto y la referencia en Hebreos 12:24a a "Jesús, el mediador del nuevo pacto", podemos pensar en la sangre de Jesús como que clama al Padre de parte de creyentes del nuevo pacto.

Primera de Juan 5:7–8 revela que "tres son los que dan testimonio en la tierra: el Espíritu, el agua, y la sangre, y los tres concuerdan". H. A. Maxwell Whyte, un pastor y autor canadiense, dijo que el "Espíritu" o el Espíritu Santo está de acuerdo con el agua (a menudo un símbolo de la Palabra escrita de Dios), y la sangre de Jesús. Según Whyte, cuando honramos la sangre de Jesús pidiendo o declarando su protección, el Espíritu Santo revela su poder de parte nuestra para ayudarnos y protegernos[2].

La sangre de Jesús contra las fuerzas satánicas

Un ejemplo de cómo el reino demoníaco reacciona a la sangre de Jesús es la experiencia de Lester Sumrall de liberar a una joven filipina de un espíritu maligno. El demonio en la chica habló en inglés, aunque la joven solo hablaba su dialecto nativo y no conocía inglés. El espíritu maligno primero maldijo al Padre, al Hijo y al Espíritu Santo, y después la sangre de Jesús. Se reporta que Sumrall dijo "que casi parecía que el demonio creía que la sangre de Jesús estaba viva, en la forma en que la maldijo"[3].

Los poderes diabólicos desprecian la sangre de Jesús, ya que representa la ruptura de su poder, la protección de los cristianos, a quienes odian, y su eventual derrota total por la obra redentora de Dios Hijo.

Aplicación práctica de la sangre de Jesús

Nuestro uso del poder de la sangre de Jesús es importante en la guerra espiritual de hoy. Podemos declarar con la sangre de Jesús sobre nuestros cuerpos físicos, nuestros trabajos, nuestros bienes, y cualquier persona y todo lo que influenciamos. La eficacia de Su sangre está relacionada con nuestra fe en su protección.

Whyte sugiere que podemos usar la sangre de Jesús al aplicarla diariamente a situaciones difíciles. Él afirmó que:

> Suplicar a la Sangre de Jesús es confesar a Dios que estamos dependiendo totalmente de Su misericordia. [...] Cuando suplicamos a la Sangre de Jesús, inmediatamente ella aboga por nosotros, [...] Ella declara misericordia del propiciatorio en el Cielo, donde Jesús está sentado con Su Padre[4].

La sangre de Jesús, símbolo de Su obra expiatoria, puede lograr lo siguiente en el reino de Satanás:

1. Le da a los creyentes Su cubierta protectora sobrenatural.
2. Reafirma que pertenecemos al Reino de Dios.
3. Es un recordatorio a las huestes del mal de su humillante deshonra y derrota finales.

En cada situación en la que usted detecta un ataque de las huestes de Satanás con respecto a la salud, o halla que requiere protección, declare la respuesta a su necesidad con conexión a la sangre de Jesús. Usted hará énfasis en su confianza en Dios, y declarará al reino de Satanás que lo debe dejar en paz. Si su salud está bajo ataque, usted puede decir con seguridad algo así como: "Cubro mi cuerpo y mi salud con la sangre de Jesús. Satanás, quite sus manos de encima. Estoy protegido por la sangre de Jesucristo".

La sangre de Jesús es uno de los mayores beneficios del cristiano. Tome ventaja de su relación de pacto con Dios y utilice la protección que ofrece la sangre de Jesús.

Alabanza a Dios

El diccionario de la Real Academia Española define "alabar" como: "1: reverenciar con sumo honor o respeto a un ser, considerándolo como cosa divina. 2. reverenciar y honrar a Dios con el culto religioso que le es debido"[5].

Terry Law, conferencista y autor, indica que:

> La alabanza es tomar los pensamientos de Dios y superponerlos sobre los pensamientos del enemigo. Alabanza, en lo que respecta a nuestras grandes armas espirituales, la Palabra, el Nombre y la Sangre, alista el poder de Dios para cambiar y transformar el pensamiento de la mente. Esto es solo parte del poder del que Pablo habló en 2 Corintios 10:4. Es muy importante que a través de la alabanza, aprendamos la disciplina de utilizar nuestras armas espirituales[6].

Alabanza en el Antiguo Testamento

Alabar a Dios magnifica o aumenta la importancia de Su nombre en los reinos espiritual y natural. *Yehudá*, el nombre hebreo de *Judá*, proviene de *yadá*, que significa "alabanza, [...] confesar, confesión". La tribu de Judá fue única, porque fue el linaje por el cual nació Jesús, Salvador del mundo. Alabanza como significado del nombre "Judá" es significativo. Dios envió a la tribu de Judá primero a la batalla por la victoria en Jueces 20:18, lo que sugiere que alabarlo es un arma espiritual contra el enemigo.

En 2 Crónicas 20:5–13, Josafat, rey de Judá, junto con su pueblo, clamaron con el Señor para que los ayudara contra los moabitas, amonitas y otros que venían a luchar en contra de ellos. En el versículo 17, Jahaziel, un profeta del Señor, habló las palabras de Dios, de que el pueblo debía hacer lo siguiente: "tomen sus puestos y estén quietos, y vean la salvación del Señor con ustedes ...". A la mañana siguiente, el rey designó a "algunos que cantaran al Señor y a algunos que le alabaran en vestiduras santas, conforme salían delante del ejército y que dijeran: 'Den gracias al Señor, porque para siempre es Su misericordia'" (2 Crónicas 20:21).

El versículo 22 declara que, cuando comenzaron a cantar y alabar a Dios, Él respondió estableciendo emboscadas contra los ejércitos invasores, causando al final su derrota. El siguiente versículo termina con "y cuando habían acabado [nota de la autora: la gente de Amón y Moab] con los habitantes de Seir, se pusieron a destruirse unos a otros".

Nuestra alabanza hoy en día

C. S. Lewis, en su libro *Reflexiones sobre los Salmos*, indicó que, en el proceso de nuestro adorar y alabar a Dios, Él libera Su presencia. Él no demanda o anhela nuestra alabanza como una mujer vanidosa podría querer ser halagada. Es en el desbordamiento de nuestro gozo que nuestra alabanza viene espontáneamente, y nuestro deleite está incompleto hasta que se exprese. Lewis agregó que la mente humana sana tiende a dar alabanza, incluso en medio de situaciones difíciles. La alabanza a Dios es una respuesta natural que proviene de nosotros considerarlo a Él valioso[7].

Nuestra expresión vocal de amor por otra persona es análoga a lo que los salmistas expresan al alabar a Dios. Lewis dio la ilustración de amantes que "se siguen diciendo uno a otro cuán hermosos son; el deleite está incompleto hasta que se expresa"[8].

Varios de los Salmos intemporales nos recuerdan a alabar al Señor, como el Salmo 104:35b: "Bendice, alma mía, al SEÑOR. ¡Aleluya!" Dios declara en el Salmo 50:23: "'El que ofrece sacrificio de acción de gracias Me honra; ...'". Nuestra alabanza a Dios magnifica Su presencia en el mundo a nuestro alrededor, incluyendo al reino de Satanás.

¿Qué es la alabanza a Dios?

• Reconocimiento de Su supremacía:

Alabar a Dios es reconocer quien es Él. En español "Alabado sea el Señor" en hebreo es Aleluya o "Gloria a Yahveh".

• Reconocimiento de Sus características:

Por siempre cantaré de las misericordias del SEÑOR;
Con mi boca daré a conocer Tu fidelidad a todas las generaciones.

—Salmo 89:1

Esta cita se refiere a Sus características de misericordia y fidelidad. Dios tiene muchas otras características, incluyendo el amor, la justicia, la rectitud y la omnipresencia.

• Agradecimiento por lo que Él ha hecho:

Den gracias al Señor por Su misericordia
Y por Sus maravillas para con los hijos de los hombres.
—Salmo 107:8, 21

Cuando alabamos a Dios, expresamos gracias a Él por Sus poderosos hechos y, por ende, podemos expresar nuestra confianza en lo que Él hará en el futuro.

El rey pagano babilonio Nabucodonosor, que fue testigo de la liberación de los tres jóvenes israelitas del horno de fuego, después alabó a Dios por librarlo de la locura. "Ahora yo, Nabucodonosor, alabo, ensalzo y glorifico al Rey del cielo, porque Sus obras son todas verdaderas y justos Sus caminos'" (Daniel 4:37).

• Bendiciendo al Señor:

Salmo 34:1 dice:

Bendeciré al Señor en todo tiempo;
Continuamente estará Su alabanza en mi boca.

David, en el Salmo 134:1–2, escribió acerca de velar de noche, lo que da a entender alabanza y adoración continuas a Dios:

Bendigan al Señor todos los siervos del Señor,
Los que sirven por la noche en la casa del Señor.
Alcen sus manos al santuario
Y bendigan al Señor.

• Entusiasmo verbal:

Esdras 3:11 describe los gritos de alabanza a Dios que se oyeron después de que se restablecieron los cimientos del Templo:

Y cantaban, alabando y dando gracias al Señor: "Porque Él es bueno, porque para siempre es Su misericordia sobre Israel." Y todo el pueblo aclamaba a gran voz alabando al Señor porque se habían echado los cimientos de la casa del Señor.

¿Por qué no mostrar entusiasmo en alta voz por nuestro Creador, Salvador y Proveedor —por lo menos tanto como los aficionados al deporte dan ánimo a sus equipos favoritos—?

• Magnificar a Dios:

> Con cántico alabaré el nombre de Dios,
> Y con acción de gracias Lo exaltaré.
> Y esto agradará al SEÑOR más que el sacrificio de un buey
> O de un novillo con cuernos y pezuñas.
> —Salmo 69:30–31

La alabanza inicia acciones sobrenaturales

• La presencia de Dios hecha manifiesta:

> Sin embargo, Tú eres santo,
> Que habitas entre las alabanzas de Israel.
> —Salmo 22:3

> Sirvan al SEÑOR con alegría;
> Vengan ante Él con cánticos de júbilo.
> —Salmo 100:2

La presencia de Dios se revela con las personas que lo alaban y toman tiempo para entrar en comunión con Él (véase también el Salmo 100:4; Salmo 140:13).

A través de la oración y la alabanza a Dios por Pablo y Silas en la cárcel de Filipo, Su presencia milagrosamente intervino para llevarlos a libertad:

> Como a medianoche, Pablo y Silas oraban y cantaban himnos a Dios, y los presos los escuchaban. De repente se produjo un gran terremoto, de tal manera que los cimientos de la cárcel fueron sacudidos. Al instante se abrieron todas las puertas y las cadenas de todos se soltaron.
> —Hechos 16:25–26

- Restauración de la integridad y la prosperidad de parte de Dios:

La alabanza a Dios trae integridad, incluyendo la salud física. En Lucas 17:15–19, Jesús honró al leproso que, por fe, regresó a alabarlo y darle gracias. Este hombre, en la presencia del Señor, fue sanado o completamente restaurado. "Entonces uno de ellos, al ver que había sido sanado, se volvió glorificando a Dios en alta voz. Cayó sobre su rostro a los pies de Jesús, y Le dio gracias [...] Entonces le dijo: 'Levántate y vete; tu fe te ha sanado'".

Nuestra alabanza a Dios remueve obstáculos y provee acceso a Su poder para bendecir, desatando ganancia y prosperidad.

> Te den gracias los pueblos, oh Dios,
> Todos los pueblos Te den gracias.
> La tierra ha dado su fruto;
> Dios, nuestro Dios, nos bendice.
> Dios nos bendice,
> Para que Le teman todos los términos de la tierra.
> —Salmo 67:5–7

- La derrota de Dios al enemigo:

Alabar a Dios es un arma que hace callar al enemigo. En Mateo 21:16, Jesús citó las dos primeras líneas del Salmo 8:2. Él tradujo el hebreo *oz* (fuerza) como el *aínos* griego o "alabanza (de Dios): —alabanza". Así Satanás, "el enemigo y el vengativo", es derrotado por medio de la alabanza a Dios.

> Por boca de los infantes y de los niños de pecho has establecido Tu fortaleza (el hebreo *oz*, que se puede traducir "alabanza"),
> Por causa de Tus adversarios,
> Para hacer cesar al enemigo y al vengativo.
> —Salmo 8:2

Isaías 42:10a, 12 y 13 revelan cómo nuestra alabanza a Dios puede provocar Su derrota al enemigo:

Canten al SEÑOR un cántico nuevo,
Canten Su alabanza desde los confines de la tierra,
[...]
Den gloria al SEÑOR,
Y proclamen en las costas Su alabanza.
El SEÑOR como guerrero saldrá,
Como hombre de guerra despertará Su celo.
Gritará, sí, lanzará un grito de guerra,
Contra Sus enemigos prevalecerá.

La oración a Dios

"La oración (súplica) eficaz del justo puede lograr mucho" (Santiago 5:16b). En otras palabras, tal oración es poderosa.

Nuestras oraciones se conectan con el poder de Dios, un Dios bueno que vela por su pueblo y quiere lo mejor para él. E. M. Bounds escribió: "La oración pone a Dios en el asunto con fuerza imponente: ..."[9].

En Éxodo 32, después de Dios darle a Moisés los Diez Mandamientos en el monte Sinaí, le dijo al líder que bajara de la montaña y allí encontraría a su pueblo dedicado a la adoración idolátrica de un "becerro de fundición". El versículo 10 revela la ira que Dios sintió hacia estas personas; Él dijo que los iba a consumir a todos. Después de que Moisés suplicó a Dios para que no destruyera a los israelitas (versículos 11–13), el versículo 14 indica que cambió de opinión. Joel 2:13b dice que Dios "es compasivo y clemente, lento para la ira, abundante en misericordia, y se arrepiente de infligir el mal".

El Salmo 106:19–23 dice que Dios habría aniquilado a los israelitas después de su pecado de adorar al becerro de oro, si no hubiera sido por Moisés, quien suplicó a Dios para no destruirlos.

Hicieron un becerro en Horeb,
Y adoraron una imagen de fundición; [...]
Se olvidaron de Dios su Salvador,

> Que había hecho grandes cosas en Egipto, [...]
> Él dijo que los hubiera destruido,
> De no haberse puesto Moisés, Su escogido, en la brecha delante de Él,
> A fin de apartar Su furor para que no los destruyera.

En Números 12, Moisés rogó a Dios de nuevo, esta vez por la lepra de Miriam, después de que ella y Aarón habían hablado contra él. Ambos habían desafiado la autoridad exclusiva de su hermano como portavoz de Dios. Miriam contrajo lepra a causa de su rebelión. Aarón rogó a Moisés para que no los castigara por pecar. Cuando Moisés clamó al Señor por la sanidad de Miriam, Dios le dijo que ella "'puede ser admitida de nuevo'" en siete días (como purificada) (Números 12:14).

En Números 14:13–19, Moisés suplicó al Señor que no matara a todos los israelitas después de haberse quejado con Él al escuchar el informe del viaje de los espías a Canaán (véase Números 13). La respuesta de Dios en Números 14:20 fue: "Los he perdonado según tu palabra; …". En cambio, Dios permitió a los israelitas que deambularan, hasta la muerte de todos aquellos de veinte años y más en ese momento.

Hay muchos otros relatos bíblicos de la oración de individuos donde el resultado es una poderosa respuesta de Dios a situaciones difíciles: 2 Reyes 19:35 revela que, como respuesta a la oración de Ezequías, un ángel mató a 185.000 del ejército de Senaquerib. Luego, Dios le concedió a Ezequías quince años más de vida, después de haber solicitado que el Señor lo sanara (2 Reyes 20:1–11). En Hechos 10, las oraciones de Cornelio trajeron a Pedro a su casa, lo cual abrió el mundo de los gentiles al mensaje de la obra redentora de Jesús.

Aunque Dios es visto por muchos como un implacable y duro castigador de personas por sus malas acciones, Él tiene respuestas emocionales amorosas y misericordiosas. Oseas 11:8b–9a describe el cambio de parecer de Dios hacia Su pueblo en su pecado: "'Mi corazón se conmueve dentro de Mí, se enciende toda Mi compasión. No ejecutaré el furor de Mi ira; no volveré a destruir a Efraín'".

La siguiente es una historia de la revista "Decision" (Decisión) de la fe en Dios de un hombre, que por medio de la poderosa arma espiritual de la oración, produjo la sanidad física de su pequeña hija:

Un día en las montañas de Pennsylvania, mientras brincaba y corría a lo largo de un antiguo cimiento de piedra, una niña perdió el equilibrio y cayó de cabeza sobre una pila de rocas. Con su cabeza cortada y sangrando, ella corrió gritando a casa. Su padre llegó corriendo del campo cuando oyó a su mujer frenéticamente tocar la campana de la cena.

No había teléfonos ni carros en aquellos días, y la familia vivía a muchas millas de la ciudad. Solo había una cosa que hacer. El gran agricultor de Pennsylvania, con arcilla roja de los campos aún en sus manos, se sentó en una silla de respaldo recto y acercó a su hija hacia él. Al apretar sus sienes con sus grandes y ásperas manos, comenzó una tranquila y simple oración en alemán.

Casi de inmediato la hemorragia se detuvo. La pequeña niña se lavó, y pronto se quedó dormida mientras su madre la abrazaba y se sentaban en la vieja mecedora. El crujido de las tablas del suelo bajo la mecedora era como una dulce caricia, una nota tranquilizadora.

Mi madre solía relatar el drama que ocurrió en esa cocina de la casa hace tantos años. Podía ver de lo que estaba hablando: un surco en su frente mostraba que había sufrido una fractura del cráneo.

No fue la repetición de una tranquila y sencilla oración que había sanado a mi madre. No fue magia, decirlo en alemán. Fue la profunda fe que habitaba en el corazón de mi abuelo mientras hablaba con Dios. Dios escuchó su oración[10].

Capítulo 12

Las palabras de Dios

En Juan 6:63, Jesús les habló a Sus discípulos acerca de Sus palabras, y Él continúa hablando a nosotros con palabras poderosas:

> "El Espíritu es el que da vida; la carne para nada aprovecha; las palabras que Yo les he hablado son espíritu y son vida".

Dios Hijo habló las palabras que el Padre le mandó decir:

> "Porque Yo no he hablado por Mi propia cuenta, sino que el Padre mismo que Me ha enviado Me ha dado mandamiento sobre lo que he de decir y lo que he de hablar".
>
> —Juan 12:49

La(s) palabra(s) de fe de Dios

En Romanos 10:8, el apóstol Pablo escribió que "'cerca de ti está la Palabra, en tu boca y en tu corazón', es decir, la palabra de fe que predicamos:" El apóstol estaba citando Deuteronomio 30:14–16, una prédica de Moisés.

"Pues la palabra está muy cerca de ti, en tu boca y en tu corazón, para que la guardes. Mira, yo he puesto hoy delante de ti la vida y el bien, la muerte y el mal. Hoy te ordeno amar al Señor tu Dios, andar en Sus caminos y guardar Sus mandamientos, Sus estatutos y Sus decretos, para que vivas y te multipliques, a fin de que el Señor tu Dios te bendiga en la tierra que vas a entrar para poseerla".

Las palabras de Dios con poder sanador

La Palabra escrita de Dios tiene mucho que decir acerca de la salud, y Sus promesas de sanidad física se encuentran por todo el Antiguo y el Nuevo Testamento. No hay nada en la Biblia que limite la aplicación de las promesas generales a personas específicas o momentos específicos. Mateo 8:17 y 1 Pedro 2:24, pasajes del Nuevo Testamento, refuerzan la interpretación literal de Isaías 53:4–5 como ofreciendo la sanidad física a través de la muerte de Jesús. Para una lista más completa de las promesas de la Biblia, consulte el Apéndice A, "Promesas de la Biblia para la salud y la liberación".

"Porque Yo, el Señor, soy tu sanador" (Éxodo 15:26b; *sanador* en hebreo es *rafá*, que significa "curar [...] sanador, sanar").

"He visto sus caminos, pero lo sanaré [*rafá*]".
—Isaías 57:18a

"Pero para ustedes que temen (reverencian) Mi nombre, se levantará el sol de justicia con la salud en sus alas"; (Malaquías 4:2; *sanar* en hebreo es *marpé* "cura, [...] remedio"; *marpé* se deriva de *rafá*, con su significado de integridad física).

La oración de fe restaurará (sanará) al enfermo, y el Señor lo levantará. (Santiago 5:15; *restaurar* en griego es *sózo*, "sanar, sano").

Él mismo llevó (cargó) nuestros pecados en Su cuerpo sobre la cruz, a fin de que muramos al pecado y vivamos a la justicia, porque por Sus heridas fueron ustedes sanados. (1 Pedro 2:24; *sanados* es en griego *iáomai*, "curar, sanar").

El rey Salomón escribió lo siguiente acerca de la vida y la salud. Ya que los Proverbios de Salomón se hicieron parte del Antiguo Testamento, sus palabras estaban motivadas por el Espíritu Santo (2 Pedro 1:20–21):

Hijo mío, presta atención a mis palabras;
Inclina tu oído a mis razones.
Que no se aparten de tus ojos;
Guárdalas en medio de tu corazón.
Porque son vida para los que las hallan,
Y salud [en hebreo *marpé*] para todo su cuerpo.
—Proverbios 4:20–22

La importancia de las palabras de Dios

Dios da aún más importancia a lo que Él dice que a Su nombre:

Con todo mi corazón Te daré gracias; [...]
por Tu misericordia y Tu fidelidad;
Porque has engrandecido Tu palabra conforme a todo Tu nombre. (Salmo 138:1–2; *engrandecer* en hebreo es *gadal*, que significa "enaltecer, [...] exceder, [...] magnificar, [...] suber de punto").

Los beneficios de las palabras de Dios

Los beneficios de las palabras de Dios incluyen:

• Purificación

En Efesios 5:26, Pablo habló de las propiedades purificadoras de la Escritura de Dios: "para santificarla [nota de la autora: la

Iglesia], habiéndola purificado por el lavamiento del agua con la palabra [*lógos*]".

• Resultados visibles

Las palabras poderosas de Dios hacen que lo inmaterial se convierta en realidad, porque Él "llama a las cosas que no son, como si fueran" (Romanos 4:17).

• Sanidad física

> Él envió Su palabra [nota de la autora: Jesús, Juan 1:1] y los sanó
> Y los libró de la muerte.
> —Salmo 107:20

• Capacitación

> Toda Escritura es inspirada por Dios y útil para enseñar, para reprender, para corregir, para instruir en justicia, a fin de que el hombre de Dios sea perfecto (apto), equipado para toda buena obra.
> —2 Timoteo 3:16–17

Dios Padre y Dios Hijo prometen hacer Su hogar en el corazón del creyente que ama al Hijo. "Jesús le respondió: 'Si alguien Me ama, guardará Mi palabra [*lógos*]; y Mi Padre lo amará, y vendremos a él, y haremos con él morada'" (Juan 14:23). [Nota de la autora: *morada* es en griego *moné*: "residencia, [...]—morada").

¿Es Dios un residente en su vida o es Él solo un visitante infrecuente?

Lógos versus jréma

Hay dos palabras griegas usadas en el Nuevo Testamento para la(s) palabra(s) de Dios, *lógos* y *jréma*.

El significado de lógos

En su uso general, *lógos* se refiere a una declaración oral o escrita y los pensamientos detrás de esa declaración. La Biblia es el *lógos* escrito de Dios de comunicación general a la humanidad. *Lógos* también es la palabra que se usa en Juan 1 para la "Palabra" viva, Jesús mismo. Cuando los hispanohablantes se refieren a "la Palabra de Dios", la mayoría de ellos quiere decir la Biblia. Ese uso puede dar a entender que Dios habla hoy solamente a través de Su Palabra escrita y no a las personas individualmente. Para no transmitir ese significado, este libro a menudo se refiere a la Biblia como la Palabra escrita, y no como la Palabra de Dios.

El significado de jréma

Jréma es la comunicación sobrenatural de Dios a individuos o grupos específicos de personas, para edificación o instrucción. *Jréma* puede suceder a través de impresiones, palabras, visiones o sueños.

- *Jréma* es reveladora por naturaleza. Podemos recibir *jréma* de Dios cuando Él nos habla directamente a través de la Biblia, a través de un sermón o por medio de personas que transmiten los mensajes de Dios.

- *Jréma* se correlaciona con el poder que Jesús usa para sostener todo en este universo, que implícitamente incluye todas las promesas de Dios.

  > Él [nota de la autora: Jesús] es el resplandor de Su gloria y la expresión (representación) exacta de Su naturaleza, y sostiene todas las cosas por la palabra [*jréma*] de Su poder.
  >
  > —Hebreos 1:3a

- *Jréma* es tan esencial como el alimento físico. Jesús mismo hizo hincapié en la importancia de la *jréma* en una de sus respuestas a la tentación de Satanás: "'No sólo de pan vivirá el hombre, sino de toda palabra [*jréma*] de Dios'" (Lucas 4:4, RVR60).

Una comparación de lógos y jréma

Lógos es la comunicación general de Dios de Sus pensamientos a la humanidad, ya sea a través de la Biblia o por medio de Jesús; *jréma* es Su comunicación personal dirigida a un individuo o grupo. La Palabra escrita de la Biblia es *lógos*, pero se convierte en *jréma* cada vez que Dios utiliza pasajes particulares para tratar las necesidades específicas en la vida de individuos.

Un ejemplo de una frase con *jréma* y *lógos* se encuentra en Hechos 10:44, donde Pedro estaba predicando a los de la casa de Cornelio: "Mientras Pedro aún hablaba estas palabras [*jréma*], el Espíritu Santo cayó sobre todos los que escuchaban el mensaje (la palabra) [*lógos*]". Pedro estaba utilizando el *lógos* de un pasaje del Antiguo Testamento para transmitir a sus oyentes la *jréma* o revelación de Dios de que el don del Espíritu Santo también había sido derramado sobre los gentiles, incluyéndolos así en el Reino de Dios a través de la fe en Jesús.

Actuando sobre la jréma

Dios constantemente habla y revela sus pensamientos a la gente del mundo. Él puede dar una *jréma* específica aplicable directamente a una necesidad personal, tales como instrucciones sobre qué hacer al respecto de una enfermedad. *Jréma* crea fe mediante la revelación de que Dios sabe acerca de nuestras circunstancias difíciles. *Jréma* puede ser utilizada en la guerra espiritual contra el reino de Satanás, así como Jesús usó las palabras de Su Padre en Lucas 4 para luchar contra cada una de las tentaciones de Satanás.

Utilizando *jréma*, activamos la fe en el poder de Dios para llevar a cabo liberaciones de situaciones imposibles. Nuestra fe en Dios y en Su *jréma* combina con su poder para dar lugar a Sus respuestas sobrenaturales a nuestras necesidades.

Jréma es instigada por Dios, no por nosotros. Así que a medida que las palabras *jréma* de Dios se convierten en parte de la vida de un creyente, las oraciones están alineadas con los propósitos de Dios y son contestadas. Jesús dijo: "'Si permanecen en Mí, y Mis palabras [*jréma*] permanecen en ustedes, pidan lo que quieran y les será hecho'" (Juan 15:7).

Capítulo 13

Hablando las palabras de Dios

L a enfermedad puede ser un hecho presente, pero no tiene que ser la realidad futura. Hablar sobre las condiciones actuales y evidentes es natural. Sin embargo, hablar de antemano con confianza sobre la intervención de Dios para resolver problemas difíciles, como curar una enfermedad potencialmente mortal, requiere fe para Su intervención sobrenatural.

Las palabras de incredulidad, ya sean de la víctima de una enfermedad o de los miembros de la familia y amigos, pueden fomentar el engaño de que la sanidad es imposible. La alternativa bíblica a las palabras de duda e incredulidad es declarar las palabras de Dios sobre los problemas de salud, con el fin de aumentar la fe en Su curación sobrenatural. Jesús el Hijo acudió al Padre para las palabras que habló (véase Juan 12:49–50.) Nosotros podemos seguir el mismo principio.

La importancia de la palabra hablada

Las palabras son importantes. Todos conocemos a personas cuyas palabras destructivas tienden a desmoralizar a los que los rodean.

Los miembros de la familia que añaden estrés a una persona con un problema grave de salud no ayudan a la víctima que ya está lidiando con el estrés de la enfermedad. Hacer que la persona no se sienta amada ni querida alienta la falsa autocondenación e insuficiencia.

Si la persona enferma, él o ella misma, mental o verbalmente, repite pesimismo sobre las posibilidades de su supervivencia, la mentalidad negativa refuerza resultados negativos. El miedo puede dar lugar a más daños físicos que la enfermedad en sí. El cuerpo tiende a seguir lo que la mente piensa y lo que la boca está diciendo. La confusión constante mental menoscaba la salud.

¿Alguna vez has hecho la declaración de que iba a ser un mal día, debido a un problema temprano en la mañana? ¿Entonces encontraste que la mentalidad de "no es mi día" se convirtió en una realidad?

Declarando palabras positivas, que fortalecen la fe, se fomenta la buena salud:

> Hay quien habla sin tino como golpes de espada,
> Pero la lengua de los sabios sana.
> —Proverbios 12:18

Cuando hablamos las palabras de Dios

Si hablamos las poderosas palabras de Dios, mezcladas con la sustancia de nuestra fe, expresamos vida. Si hablamos palabras que transmiten duda, expresamos muerte. Proverbios 18:21 declara que cosechamos lo que decimos: "Muerte y vida están en poder de la lengua, y los que la aman comerán su fruto" (véase también Mateo 12:37).

Según la mentalidad y la cultura hebreas, una palabra hablada logra algo; las palabras de Dios produjeron resultados:

> En el pensamiento judío una palabra era más que un sonido expresando un significado; *una palabra realmente lograba cosas*. La palabra de Dios no es

simplemente un sonido; *es una causa eficaz*. [...] Siempre hay que recordar que en el pensamiento judío la *palabra* de Dios no solo *dijo* cosas; *hizo* las cosas [énfasis por William Barclay][1].

Cuando Dios habla Sus palabras

Dios ordenó la creación del mundo para su existencia a través de las palabras que Él habló (véase Génesis 1). Él sigue utilizando el poder de Sus palabras habladas para ordenar fenómenos para existir en nuestro mundo natural:

> Dios, que da vida a los muertos y llama a las cosas que no son, como si fueran.
>
> —Romanos 4:17b

Al hablar Dios Sus palabras poderosas activa Sus ángeles para el ministerio:

> Bendigan al SEÑOR, ustedes Sus ángeles,
> Poderosos en fortaleza, que ejecutan Su mandato,
> Obedeciendo la voz de Su palabra.
>
> —Salmo 103:20

El ejemplo de Abraham

Abraham habló confiadamente de su fe en las promesas de Dios, a pesar de que no vio respuestas durante un cuarto de siglo. "Y el SEÑOR dijo a Abram [...] 'Haré tu descendencia como el polvo de la tierra; [...]'" (Génesis 13:14, 16). Génesis 21:5 declara que Abraham tenía cien años cuando nació Isaac. Aunque Abraham y Sara no tuvieron hijos durante muchos años, cada vez que el patriarca mencionaba su propio nombre, se estaba declarando a sí mismo el padre de muchas naciones. Abraham dependía de las palabras de promesa del pacto de Dios, incluyendo el anticipar el nacimiento de un hijo.

Después del nacimiento de Isaac, la fe de Abraham fue probada por Dios, quien le ordenó que sacrificara a su hijo (véase Génesis 22:1-14). Las acciones de Abraham y lo que dijo reveló la fe que tenía el patriarca en las palabras de su Dios:

- Hablando con los que acompañaban a él y su hijo al monte Moriah en Génesis 22:5, Abraham puso su fe en Dios al decirles a los jóvenes que los habían acompañado: "'volveremos a ustedes [...]'".

- Abraham habló palabras tranquilizadoras a Isaac: "'Dios proveerá para sí el cordero para el holocausto, hijo mío'" (versículo 8).

Abraham, con su fe en Dios, pasó esta prueba. Dios proveyó un carnero de sacrificio para tomar el lugar de Isaac. Abraham llamó el área del monte Moriah "El Señor proveerá [Jehová jireh]".

Analice sus palabras y las de otros

¿Qué clase de palabras habla usted? ¿Palabras de fe o palabras de temor? ¿Palabras positivas o negativas? ¿Con qué frecuencia expresa usted pensamientos negativos sobre la vida, la gente, los gobiernos —e incluso el clima—? ¿Alguna vez dice: "Tengo miedo de que 'x' vaya a pasar" o "Estoy que me muero de miedo"? ¿Repite frases y conceptos negativos de programas de televisión, canciones populares o las películas? ¿Qué dice usted acerca de sí mismo y de su salud? Escuche sus palabras. Podría sorprenderse al escuchar lo que usted está diciendo. Las palabras revelan el contenido del corazón: Jesús dijo: "'Pero lo que sale de la boca proviene del corazón, y eso es lo que contamina al hombre'" (Mateo 15:18).

¿A qué tipo de palabras le está poniendo atención? Si está enfermo, ¿se enfoca en las palabras negativas expresadas por cualquiera acerca de su salud? Si es así, utilice la autoridad de Jesús y rechace las palabras negativas que escuche. No absorba esas palabras en la mente y no se concentre en ellas.

Se ha demostrado que los optimistas viven más tiempo. A principios de la década de 1960, más de ochocientas personas con una edad media de treinta y cinco años completaron el Inventario de Personalidad Multifásico de Minnesota (MMPI) en la clínica Mayo. Treinta años más tarde, datos de seguimiento ajustados revelaron que los clasificados como optimistas, sobre la base de los resultados de la encuesta, vivieron 19 por ciento (alrededor de quince años) más que los pesimistas[2].

El habla del creyente

Al creer o tener fe en Dios y Su poder, podemos hablar Sus palabras, y Él puede utilizarlas para cumplir Sus propósitos.

Jesús enseñó que los resultados hablados ocurren si ordenamos la eliminación de circunstancias imposibles y desfavorables. Al poner la fe en el poder de Dios, podemos producir resultados hablando. "En verdad les digo que cualquiera que diga a este monte: 'Quítate y arrójate al mar', y no dude en su corazón, sino crea que lo que dice va a suceder, le será concedido" (Marcos 11:23).

El ingrediente esencial del habla de un creyente es una fe confiada y estable en Dios: "Y sin fe es imposible agradar a Dios. Porque es necesario que el que se acerca a Dios crea que Él existe, y que recompensa a los que Lo buscan" (Hebreos 11:6).

La fe se establece primero en el espíritu, antes de que se pueda expresar verbalmente: "Pero teniendo el mismo espíritu de fe, según lo que está escrito: 'Creí, por tanto hablé', nosotros también creemos, por lo cual también hablamos" (2 Corintios 4:13; citando al Salmo 116:10a).

Haga el hablar de su fe y de su confianza en Dios parte de su vida diaria. La fe es la "convicción (demostración) de lo que no se ve" de Dios (Hebreos 11:1b). Proclame su fe en Él, a usted mismo y a los demás. Aplique de manera activa la Palabra escrita de Dios: "Sean hacedores de la palabra [*logos*] y no solamente oidores que se engañan a sí mismos" (Santiago 1:22).

Mantener persistentemente nuestra confesión de fe en Dios es importante: "Teniendo, pues, un gran Sumo Sacerdote que trascendió los cielos, Jesús, el Hijo de Dios, retengamos nuestra fe" (Hebreos 4:14).

Es mejor creer en las provisiones de Dios para nosotros que concentrarse en las cosas negativas que Satanás está tratando de lograr. Por medio de las palabras que decimos, o glorificamos al Autor del bien o el autor del mal. Glorificar a Dios a través de nuestras palabras le permite ser la autoridad en nuestra vida. ¡Necesitamos magnificar al Señor, no a Satanás! Cualquier cosa que acentuemos por medio de pensamientos y palabras tendrá prioridad en nuestra vida.

Ordenando mandatos para la sanidad física

Jesús ordenó mandatos al administrar la sanidad a los enfermos. Sin duda Él oyó al Padre dar órdenes, porque Jesús dijo: "Lo que Yo hablo, lo hablo tal como el Padre Me lo ha dicho" (Juan 12:50).

Jesús ofreció venir a sanar al siervo recluido y paralizado del centurión. El soldado en Mateo 8:8b dijo a Jesús: "Solamente di la palabra y mi criado quedará sano". ("Decir (di)" en el griego es *épo* o "hablar o decir, [...] responder, [...] mandar"). El centurión indicó que entendía y que, cuando ordenaba a un soldado bajo su mando a hacer algo, se llevaría a cabo. Por tanto, el centurión tenía fe para creer que la sanidad de su siervo se cumpliría al Jesús hablar. Jesús le dijo que siguiera su marcha, y "'así como has creído, te sea hecho'" (versículo 13).

Jesús y Sus seguidores dieron muchas órdenes que produjeron sanidades físicas. Puede que usted responda: "Yo no soy Jesús, ni soy uno de Sus doce discípulos". Mientras Jesús estuvo en la tierra, fue Dios en un hombre, y hoy en día Él todavía es Dios, obrando en nosotros. Sus discípulos eran gente común, tal y como somos nosotros.

A continuación hay ejemplos del Nuevo Testamento de órdenes para la sanidad física, y sus resultados:

1. Un hombre paralítico, en Capernaúm: "'A ti te digo [Jesús]: levántate, toma tu camilla y vete a tu casa'. Y él se levantó, y tomando al instante la camilla, salió a la vista de todos" (Marcos 2:11–12a).

2. Un hombre con la mano seca, en la sinagoga: "Y mirando con enojo a los que Lo rodeaban, y entristecido por la dureza de sus corazones, [Jesús] le dijo al hombre: 'Extiende tu mano'. Y él la extendió, y su mano quedó sana" (Marcos 3:5).

3. Un hijo con un espíritu mudo y sordo: "Cuando Jesús vio que la gente corría a reunirse, reprendió al espíritu inmundo [...]: 'Espíritu mudo y sordo, Yo te ordeno: sal de él y no vuelvas a entrar en él'. [...] Pero Jesús, tomándolo de la mano, lo levantó, y él se puso en pie" (Marcos 9:25, 27).

4. Una mujer encorvada con un espíritu de enfermedad, en la sinagoga: "Cuando Jesús la vio, la llamó y le dijo: 'Mujer, has quedado libre de tu enfermedad'. Y puso las manos sobre ella, y al instante se enderezó y glorificaba a Dios" (Lucas 13:12–13).

5. Un hombre ciego en Jericó: "Jesús entonces le dijo: 'Recibe la vista, tu fe te ha sanado'. Al instante recobró la vista" (Lucas 18:42–43a).

6. Un hombre enfermo en el estanque de Betesda: "Jesús le dijo: 'Levántate, toma tu camilla y anda'. Al instante el hombre quedó sano" (Juan 5:8–9a).

7. Un hombre cojo, a la puerta del Templo: "Pero Pedro le dijo: "[...] 'en el nombre de Jesucristo el Nazareno, ¡anda!' Y tomándolo de la mano derecha, lo levantó; al instante sus pies y tobillos cobraron fuerza" (Hechos 3:6–7).

8. Aneas, un hombre lisiado y paralizado, en Lida: "Y Pedro le dijo: "Eneas, Jesucristo te sana; levántate y haz tu cama." Y al instante se levantó" (Hechos 9:34).

9. Un hombre cojo, en Listra: "[...] Pablo [...] dijo con voz fuerte: 'Levántate derecho sobre tus pies'. Y él dio un salto y comenzó a andar" (Hechos 14:9–10).

Hubo cuatro resurrecciones de entre los muertos en el Nuevo Testamento cuando Jesús y Pedro dieron las órdenes:

1. La hija del oficial de la sinagoga fue levantada de entre los muertos por Jesús: "Tomando a la niña por la mano, le dijo: [...] 'Niña, a ti te digo, ¡levántate!' Al instante la niña se levantó y comenzó a caminar" (Marcos 5:41–42a).
2. El hijo de la viuda de Naín fue levantado de su ataúd por Jesús: "Y acercándose, tocó el féretro; [...] Y Jesús dijo: 'Joven, a ti te digo: ¡Levántate!' El que había muerto se incorporó y comenzó a hablar (Lucas 7:14–15a).
3. Lázaro fue levantado de entre los muertos por Jesús: "Habiendo dicho esto, gritó con fuerte voz: '¡Lázaro, sal fuera!' Y el que había muerto salió, los pies y las manos atados con vendas, y el rostro envuelto en un sudario" (Juan 11:43–44a).
4. Dorcas fue levantada de entre los muertos por Pedro: "Pero Pedro, haciendo salir a todos, se arrodilló y oró, y volviéndose al cadáver, dijo: "Tabita, levántate." Ella abrió los ojos, y al ver a Pedro, se incorporó" (Hechos 9:40).

Nuestros mandatos para la sanidad

Los creyentes de hoy pueden usar la autoridad de Jesús y dar órdenes para que la sanidad sobrenatural de Dios suceda. Podemos hacer esto hoy al someternos al Padre que nos muestra cómo hablar vida y sanidad. No estamos presumiendo para nosotros mismos el poder que Jesús, el Hijo, tenía en la tierra mientras Él hacía la voluntad del Padre. Para los discípulos de los tiempos de Jesús y del siglo XXI, el mismo Jesús dijo en Juan 14:12: "En verdad les digo: el que cree en Mí, las obras que Yo hago, él las hará también; y aún mayores que éstas hará, porque Yo voy al Padre'".

Practíquelo en sí mismo usando el nombre de Jesús. Hable con su cuerpo cada día y ordénele a que se haga perfectamente equilibrado. Ordene a su sistema inmunológico con la autoridad de Jesús a que acelere sus defensas, para que su cuerpo esté protegido contra la infección. Ordene a las células, los tejidos, los órganos y todos los sistemas que se restauren y se mantengan sanos. Ordene a la enfermedad a que salga, y declare que su cuerpo es curado por las llagas de Jesús.

Hablando las palabras de Dios para la sanidad física

Aquí hay algunas sugerencias específicas para usar su fe, junto con las palabras de Dios, para resistir el reino de Satanás. Puede utilizar declaraciones basadas en las Escrituras, como las siguientes, sobre la buena salud y la integridad física, y ordenar a que su cuerpo responda:

1. "Diga el débil: 'Fuerte soy'" (Joel 3:10b) y "'Te basta Mi gracia, pues Mi poder se perfecciona en la debilidad'" (2 Corintios 12:9a).

   Podría decir algo como: "Soy una persona fuerte en Jesús, porque tengo Su fuerza. La gracia del Señor es suficiente para mí, y Su poder se perfecciona en mi debilidad. En el nombre de Jesús, ato la debilidad de mi cuerpo, y libero la fuerza de Dios".

2. "'Ningún arma forjada contra ti prosperará, y condenarás toda lengua que se alce contra ti en juicio. Esta es la herencia de los siervos del Señor'" (Isaías 54:17).

   Tal vez querrá hacer una declaración como: "Reino de Satanás, no puede forjar ningún arma eficaz contra mí, en el nombre de Jesús. Si lo intenta, el arma no servirá, porque ninguna acusación suya prevalecerá, ya sea en mi mente o por medio de otras personas. Tengo el poder por medio de Jesús para romper el poder de cualquier ataque contra mí".

3. "Porque no nos ha dado Dios espíritu de cobardía, sino de poder, de amor y de dominio propio (de disciplina)" (2 Timoteo 1:7).

   Una declaración sugerida: "Padre, sé que el miedo no es de Ti; es de Satanás. Confieso que tengo miedo. Yo ordeno al miedo que se vaya en nombre de Jesús. Ya no tengo miedo porque Tú, Señor, me has dado un espíritu de poder, un espíritu de amor y un espíritu de dominio propio".

4. "El mismo llevó (cargó) nuestros pecados en Su cuerpo sobre la cruz, a fin de que muramos al pecado y vivamos a la justicia, porque por Sus heridas fueron ustedes sanados" (1 Pedro 2:24).

   Sus palabras podrían ser: "Fui sanado por las llagas de Jesús, o Sus heridas. Él llevó mi enfermedad sobre sí mismo cuando pagó el precio por toda mi salvación, incluyendo la libertad de la enfermedad. Creo que en la Palabra escrita de Dios, que declara en Isaías 53:4 que Jesús llevó mis enfermedades y cargó mis dolores. Mi sanidad ocurrió cuando Jesús murió por el mundo entero. Ato y echo fuera la enfermedad en el nombre de Jesús y suelto el poder sanador de Dios en mi cuerpo. Ordeno a mi cuerpo a morir a los pecados y a vivir una vida recta".

5. "¿O no saben que su cuerpo es templo del Espíritu Santo que está en ustedes, el cual tienen de Dios, y que ustedes no se pertenecen a sí mismos? Porque han sido comprados por un precio. Por tanto, glorifiquen a Dios en su cuerpo y en su espíritu, los cuales son de Dios" (1 Corintios 6:19–20).

   Tal vez afirmará algo así como: "Fui comprado por la sangre de Jesús. Mi cuerpo es el templo del Espíritu Santo. Por lo tanto, yo glorificaré a Dios al escoger no aceptar los pensamientos negativos que ustedes, los ejércitos de Satanás, están tratando de meter en mi mente. Rechazo esos pensamientos en el nombre de Jesús. Reino de Satanás, mi cuerpo pertenece a Dios mi Creador. He sido crucificado con Jesús y Él vive en mí. Si el enemigo tiene alguna mentira para decirme, tendrá que ser declarada a Dios, porque yo soy Su hijo. Reino del diablo, me niego a escuchar sus mentiras. Tome a su enfermedad y salga ahora, en nombre de Jesús".

Capítulo 14

La terapia de Dios

Dios ha provisto varias maneras de desatar la sanidad física a Sus hijos bien sea por su beneficio propio o el beneficio de otros:

- La imposición de manos
- La alabanza
- La presencia de Dios
- La oración de fe
- El uso de la ley del Espíritu de vida

En este capítulo daremos una mirada a cada uno de estos individualmente.

La imposición de manos

Hebreos 6:1–2 enumera doctrinas fundamentales del cristianismo. La imposición de manos es una de ellas:

> Por lo tanto, dejemos a un lado las enseñanzas elementales acerca de Cristo, y avancemos hacia la perfección. No volvamos a cuestiones básicas, tales como el arrepentirnos de las acciones que nos llevan a

la muerte, o la fe en Dios, o las enseñanzas acerca del bautismo, o la imposición de manos, o la resurrección de los muertos y el juicio eterno. (RVC)

En el Nuevo Testamento, el poder sanador de Dios fue transmitido por medio de aceite (Marcos 6:13), la sombra de un creyente (Hechos 5:15), la orden de un creyente (Hechos 9:34), pañuelos o delantales (Hechos 19:12), la oración (Hechos 9:40) y la imposición de manos (Marcos 16:18).

La imposición de manos para la sanidad física en el primer siglo

El Nuevo Testamento tiene catorce referencias a curaciones físicas a través de la aplicación de manos. Una de ellas está en Marcos 16:18, que incluye a los seguidores de Jesús durante cualquier época futura quienes, por la fe en la promesa de Dios, ponen las manos sobre los enfermos para su recuperación. Hay otras cinco referencias sobre las manos para bendecir, pero no directamente para la curación.

A continuación, se encuentra una muestra de pasajes que se refieren a la imposición de manos para la curación física:

- Jesús puso las manos sobre unos enfermos y los sanó. La incredulidad de su propia ciudad de origen bloqueó cualquier signo visible del poder de Dios (Marcos 6:5).
- Jesús puso las manos sobre cada persona enferma en esta ocasión, y ellos fueron sanados (Lucas 4:40).
- Los apóstoles de Jesús suministraron señales y maravillas con sus manos (Hechos 5:12).
- Ananías puso sus manos sobre Pablo para la recuperación de su vista (Hechos 9:17).
- El apóstol Pablo impuso manos sobre el padre de Publio y lo sanó (Hechos 28:8).

La imposición de manos para la sanidad física posteriormente

Los antiguos padres de la Iglesia impusieron manos sobre los enfermos para la sanidad. Ireneo, por ejemplo, declaró: "Otros curan a los enfermos por medio de la imposición de manos, y les restauran a la salud"[1].

John G. Lake fue un evangelista de sanidad conocido a nivel nacional, así como pastor de una iglesia en Spokane, Washington, a principios del siglo xx. [Nota de la autora: el ministerio Healing Rooms actualmente es la continuación de un aspecto del ministerio de Lake en la iglesia de Spokane]. Anteriormente había sido un hombre de negocios. Su ministerio de sanidad a otros fue tan exitoso que, en 1924, "cien mil sanidades habían sido documentadas y registradas dentro de tan solo cinco años"[2].

Lake reveló por qué la Biblia nos enseña a poner las manos sobre los enfermos: "Usted observa que ponemos las manos sobre los enfermos para su sanidad. ¿Para qué? Simplemente para que el Espíritu de vida en Cristo Jesús que mora en el cristiano pueda fluir a través de nuestras manos a sus cuerpos"[3].

Evelyn Frost, investigadora y escritora británica acerca de la Iglesia antenicena, escribió acerca de esta doctrina fundamental a través de la historia de la Iglesia:

> La Imposición de las Manos también ha estado estrechamente asociada a la operación del Espíritu desde los primeros tiempos. La Imposición de Manos era originalmente una parte del Bautismo, [...] Este medio fue empleado con frecuencia por el mismo Cristo en Su obra de sanidad, y la promesa fue dada que los que creyeran en Él deben 'poner las manos sobre los enfermos y serán sanos'. Así, la práctica, respaldada por la autoridad divina y el uso apostólico, continuó en la Iglesia Primitiva y aún continúa hasta nuestros días. Se halla no solo como un enfoque

exterior y visible de la oración de sanidad —o más bien, de la aceptación del hombre de la promesa divina de sanidad— sino también en relación con otras partes de la vida y el orden del Iglesia[4].

El conferencista y autor Norvel Hays comentó:

Muchas personas que asisten a la iglesia se preguntan por qué Jesús no sana a los enfermos en su iglesia hoy en día. Algunos me dicen: "Nunca he visto a una persona lisiada que se pare de una silla de ruedas y camine en nuestra iglesia". Yo siempre les pregunto: "¿Ustedes ponen sus manos sobre los enfermos en el nombre de Jesús?". Y, por supuesto, ellos dicen: "No". Así que yo digo: "Bueno, Jesús lo dio como un deber a los creyentes". Eso hace que automáticamente sea disponible para la iglesia —para la iglesia de cualquiera[5].

Creemos en el manual de instrucciones del automóvil acerca del funcionamiento de nuestro coche, pero ¿tenemos confianza en las instrucciones del manual escrito por Dios sobre Sus provisiones para la sanidad física, tales como la imposición de las manos?

De los casos de sanidad sobrenatural y divina personalmente presenciados por la autora de este libro, uno es de un niño en la República Dominicana. En el 2005, el niñito, recostado lánguidamente en el hombro de su madre, con el padre de pie cerca de ellos, estaba rodeado del grupo de nuestra iglesia de los Estados Unidos. Estábamos visitando una gran iglesia de Santo Domingo. Sin haber sido informados del problema del niño, se nos pidió a todos que pusiéramos las manos sobre el niño y oráramos por él. Lo hicimos y oramos por sanidad física. Inmediatamente después, procedimos a orar por los demás, hasta que fuimos notificados de que era hora de irnos. Al día siguiente, partimos para iniciar el largo vuelo a casa. Me olvidé de preguntar cuál era el problema físico de salud del niño específicamente. El siguiente año, nuestro grupo estaba de vuelta en la misma iglesia; vi al niño esta vez en brazos de su padre, actuando como un chico normal, gritando y moviendo los brazos. Esta vez yo pregunté acerca de la salud del niño. Me dijeron que unos días antes de que oráramos originalmente por este niño, él había sido diagnosticado por un cardiólogo en la República Dominicana de tener trece agujeros en su corazón, y su pronóstico era grave. La madre, después de nuestro tiempo de oración con su hijo, fue a la siguiente cita con el cardiólogo. ¡Él pudo encontrar solo un pequeño agujero que no representaba peligro para el corazón del niño! Confundido y preguntándose por qué no podía ver los otros doce agujeros, llamó a otros cardiólogos para examinar al niño. ¡Ellos también podían encontrar solo ese único agujero pequeño! A continuación, el médico le dijo a la madre que, si los agujeros en el corazón de un niño son reparados naturalmente por el cuerpo, quedará tejido cicatrizal donde estaban los agujeros. Pero en este caso, ¡no había ningún tejido cicatrizal alrededor de las áreas curadas! ¡Dios había sanado los doce agujeros!

Los padres, ambos agradecidos por lo que Dios ha hecho, piensan en el pequeño agujero restante e inofensivo como un recordatorio de lo que Dios ha hecho por ellos al curar a su hijo, que sigue gozando de buena salud[6].

Alabanza

Debido a que somos seguidores de Jesús, tenemos Su vida en nosotros, o la presencia de Dios. Pero Dios también libera su presencia de mayor manera sobre nosotros, cuando nosotros lo adoramos. Nuestra adoración a Dios activa Su presencia, que trae aún más beneficios de la paz de Dios y de Su poder curativo.

El salmista David asoció la alabanza con la presencia de Dios:

> Sirvan [hebreo *abád*: "adorar"] al SEÑOR con alegría;
> Vengan ante Él con cánticos de júbilo. [...]
> Entren por Sus puertas con acción de gracias,

Y a Sus atrios con alabanza.
Denle gracias, bendigan Su nombre.

—Salmo 100:2, 4

David sugirió que la presencia de Dios se convierte en una realidad cuando su pueblo lo alaba: "Sin embargo, Tú eres santo, que habitas [*yasháb*: "morar, permanecer"] entre las alabanzas de Israel" (Salmo 22:3).

C. S. Lewis dijo que al principio él "no vio que es en proceso de ser adorado que Dios comunica Su presencia a los hombres. [...] Incluso en el judaísmo la esencia del sacrificio no era realmente que los hombres dieran toros y cabras a Dios, pero que al ellos hacerlo Dios se entrega a los hombres; en el acto central de nuestra adoración, por supuesto, esto es mucho más claro —ahí está manifestado, incluso físicamente, Dios el que da y nosotros los que reciben—"[7].

¿Qué es la alabanza a Dios?

Cuando adoramos a Dios, estamos dejándole saber cuánto lo amamos y expresando nuestro agradecimiento por quién es Él.

La verdadera adoración de Dios es a través de nuestro espíritu. Pablo escribió: "Porque nosotros somos la verdadera circuncisión, que adoramos en el Espíritu de Dios y nos gloriamos en Cristo Jesús, no poniendo la confianza en la carne" (Filipenses 3:3).

Maneras de alabar a Dios

Podemos adorar a Dios al hablar Su Palabra escrita a Él, al escuchar música de adoración y al cantar nuestras alabanzas a Él. Expresamos nuestro amor a Él declarando las muchas maneras en las que Él nos ha bendecido.

Palabras bíblicas para "alabanza"

"Servir", "temer" y "buscar", en la Biblia castellana, son traducciones de palabras originales del texto que significan "alabanza".

Servir

En hebreo y en griego, "servir" tiene el significado de alabanza. Una palabra hebrea para "servir" es *abád*, que incluye "servidumbre" y "adorar" en sus significados. *Latreúo* es una palabra griega que significa "ministrar (a Dios), i.e. rendir homenaje relig.: [...] culto".

Dios promete bendiciones materiales y de salud a los que le sirven: "'Pero ustedes servirán [Nota de la autora: adorarán] al SEÑOR su Dios. Él bendecirá tu pan y tu agua. Yo quitaré las enfermedades de en medio de ti'" (Éxodo 23:25).

Temer

En Lucas 4:8, Jesús citó Deuteronomio 6:13: "Jesús le respondió: 'Escrito está: "Al SEÑOR tu Dios adorarás, y a Él sólo servirás"'". La palabra traducida como "adoración" corresponde al hebreo *yaré* de Deuteronomio, que incluye el sentido de reverencia y en el pasaje de Deuteronomio a menudo se traduce "temer". La palabra griega *proskunéo* (adoración) en Lucas 4:8 tiene "(hacer reverencia a, adorar): postrarse, reverencia" como algunos de sus principales significados.

Buscar

"Buscar" también involucra la adoración. Dios recompensa a aquellos que lo buscan o lo adoran:

Los leoncillos pasan necesidad y tienen hambre,
Pero los que buscan [Hebreo *darásh*: "espec. adorar]
al SEÑOR no carecerán de bien alguno.

—Salmo 34:10

Me buscarán [Hebrew *bacash*: "buscar [...] espec. en
alabanza y adoración)]" y Me econtrarán, cuando Me
busquen de todo corazón.

—Jeremías 29:13

La palabra griega para buscar (*ekzetéo*) en Hebreos 11:6 significa
"buscar [...] adorar" y se refiere a *zetéo*: "adorar (a Dios)".

Y sin fe es imposible agradar a Dios. Porque es
necesario que el que se acerca a Dios crea que Él
existe, y que recompensa a los que Lo buscan.

"Buscar Su rostro", que también se encuentra en los Salmos,
incluye el significado de la adoración del Señor: "Busquen al SEÑOR
y Su fortaleza; busquen Su rostro continuamente" (Salmo 105:4).

Salmo 27:8 revela la obediencia de David a la orden del Señor
de buscar su rostro, o de adorar a Dios: "Cuando dijiste: 'Busquen
Mi rostro', mi corazón Te respondió: 'Tu rostro, SEÑOR, buscaré'".

Adoradores en la Biblia

El tabernáculo del rey David era un lugar de alabanza y adoración
regulares. David organizó a cuatro mil que "alababan al SEÑOR con
los instrumentos" (véase 1 Crónicas 15:16–24, 27–28; 23:5–6).

En 2 Crónicas 5:11–14, el arca fue traída al nuevo Templo
construido por Salomón. Durante la celebración de este evento,
músicos tocaron címbalos e instrumentos musicales, los levitas
cantaron y ciento veinte sacerdotes tocaron las trompetas, todos
alabando a Dios. Todo el mundo experimentó Su gloria, que
descendió sobre ellos como una nube. Los sacerdotes no pudieron
permanecer de pie, porque la presencia de Dios llenó el Templo.

Entre los adoradores del Nuevo Testamento estaban María, la madre de Jesús, que adoró a Dios en presencia de su prima Elisabet y luego profetizó (véase Lucas 1:46–55.) María de Betania adoró al Señor; ella eligió sentarse a los pies de Jesús, con el fin de aprender de Él (véase Lucas 10:39–42). Esta María, hermana del Lázaro resucitado, ungió los pies de Jesús en un acto de adoración, secándolos con su cabello, como se registra en Juan 12:3.

En Hechos 16:25–26, la adoración de Pablo y Silas a Dios, mientras que estaban en la cárcel, resultó en un terremoto, al Dios revelar Su presencia sobrenatural y poderosa para abrir las puertas de la cárcel y soltar las cadenas de los prisioneros.

Adoradores de hoy en día

Dios nos revela Su presencia hoy en día en la adoración. La gloria tangible de Dios llega por medio del Espíritu Santo. Las personas pueden sentir varias señales de la gloria de Dios, tales como hormigueos, temblores, calor o ardor. Puede haber llanto o la risa espontáneos por el adorador. Un aroma floral sobrenatural puede estar presente, o la persona puede sentir una paz silenciosa.

Dios hoy está buscando adoradores. Jesús habló proféticamente a la mujer samaritana acerca de la adoración al Padre: "Pero la hora viene, y ahora es, cuando los verdaderos adoradores adorarán al Padre en espíritu y en verdad; porque ciertamente a los tales el Padre busca que Lo adoren" (Juan 4:23).

En el tiempo de la conversación de Jesús con la samaritana, Jerusalén era el centro físico de adoración. Hoy en día, las palabras proféticas de Jesús se están cumpliendo ya que la verdadera adoración de Dios viene de los espíritus de los creyentes de todo el mundo. "Dios es espíritu, y los que Lo adoran deben adorar en espíritu y en verdad" (Juan 4:24).

La presencia de Dios

La presencia de Dios es Su gloria revelada, que viene y se queda con los que desean comunión con Él. Todos fuimos creados para tener una relación con Dios, como se ilustra en la cercana relación de Adán con su Creador en el Jardín. En Génesis 2:19, Dios llevó a Adán, el primer residente de la tierra, todos los animales y cada pájaro, para que pudiera nombrar cada criatura. Adán y Eva estaban familiarizados con la voz de Dios, pues lo escuchaban llamarlos mientras Él caminaba por el Jardín (véase Génesis 3:8–9).

La presencia de Dios es una fuerza tangible. John G. Lake indicó que "el Espíritu de Dios es tangible, real, un ser viviente, tan real como la electricidad, tan real como cualquier otra fuerza nativa"[8].

Dios está llamando a Sus hijos a buscar Su presencia, para comunicarse con Él. ¿Cómo sabemos que Dios desea esto? Dios siempre está dispuesto a respondernos. Santiago 4:8a declara: "Acérquense a Dios, y Él se acercará a ustedes". Dios promete que Él se acercará a los que buscan Su compañerismo: Salmo 22:3 nos informa que nuestra alabanza y adoración a Dios establecen un lugar para que Él habite. A medida que lo amemos y guardemos Sus mandamientos, Él nos ama y se revela a nosotros por medio de Su presencia.

> "El que tiene Mis mandamientos y los guarda, ése es el que Me ama; y el que Me ama será amado por Mi Padre; y Yo lo amaré y Me manifestaré a él".
>
> —Juan 14:21

Palabras bíblicas de la presencia revelada de Dios

"Gloria" y "unción" son dos palabras bíblicas que transmiten el concepto de que la presencia revelada de Dios está disponible a todos los creyentes.

Gloria

En Juan 17:22–23a, Dios Hijo, hablando con Su Padre, indicó que le había dado la gloria del Padre a todos los creyentes: "La gloria [el griego *dóxa*: "gloria (como muy aparente), [...] glorificar, glorioso, honra, honroso"] que Me diste les he dado, para que sean uno así como Nosotros somos uno:".

El rey David buscó la presencia de Dios o su gloria:

> Así Te contemplaba en el santuario,
> Para ver Tu poder y Tu gloria.
>
> —Salmo 63:2

Podemos experimentar la gloria o la presencia de Dios, si la deseamos y la buscamos por fe. Jesús le preguntó a Marta: "'¿No te dije que, si crees, verás la gloria de Dios?'" (Juan 11:40).

Unción

La presencia tangible de Dios también se llama la "unción". La palabra griega para "unción" es *jrísma*, que significa "un ungüento o untado, [...] el otorgamiento espec. ('crisma') del Espíritu Santo:". La palabra viene de *jrío*, "untar o frotar con aceite, [...] ungir".

Jristós, también derivado de *jrío*, significa "ungido, i.e., el Mesías, epíteto de Jesús: —Cristo". El título de Jesús (el Cristo) corresponde a la palabra hebrea Mesías o el Ungido. *Jristianós*, la palabra griega para "cristiano", proveniente de *jristós*, indica un "seguidor de Cristo". Históricamente una palabra despectiva para los seguidores de Jesús, el título "cristiano" en realidad retrata el verdadero sentido de la palabra: una pequeña versión de Cristo, untado y frotado con el aceite de la unción de Dios: "Ahora bien, el que nos confirma con ustedes en Cristo y el que nos ungió, es Dios" (2 Corintios 1:21).

El acceso directo a la presencia de Dios

> Pero el que se une al Señor, es un espíritu con Él.
> —1 Corintios 6:17

> En verdad nuestra comunión es con el Padre y con Su Hijo Jesucristo.
> —1 Juan 1:3b

Cada vez que Dios aparecía en una nube sobre el propiciatorio, el Sumo Sacerdote entraba en el Lugar Santísimo para hacer expiación por los pecados del pueblo (véase Levítico 16:2–20).

Juan escribió que, mientras Jesús moría en la cruz, dijo: "'¡Consumado es! (¡Cumplido está!)' E inclinando la cabeza, entregó el espíritu" (John 19:30b). Marcos añadió: "Y el velo del templo se rasgó en dos, de arriba abajo" (Marcos 15:38).

> El Velo (Éx. 26:31–35) era un tipo del cuerpo humano de Cristo (Mat. 26:26; 27:50; Heb. 10:20). En consecuencia, se rasgó en dos de manera sobrenatural cuando Cristo murió (Mat. 27:51) concediendo acceso instantáneo a Dios a todo aquel que se acerque por medio de la fe en Él[9].

Anteriormente, estar en la presencia de Dios era riesgoso para el Sumo Sacerdote. Se le colocaron campanas al borde de su manto, para que se le pudiera escuchar mientras se movía en el Lugar Santo. Si la gente escuchaba las campanas sonando, sabían que el sacerdote estaba todavía vivo (véase Éxodo 28:33–35; 39:25–26).

El velo entre el Lugar Santísimo y el Lugar Santo se rasgó en dos cuando Jesús terminó Su obra de expiación. Jesús, nuestro Sumo Sacerdote, habiendo dado expiación por nuestros pecados, allanó el camino para que podamos llegar ante el Padre. Hebreos 9:12 dice: "entró al Lugar Santísimo una vez para siempre, no por medio de la sangre de machos cabríos y de becerros, sino por medio de Su propia sangre, obteniendo nuestra redención eterna".

El apóstol Pablo declaró que, a través de Jesús, "tenemos libertad y acceso a Dios con confianza por medio de la fe en Él" (Efesios 3:12). Y Hebreos 4:16 indica que los creyentes pueden venir confiadamente ante el mismo trono de Dios.

Poder por medio de la presencia de Dios

- El poder de unción:

    En Hechos 10:38, Pedro le dijo a Cornelio y los de su casa que Dios ungió a Jesús de Nazaret con el Espíritu Santo y con poder. En otras palabras, Dios Padre dio a Jesús la presencia de Dios, el Espíritu Santo, y el poder del Espíritu Santo.

    El apóstol Juan declaró que los creyentes son ungidos, es decir, se les da la presencia de Dios, para conocer todas las cosas.

    > Pero ustedes tienen la unción del Santo, y conocen todas las cosas. [...] La unción que ustedes recibieron de él permanece en ustedes, y no tienen necesidad de que nadie les enseñe. Así como la unción misma les enseña todas las cosas, y es verdadera y no falsa, permanezcan en él, tal y como él les ha enseñado.
    > —1 Juan 2:20, 27 (RVC)

- El poder que rompe ataduras:

    El aceite de "unción" de la presencia de Dios rompe el control de Satanás: "y el yugo se pudrirá a causa de la unción" (Isaías 10:27b, RVR60). Las ataduras espirituales, mentales y físicas pueden ser rotas al pasar tiempo en la unción de Dios.

- El poder refrescante:

    La presencia de Dios es refrescante como fue mencionado por Pedro, quien dijo a los judíos que habían presenciado el milagro del hombre cojo: "'Por tanto, arrepiéntanse y

225

conviértanse, para que sus pecados sean borrados, a fin de que tiempos de alivio vengan de la presencia del Señor'" (Hechos 3:19).

- El poder de fortalecimiento:

Fuerza y energía sobrenaturales son dadas a aquellos que esperan al Señor en Su presencia:

> Pero los que esperan en el Señor
> Renovarán sus fuerzas. [...]
> Caminarán y no se fatigarán.
>
> —Isaías 40:31

"Esperar" es el hebreo *cavá*, que significa "aguardar, confiar, esperar, juntar, -se". Cuando se "espera" a alguien, usted atiende a las necesidades de la otra persona, mirando a ver si hay algo que usted pueda hacer por ella, al igual que un siervo haría por su amo.

El rey David halló fuerza a través de la presencia de unción de Dios: "Pero Tú has exaltado mi poder como el del búfalo; he sido ungido con aceite fresco" (Salmo 92:10).

- El poder curativo:

Dios desea dar salud a Su pueblo a través de Su presencia, o Su "rostro", un término hebreo que representa Su presencia:

> Dios tenga piedad de nosotros y nos bendiga,
> Y haga resplandecer Su rostro [hebreo *paním*: "favor,
> [...]
> presencia"] sobre nosotros,
> Para que sea conocido en la tierra Tu camino,
> Entre todas las naciones Tu salvación [sco: "salud de
> salvación"].
>
> —Salmo 67:1–2

La salvación y la salud de salvación son las traducciones de *yeshúa*, la palabra relacionada con el nombre de Jesús; *yeshúa* se puede traducir "salud".

El cuerpo de Eliseo, que recibió tanto poder de la presencia de Dios por medio de la comunión diaria con Él, a pesar de muerto, irradiaba vida sanadora, y suministró vida a un hombre muerto que fue lanzado en la tumba del profeta. Cuando su cuerpo tocó los huesos de Eliseo, el muerto volvió a la vida y se puso en pie (veáse 2 Reyes 13:20–21).

En Hechos 19:12, paños que habían tocado el cuerpo de Pablo fueron llevados a los enfermos, y cuando se colocaban sobre sus cuerpos, los espíritus demoníacos y las enfermedades los dejaban libres. Cuando Pedro andaba junto a los enfermos, su sombra los sanaba (Hechos 5:15). La presencia de Dios estaba en los paños de Pablo y la sombra de Pedro.

Los seguidores de Jesús reunidos pidieron a Dios: "'Permite que Tus siervos hablen Tu palabra con toda confianza, mientras extiendes Tu mano [Nota de la autora: la presencia de Dios] para que se hagan curaciones, señales (milagros) y prodigios mediante el nombre de Tu santo Siervo (Hijo) Jesús'" (Hechos 4:29–30). El versículo 31 dice que "el lugar donde estaban reunidos tembló, y todos fueron llenos del Espíritu Santo …"

Llenos de la presencia de Dios, los seguidores de Jesús con valentía hablaron la palabra de Dios; no carecían de nada (Hechos 4:34). Dios llevó a cabo señales y prodigios, incluyendo sanidades físicas (Hechos 5:12–16).

La oración de fe

Santiago 5:14–15 da instrucciones acerca de la oración y la unción con aceite para la sanidad física de una persona enferma en el contexto de la iglesia local. Este pasaje enseña un procedimiento en el que una persona enferma debe llamar a los ancianos de la iglesia local en búsqueda de la curación física (no espiritual).

El doctor Kenneth Wuest, erudito y traductor bíblico, tradujo Santiago 5:15 en contexto con la sanidad física:

> ¿Está alguno entre ustedes enfermo? Que llame de inmediato a los ancianos de la asamblea [local], y oren por él, habiéndole masajeado [con aceite de oliva] en el Nombre del Señor. Y la oración ofrecida en fe sanará al enfermo, y el Señor lo levantará[10]. [Corchetes con palabras adicionales por Wuest]

La oración ofrecida en fe ha de venir de los ancianos —una oración de fe para sanidad física—. Presumiblemente, Santiago no tuvo en cuenta la posibilidad de que algún anciano de la iglesia no tuviera fe en la sanidad física de Dios.

(Para una mayor exposición de Santiago 5, véase el capítulo 16, "Objeciones contra la sanidad física de Dios actualmente").

La aplicación de la ley del Espíritu de vida

La necesidad de vida sobrenatural comenzó con la desobediencia de Adán y Eva, cuando Satanás tuvo éxito al tentar a la primera pareja de la tierra a obedecerlo a él en lugar de Dios. Su pecado llevó a consecuencias de juicio sobre ellos, sobre sus descendientes y en todo el mundo. Todo comenzó a morir. La redención de Dios Hijo fue el antídoto para la maldición de la ley del pecado y de la muerte. Jesús, por medio de Su muerte y resurrección, dio la ley del Espíritu de vida a Sus seguidores a través del Espíritu Santo. Jesús liberó a la humanidad de las garras de Satanás: "Porque la ley del Espíritu de vida en Cristo Jesús te ha libertado de la ley del pecado y de la muerte" (Romans 8:2).

Un vehículo en movimiento a velocidades de aceleración demuestra que la propulsión de su motor supera la inercia. Del mismo modo, la ley del Espíritu de vida, debido a que la fuente de su poder es mayor que la ley del pecado y de la muerte.

Dios Padre, por medio de Su Hijo, nos ha dado un espíritu

nuevo: "Si alguno está en Cristo, nueva criatura (nueva creación) es; …" (2 Corintios 5:17a).

Jesús declaró que "'El Espíritu es el que da vida; …'" (Juan 6:63a). Cuando se hace un compromiso personal con Jesús, "el último Adán", Su vida mora en el creyente: "El último Adán, espíritu que da vida" (1 Corintios 15:45b).

Evelyn Frost explicó la vida sobrenatural de Jesús dentro del creyente:

> El secreto del bienestar físico del cristiano es la vitalidad de la vida divina que mora adentro en virtud de su incorporación a Cristo[11].

El apóstol Pablo experimentó esta vida o energía sobrenatural: "Con este fin también trabajo, esforzándome según Su poder [El griego *enérgeia*: eficiencia (energía) —[...] obra [..] poder que obra [energéo: ser activo, eficiente: —obrar, operar] poderosamente en mí" (Colosenses 1:29).

> Es por eso que trabajo y lucho con tanto empeño, apoyado en el gran poder de Cristo que actúa dentro de mí. (NTV)

Esta energía de vida eficaz y "gran poder" está disponible a todos los creyentes. Pablo, en Efesios 3:20, se refirió al poder de Dios en nosotros: "Y a Aquél que es poderoso para hacer todo mucho más abundantemente de lo que pedimos o entendemos, según el poder que obra en nosotros".

El don de la ley del Espíritu de vida a través de la redención de Jesús está disponible como el poder del Padre dentro del creyente para la sanidad física y el buen mantenimiento de la salud. En Romanos 8:2, Pablo se usó a sí mismo como ejemplo de cómo "la ley del Espíritu de vida en Cristo Jesús me ha liberado de la ley del pecado y de la muerte" (rvc).

John G. Lake explicó por experiencia propia acerca de la ley del Espíritu de vida: él y su amigo sobrevivieron la tarea de enterrar a muchos de los muertos de la peste bubónica de Sudáfrica. La gente no aceptaba ser contratada ni por mil dólares para enterrar a los muertos.

> Ningún hombre puede ponerlo en armonía con esa ley de la vida, "la ley del Espíritu de vida en Cristo Jesús". Él es su fuente. [...] Así que el apóstol se regocijó de ser "liberado de la ley del pecado y de la muerte"[12].

Lake reveló cómo la fe en la ley del Espíritu de la vida de Dios ahuyentó bacterias lejos de su cuerpo, y los de su colega holandés, para que nunca fueran víctimas de la peste bubónica en Sudáfrica. Lake describió cómo él y su amigo entraban a las casas y sacaban cargadas a las personas fallecidas, cavaban sus tumbas y las enterraban. A veces ponían tres o cuatro víctimas en una tumba. Debido a que practicaron su fe en el Espíritu de la vida, nunca contrajeron la enfermedad:

> Nunca contrajimos la enfermedad. ¿Por qué? Por el conocimiento de que la ley de la vida en Cristo Jesús nos protege. [...] Por el hecho de que un hombre por la acción de su voluntad propia, se pone a sí mismo a propósito en contacto con Dios, la fe se apodera de su corazón y la condición de su naturaleza cambia. En lugar de tener miedo, está lleno de fe. En lugar de ser absorbente y atraer todo a sí mismo, su espíritu repele la enfermedad y la dolencia. El Espíritu de Cristo Jesús fluye a través de todo el ser, y emana a través de las manos, el corazón, y por todos los poros del cuerpo[13].

John Lake reveló cómo al habitar en uno la vida de Dios toda enfermedad se repele:

> Durante la gran plaga que he mencionado, enviaron un buque del gobierno con suministros y un cuerpo de médicos. Uno de los médicos me mandó llamar y me dijo: "¿Qué ha estado usando para protegerse? Nuestro grupo tiene este preventivo y otro, que usamos como protección, pero llegamos a la conclusión que, si un hombre puede permanecer en el suelo como usted ha estado y atender a los enfermos y enterrar a los muertos, debe tener un secreto. ¿Cúal es?".
>
> Le contesté: "Hermano, es la 'ley del Espíritu de vida en Cristo Jesús'. Yo creo que el mismo tiempo que mantengo mi alma en contacto con el Dios vivo para que Su Espíritu esté fluyendo en mi alma y cuerpo, ningún germen se agarrará de mí, porque el Espíritu de Dios lo matará". Él preguntó: "¿No cree que debería utilizar uno de nuestros preventivos?". Le respondí: "No, pero doctor, creo que le gustaría experimentar conmigo. Si va a una de estas personas muertas y toma la espuma que sale de sus pulmones después de la muerte, luego la pone bajo el microscopio verá masas de gérmenes vivos. [...] Usted puede llenar mi mano con ellos y yo la mantendré bajo el microscopio, y en lugar de que estos gérmenes sigan con vida, se van a morir al instante". Lo intentaron y descubrieron que era verdad. Preguntaron: "¿Qué es eso?". Les respondí: "Eso es 'la ley del Espíritu de vida en Cristo Jesús'. Cuando el espíritu de un hombre y el cuerpo del hombre se llenan con la bendita presencia de Dios, esta rebosa por los poros de su piel y mata a los gérmenes"[14].

Lake daba este consejo a los enfermos:

> Póngase en contacto con la ley de la vida de Dios. Lea Su Palabra con el propósito de iluminar su corazón, [...] Ore para que el Espíritu de Dios entre a su alma, tome posesión de su cuerpo, y Su poder le hará sano. Esa es la práctica de la ley del Espíritu de vida en Cristo Jesús[15].

Capítulo 15

Fe: el antídoto para el temor

Pablo escribió a los efesios: "porque por gracia ustedes han sido salvados [*sózo*: "preservar, [...] sanar] por medio de la fe, y esto no procede de ustedes, sino que es don de Dios; no por obras, para que nadie se gloríe" (Efesios 2:8–9). Dado que la palabra *salvado,* o en griego *sózo,* incluye en su significado la sanidad física, y ya que la condición de ser salvo o ser sanado se obtiene mediante la fe en Dios, entonces prosigue que la fe es la puerta a la sanidad física.

Mateo 9:20–22 ofrece el ejemplo de una fe inquebrantable en la mujer que había sido sanada de una hemorragia: "'Si tan sólo toco Su manto, sanaré'". Después de que ella lo tocó, Él afirmó que su fe la había sanado.

La fe se basa en quién es el objeto de nuestra confianza, no en quién está confiando. La fe en Dios implica confiar en Él. No se basa en nuestras propias obras o fórmulas para tratar de torcer el brazo de Dios y obligarlo a que nos dé lo que creemos que necesitamos.

Vivir por fe es basar todas nuestras decisiones en lo que Dios ha dicho, no en nuestras circunstancias, no en cómo nos sentimos, no en lo que alguien dice y no en lo que alguien ha o no ha experimentado.

El miedo llega a través de la mente, y la fe, a través del espíritu. Desde la mente, el miedo puede infiltrarse en el espíritu y causar enfermedad en el cuerpo.

Temor

En Génesis 3:7–10, vemos el origen del miedo en el mundo. Llegó a través de la muerte espiritual de Adán y Eva, la que fue causada por su pecado. La pareja sintió su desnudez y se escondió por temor a Dios. Adán, admitiendo tener temor, le dijo a Dios: "Oí tu voz en el huerto, y tuve miedo" (Génesis 3:10a, RVC).

¿Qué es el miedo?

- Lo contrario a la fe

  Dudar de la sanidad de Dios al tratar con la enfermedad alienta a los espíritus del miedo y la enfermedad. El miedo es un arma usada por Satanás para influir en la gente a no creer en Dios. El miedo es "natural" a nuestras mentes, debido a nuestra tendencia a preocuparnos por lo que vemos, sentimos y oímos en el mundo natural. El miedo consiste en creer la mentira de Satanás de que Dios no proveerá para nuestras necesidades. El miedo convierte a las suposiciones en "hechos" que son falsos o mentiras. El miedo puede desarrollarse por pensar o meditar en las mentiras de Satanás, dando como resultado la preocupación y la ansiedad. La Palabra escrita de Dios amonesta a los creyentes: "No se preocupen por nada" (Filipenses 4:6a, RVC).

- Esclavitud

  Segunda de Corintios 5:17 declara que los creyentes se convierten en una "nueva creación". Ya no somos esclavos del temor, ya que hemos sido transferidos desde el reino del dios de este mundo (Satanás, el que esclaviza) al de Dios (el que deshace la esclavitud). Siempre que el miedo comience a atacar a nuestras mentes, podemos rechazarlo, utilizando la autoridad de Jesús: "Pues ustedes no han recibido un espíritu de esclavitud para volver otra vez al temor, sino que han recibido un espíritu de adopción como hijos, por el cual clamamos: '¡Abba, Padre!'" (Romanos 8:15).

Los creyentes no necesitan estar en esclavitud al miedo, porque, según 2 Timoteo 1:7, "Porque no nos ha dado Dios espíritu de cobardía, sino de poder, de amor y de dominio propio (de disciplina)".

El temor promueve la enfermedad

Un espíritu satánico de miedo suele acompañar a la mayoría de enfermedades, especialmente las enfermedades que se consideran incurables. El miedo empeora las enfermedades.

El miedo se nutre de la persona que opta por no resistirse a él. Como el miedo regresa, es posible que tengamos que decidir varias veces negarnos a aceptar el miedo en nuestra mente.

Un enfoque miedoso y obsesivo en pronósticos negativos y síntomas físicos puede acelerar las enfermedades mentales y físicas. La preocupación por el miedo puede provocar lo que se teme Job, después de ser atacado por Satanás con forúnculos dolorosos, admitió que lo que había temido había llegado a pasar en su vida: "'Pues lo que temo viene sobre mí, y lo que me aterroriza me sucede'" (Job 3:25).

Después de recibir ministración por sanidad, las personas pueden empezar a dudar que están sanadas, si no ven ni sienten ningún cambio inmediato en los síntomas físicos. Existe la tentación de temer que no habrá ningún cambio. Pero un proceso de sanidad sobrenatural puede ser similar a la plantación de cultivos. ¿Cava el agricultor cada día hasta ver si las semillas plantadas están creciendo? Si creemos que hemos recibido la sanidad física de Dios, la fe en Él se ve reforzada por nuestra relajación y continuar confiando en Él, aunque la realización de nuestra sanidad completa tarde mucho tiempo.

"Ansiedad" y "preocupación" son otras palabras que se usan para el miedo. Nuestras instituciones psiquiátricas admiten muchos de los que están enfermos mentalmente. Ansiedad, ataques de pánico y amnesia son síntomas de estrés que a menudo tienen sus raíces en el miedo. En contraste, "En el amor no hay temor, sino que el perfecto amor echa fuera el temor, porque el temor involucra castigo, y el que teme no es hecho perfecto en el amor" (1 Juan 4:18).

John G. Lake explicó cómo el miedo puede dar acceso físico a la enfermedad:

> Un hombre se encuentra en un estado de miedo. Alguien tiene fiebre tifoidea. Están rotulando las casas para evitar que otros se pongan en contacto con esa terrible enfermedad. Ahora, el temor hace que su mente sea subjetiva. Cuando estás lleno de miedo, tus poros absorben todo alrededor tuyo. Estás atrayendo a ti mismo lo que está a tu alrededor. Esa es la manera en que la gente absorbe la enfermedad.[1]

Fe

La fe triunfa sobre el temor y repele la enfermedad. Nuestra fe puede activar el poder de Dios para lograr Sus resultados previstos en la tierra. La fe es la herramienta terrenal mediante la cual Dios lleva a cabo Sus propósitos celestiales. Hebreos 11:1 indica que la fe provoca respuestas invisibles en el mundo espiritual que se convierten en realidad para nosotros.

John G. Lake tenía lo siguiente para decir acerca de la fe:

> La fe pertenece a la ley de la vida. La fe es exactamente lo contrario del miedo. La fe tiene el efecto contrario en el espíritu, el alma y el cuerpo. La fe hace que el espíritu del hombre tenga confianza. Hace que la mente del hombre sea tranquila y positiva. Una mente

positiva rechaza la enfermedad. En consecuencia, la emanación del Espíritu destruye los gérmenes de enfermedad.[2]

La fe que vence

El apóstol Juan indica que la fe fundamentada en Dios vence al mundo: "Porque todo lo que es nacido de Dios vence al mundo. Y ésta es la victoria que ha vencido al mundo: nuestra fe" (1 Juan 5:4).

Algunas veces la elección del temor es casi automática, pero podemos elegir tener fe en Dios y renovar nuestra mente a un nuevo patrón de pensamiento (Romanos 12:1–2).

Abraham, el hombre de fe de Dios

Abraham decidió creer a Dios. Durante muchos años, él creyó por la fe que Dios cumpliría Su promesa de proveer un heredero. Después de que este heredero, Isaac, nació y era un muchacho, el patriarca tenía fe para creer que Dios proveería un cordero sacrificial como sustituto de su hijo. Hebreos 11:19 revela que, por la fe, Abraham se vio a sí mismo ya recibiendo de vuelta a su hijo resucitado de entre los muertos (si hubiera tenido lugar el sacrificio de Isaac): "Él consideró que Dios era poderoso para levantar aun de entre los muertos, de donde también, en sentido figurado, lo volvió a recibir".

Las acciones de Abraham concordaban con su fe en Dios: "Ya ves que la fe actuaba juntamente con sus obras, y como resultado de las obras, la fe fue perfeccionada" (Santiago 2:22).

La fe del patriarca dio lugar a la justicia: "Porque ¿qué dice la Escritura? 'Y creyó Abraham a Dios, y le fue contado por justicia'" (Romanos 4:3b).

Aplicación de la fe

El apóstol Juan escribió: "Y ésta es la victoria que ha vencido al mundo: nuestra fe" (1 Juan 5:4b). ¡La fe es la triunfadora en la vida! Únete al equipo ganador usando tu fe para triunfar sobre el malestar y la enfermedad.

Las siguientes son formas específicas en que podemos aplicar la fe para recibir nuestra victoria:

Creer en las palabras de Dios

La fe reconoce las circunstancias difíciles, pero reconoce las palabras de Dios (*lógos* y *jréma*) como representación de la realidad mayor. La fe es creer la verdad de la Palabra escrita de Dios, incluyendo Sus "preciosas y maravillosas promesas" (2 Pedro 1:4a).

La fe no niega la enfermedad u otras situaciones de peligro. La fe aplica cualquier cosa que Dios dice en Su Palabra escrita. Satanás puede presentar desafíos, pero sus mentiras no pueden hacer frente a la verdad revelada por Dios. Una vez que nuestros espíritus reciben las promesas de Dios como Su *jréma* dirigida personalmente, nuestra fe reforzada puede alcanzar a recibir Su sobrenatural sanidad física, o cualquiera sea la respuesta a nuestra necesidad.

Creer en la realidad de Dios

El viaje del creyente a través de la vida es por la fe en Dios, no por lo que se ve o se siente en el mundo natural: "Porque por fe andamos, no por vista (no por apariencias)" (2 Corintios 5:7). La fe no medita en la realidad actual que es percibida mediante los sentidos. Nuestros ojos físicos ven el mundo natural en el que vivimos, pero nuestra fe en Dios se enfoca en la realidad espiritual de Sus provisiones. Nuestros ojos ven enfermedad, pero nuestra fe ve sanidad y buena salud. La Biblia nos dice que debemos enfocar nuestros ojos en lo que es espiritualmente discernible o no visible, no a lo que es temporalmente visible: "al no poner nuestra vista en las cosas que se ven, sino en las que no se ven. Porque las cosas que se ven son temporales, pero las que no se ven son eternas" (2 Corintios 4:18).

Creer en la sustancia de la fe

La fe es la expectativa confiada en que Dios traerá respuesta a nuestras necesidades. Dios usa nuestra fe para lograr "lo que se espera". La fe es la evidencia de la respuesta que no se ve, que se convierte en realidad mediante el poder de Dios:

> Ahora bien, la fe es la certeza (sustancia) de lo que se espera, la convicción (demostración) de lo que no se ve.
>
> —Hebreos 11:1

El doctor C. I. Scofield dio su definición de la fe: "Al referirse a las cosas no visibles de las que habla la Escritura, la fe da 'sustancia' a ellas, de manera que actuamos con la convicción de su realidad (Hebreos 11:1–3, (sco))"[3].

La fe, necesaria para agradar a Dios

Romanos 12:3 declara que Dios ha dado a cada uno de nosotros una medida de fe. El escritor de Hebreos escribió que Dios no se complace con la falta de fe.

> Y sin fe es imposible agradar a Dios. Porque es necesario que el que se acerca a Dios crea que Él existe, y que recompensa a los que Lo buscan.
>
> —Hebreos 11:6

Dios no mide nuestro nivel de fe antes de que Él determine hasta qué punto Él suplirá nuestras necesidades. La fe del tamaño de una semilla de mostaza de Mateo 17:20 logra lo imposible.

En Mateo 15:21–28, Jesús puso a prueba la fe de la mujer gentil sirofenicia que vino a él en nombre de su hija endemoniada. La respuesta sumisa de la mujer le agradó, y, en el versículo 28, Jesús dijo: "Oh mujer, grande es tu fe; que te suceda como deseas". La hija fue sanada.

Jesús, Dios Hijo, no estaba contento cuando reprendió a Sus discípulos por su poca fe (véase Mateo 8:26; Lucas 8:25).

Fe para la sanidad física

Jesús sugirió varias veces que la fe es la clave para la sanidad física.

El centurión fue recompensado por Jesús a causa de su fuerte fe, con la sanidad física a larga distancia de su criado enfermo: "'Vete; así como has creído, te sea hecho'" (Mateo 8:13).

Jesús elogió la fe de los dos ciegos cuya vista fue restaurada milagrosamente: "Entonces les tocó los ojos, diciendo: 'Hágase en ustedes según su fe'" (Mateo 9:29).

A la mujer con el problema de sangrado: "'Hija, tu fe te ha sanado', le dijo Jesús; 'vete en paz y queda sana de tu aflicción'" (Marcos 5:34).

A Bartimeo, quien era ciego: "'Vete, tu fe te ha sanado', le dijo Jesús" (Marcos 10:52).

La fe no es un deseo incierto

La fe está estrechamente relacionada con la esperanza, es decir, una esperanza con propósito, distinto a la expresión de deseos o lo que podríamos llamar esperanza o ilusión incierta. A veces la fe bíblica está malinterpretada como refiriéndose a la ilusión. Al contrario, la definición de la fe como "la certeza (sustancia) de lo que se espera" (Hebreos 11:1) significa una expectación confiada y ferviente.

La esperanza ilusionada e incierta en las promesas de Dios para la sanidad física no es lo mismo que una firme fe en Su voluntad y poder de sanar, respaldada por Sus promesas. La esperanza incierta puede expresarse como "Dios puede sanar, pero esta vez puede que no lo haga".

Consejos prácticos para nutrir su fe para recibir la sanidad física

- Coloca tu fe en Dios. Rinde conscientemente el control de todas las áreas de tu vida a Dios, de modo que instintivamente confíes en Él por completo.

> Confíen en Él en todo tiempo,
> Oh pueblo; derramen su corazón delante de Él;
> Dios es nuestro refugio.
> —Salmo 62:8

Pídele a Dios que revele cualquier cosa que pueda estar bloqueando Su poder sanador físico en tu cuerpo. Permítele borrar las cicatrices emocionales de la infancia. Deja que Él extirpe todos los malos recuerdos de tu pasado. Pídele que te muestre los nombres de las personas que te han causado daño. Perdónalos y libera el amor de Dios a favor de ellos. Recuerda que la fe obra por el amor (véase Gálatas 5:6).

- Ten fe en las soluciones de Dios. Entrégale tu enfermedad o dolencia al Señor. Mira a Jesús llevarla por ti en la cruz. Jesús te creó, por tanto ¡Él conoce tu cuerpo físico mejor que tú! Cree por la fe en que Dios resolverá el problema.

> Echa sobre el Señor tu carga, y Él te sustentará;
> Él nunca permitirá que el justo sea sacudido.
> —Salmo 55:22

- Por fe, convéncete de que Dios quiere que estés sano. Descubre por ti mismo, leyendo la Palabra escrita de Dios, cuánto Él desea que prosperes espiritual, mental y físicamente.

El deseo de Dios para tu vida está reflejado en la declaración del apóstol Juan: "Amado, ruego que seas prosperado en todo así como prospera tu alma, y que tengas buena salud" (3 Juan 2).

Averigua cuál es la voluntad de Dios acerca de tu enfermedad o problema de salud, y confía en Él para Su solución. Detén tu frenético seguimiento de tus propias soluciones. Tómate el tiempo para comunicarte con Dios y pedirle Su sabiduría.

> Confía en el Señor con todo tu corazón,
> Y no te apoyes en tu propio entendimiento.
> Reconócelo en todos tus caminos,
> Y Él enderezará tus sendas.
> —Proverbios 3:5–6

- Construye tu fe mediante la aplicación de las promesas de Dios. Busca en Su Palabra escrita promesas y principios que tienen que ver directamente con tu situación. Haz una lista de las promesas de Dios en cuanto a la sanidad física. Memorízalas y aplícalas en fe a tus preocupaciones particulares. Espera a que Dios responda a tus oraciones. Cítale a Dios versículos bíblicos de sanidad física.

  Lee en el Nuevo Testamento relatos de sanidades. Estudia la palabra "salvación" en los idiomas hebreo y griego.[4]

  La prosperidad y la victoria vendrán por creer lo que Dios ha dicho acerca de la situación que te preocupa y no centrarte en las circunstancias negativas.

> Sino que en la ley del Señor está su deleite,
> Y en Su ley medita de día y de noche!
> Será como árbol plantado junto a corrientes de agua,
> Que da su fruto a su tiempo
> Y su hoja no se marchita;
> En todo lo que hace, prospera.
> —Salmo 1:2–3

- Por fe, actúa en las palabras *jréma* de Dios. (Véase el Capítulo 12, "Las palabras de Dios"). Construye tu fe por el oír, recibir y actuar en el *jréma* de Dios: "Así que la fe viene del oír, y el oír, por la palabra [*jréma*] de Cristo" (Romanos 10:17).

> En Él también ustedes, después de escuchar el mensaje [*jréma*] de la verdad, el evangelio de su salvación [*sotería*: incluyendo la sanidad física], y habiendo creído, fueron sellados en Él con el Espíritu Santo de la promesa.
>
> —Efesios 1:13

Habla *jréma* de Dios a tu propio problema. Pídele que te muestre cómo usar *jréma* al hacer guerra espiritual: "Tomen también [...] la espada del Espíritu que es la palabra [jréma] de Dios" (Efesios 6:17).

- Toma en cuenta que fue Dios quien te dio la fe. "La medida de fe que Dios ha distribuido a cada uno" (Romanos 12:3b).

  Comienza a construir la fe que ya tienes. Para empezar, elige algo que consideres pequeño, para lo cual puedes creer que Dios proporcionará la respuesta. Cuando la respuesta llegue, usa tu fe creciente para creer que Dios hará algo más grande. Las experiencias que edifican la fe pueden prepararte para situaciones más exigentes que requieren más fe.

- Mira hacia atrás a los problemas de salud anteriores y reconoce el poder sanador de Dios. La victoria sobre una enfermedad sirve para aumentar la fe hacia una victoria futura.

> Me acuerdo de los días antiguos;
> En todas Tus obras medito,
> Reflexiono en la obra de Tus manos.
>
> —Salmo 143:5

> Porque Tú has sido mi ayuda,
> Y a la sombra de Tus alas canto gozoso.
>
> —Salmo 63:7

- Participa en "la oración de fe". Usando el procedimiento de la oración de fe de Santiago 5, pide a los ancianos de tu iglesia que creen en el poder de Dios para sanar físicamente en la actualidad que te unjan con aceite y oren contigo por tu sanidad.

  > ¿Está alguien entre ustedes enfermo? Que llame a los ancianos de la iglesia y que ellos oren por él, ungiéndolo con aceite en el nombre del Señor. La oración de fe restaurará (sanará) al enfermo, y el Señor lo levantará. Si ha cometido pecados le serán perdonados.
  >
  > —Santiago 5:14–15

  Si no hay ancianos en tu iglesia que tienen fe para creer en el poder sanador de Dios hoy respecto a tu problema, todavía puedes pedirles oración, pero deja que tu fe o la de un familiar o amigo sea la base de "la oración de fe".

- Libera tu fe. La verdadera fe se demuestra a través del comportamiento centrado en Dios. Según Santiago 2:26, la fe no existe donde no hay demostración exterior del compromiso interior: "Porque así como el cuerpo sin el espíritu está muerto, así también la fe sin las obras está muerta". Las obras son el resultado natural de una fe basada en Dios, no en el actuar humano.

  La mujer sunamita, quien acababa de presenciar la muerte de su hijo, respondió en diferentes momentos, tanto a su marido como a Giezi, el criado de Eliseo, "'Quédate en paz'" (2 Kings 4:23) y "Estamos bien" (versículo 26). [La nota marginal del versículo 23 en la versión New King James es: "O todo estará bien"]. Palabras proféticas del "hombre de Dios", o Eliseo, anteriormente habían predicho el nacimiento de su hijo y, en esta crisis, la activaron a ella para encontrar a Eliseo después de la repentina muerte del chico. Cuando Eliseo con su criado Giezi fue a su casa, su fe fue recompensada por la resurrección de su hijo (versículo 35).

Aplica Romanos 10:8–10 para desatar tu fe en la sanidad física de Dios:

> Pero, ¿qué dice? "Cerca de ti está la palabra [*jréma*], en tu boca y en tu corazón", es decir, la palabra de fe que predicamos: que si confiesas con tu boca a Jesús por Señor, y crees en tu corazón que Dios Lo resucitó de entre los muertos, serás salvo [*sózo*: incluyendo la sanidad física]. Porque con el corazón se cree para justicia, y con la boca se confiesa para salvación [*sotería*: incluyendo la sanidad física].

• Cree que Dios escucha y reponde la oración:

> ¡Oh Tú, que escuchas la oración!
> Hasta Ti viene todo hombre.
>
> —Salmo 65:2

Dios promete que Él oye las oraciones de Su gente piadosa:

> Sepan, pues, que el Señor ha apartado al piadoso para sí;
> El Señor oye cuando a Él clamo.
>
> —Salmo 4:3

Ya que sabemos que la integridad física o la buena salud es la voluntad de Dios, podemos aplicar Su promesa de que Él nos dará todo lo que pidamos conforme a Su voluntad:

> Esta es la confianza que tenemos delante de Él, que si pedimos cualquier cosa conforme a Su voluntad, Él nos oye. Y si sabemos que Él nos oye en cualquier cosa que pidamos, sabemos que tenemos las peticiones que Le hemos hecho.
>
> —1 Juan 5:14–15

Capítulo 16

Objeciones contra la sanidad física de Dios actualmente

En este capítulo, vamos a explorar siete objeciones comunes que los cristianos expresan acerca de la sanidad física de Dios actualmente.

1. Las sanidades sobrenaturales no son normativas actualmente
2. La sanidades divinas son principalmente respuestas emocionales
3. La sanidad sobrenatural fue/es para los judíos solamente
4. Marcos 16:9–20 no está en los manuscritos originales
5. Santiago 5:14–16 no se aplica a la sanidad física
6. Si la "espina en la carne" de Pablo no fue sanada, ¿cómo puedo serlo yo?
7. Si Epafrodito no fue sanado, ¿cómo puedo serlo yo?

Objeción 1: Las sanidades sobrenaturales no son normativas actualmente

Existe la creencia generalizada de que los milagros y sanidades sobrenaturales de las épocas del Antiguo Testamento y comienzos del Nuevo Testamento no son elementos normativos en el cristianismo de hoy. Según este punto de vista, el poder sanador de Dios y otras actividades sobrenaturales generalmente no continuaron más allá de los primeros siglos de la Iglesia cristiana. Este punto de vista es cesacionismo, y sus adherentes son cesacionistas. Tienen diversos "sabores" de opinión sobre cuánto tiempo duraron las actividades sobrenaturales, es decir, los dones del Espíritu Santo.

Algunos cesacionistas creen que las sanidades y milagros de Dios disminuyeron después de los días de los apóstoles originales, supuestamente porque Jesús dio la capacidad especial de sanidad sobrenatural a los hombres con quienes trabajó en Su ministerio. Sin embargo, durante los tres siglos entre la muerte de Juan, el último apóstol, y la ratificación del Canon del Nuevo Testamento por el tercer Consejo de Cartago en el año 397 d.C., relatos escritos por los primeros padres de la Iglesia verificaron que Dios todavía estaba obrando por medio de sanidades físicas, milagros y liberaciones. Eran común en la Iglesia cristiana primitiva. (Consulte el capítulo 6, "Las creencias de los primeros líderes de la Iglesia"). Las sanidades y otra actividades sobrenaturales de Dios nunca se han detenido.

Un punto de vista común entre los cesacionistas es que, después de que el Canon de las Escrituras fue ratificado, había poca o ninguna necesidad de sanidades y milagros, u otras señales del Espíritu Santo, porque la Biblia completa contiene todo lo necesario acerca de los propósitos de Dios. Algunos que sostienen este punto de vista no se dan cuenta de lo tarde que fue ratificado el Canon del Nuevo Testamento: aproximadamente unos cuatrocientos años después del nacimiento de Jesús.

Algunos cesacionistas reconocen que los milagros o sanidades aceleradas de Dios ocurren, aunque muy raramente. Los cesacionistas suelen creer que tendremos que esperar a llegar al Cielo para recibir nuestra sanidad física. Ellos no interpretan literalmente 2 Corintios 6:2b: "Pero ahora es 'el tiempo propicio'; ahora es 'el día de salvación'" [la palabra griega *sotería*, que significa "salud, salvación, salvador, salvar, liberación, libertad, dar"].

Algunos quitan relevancia a ciertas partes de la Biblia sosteniendo que son dispensacionalmente inaplicables: el Antiguo Testamento, Mateo, partes de los Hechos y 1 Corintios, y Apocalipsis. Hechos es visto como un libro de un período de transición, por lo que su tipo de sanidades sobrenaturales y milagros no son esperados hoy. ¡Quitar de la Biblia todos sus pasajes que sugieren ser irrelevantes nos daría como resultado una Biblia ahuecada!

Uno de los atributos divinos de Dios es que Él es inmutable. Como Dios, Jesús es "el mismo ayer y hoy y por los siglos" (Hebreos 13:8). Nada en la Palabra escrita de Dios sugiere que los creyentes en Jesús hoy en día no deban creer en Sus promesas tales como "'En verdad les digo: el que cree en Mí, las obras que Yo hago, él las hará también; y aun mayores que éstas hará, porque Yo voy al Padre" (Juan 14:12). Tampoco hay algo en la Biblia que sugiera que habría cualquier disminución del poder del Espíritu Santo o de la sanidad sobrenatural de Dios. La noción de que Dios cerró la disponibilidad de la sanidad física para todos, u otros ministerios del Espíritu Santo, es contraria a Su carácter divino.

Jesús dijo en Juan 14:13–14: "'Y todo lo que pidan en Mi nombre, lo haré, para que el Padre sea glorificado en el Hijo. Si Me piden algo en Mi nombre, Yo lo haré'". Él no puso un límite de tiempo a esas promesas. Hoy en día, si alguien teniendo fe en la autoridad de Jesús fuera a pedir en Su nombre la sanidad o un milagro, ¿Jesús rehusaría responder porque las sanidades y los milagros no son para esta época?

En Mateo 28:20b, Jesús prometió estar con Su iglesia por siempre:

> "Yo estoy con ustedes todos los días, hasta el fin del mundo".

En esta promesa, Jesús no condiciona Su estadía con nosotros hasta la muerte del último de los apóstoles o hasta la terminación del Nuevo Testamento.

Juan Calvino (1509–1564), uno de los reformadores más prominentes y un cesacionista, fue crítico con la Iglesia tradicional que enfatizaba las pasadas obras de Dios, las ordenanzas legalistas y milagros —algunos de los cuales se habían producido en los santuarios que contenían huesos de santos muertos—. En ocasiones las estatuas, reliquias religiosas y santuarios sirvieron como puntos de contacto para liberar la fe para efectuar un verdadero milagro.

Desafortunadamente, el rechazo de Calvino a la mayoría de las actividades sobrenaturales ayudó a que muchos cristianos se apartaran de creer en la continuación de la sanidad y los milagros de Dios.

Calvino escribió que el don de sanidad había desaparecido:

> Pero ese don de sanidad, así como el resto de los milagros, que el Señor quiso dar a luz durante un tiempo, ha desvanecido con el fin de hacer la nueva predicación del evangelio maravillosa para siempre. [...] El Señor está de hecho presente con su pueblo en todo tiempo; [...] sin embargo, Él no [...] reparte milagros a través de las manos de los apóstoles. Porque esto era un don temporal, y también pereció rápidamente en parte a causa de la ingratitud de los hombres[1].

El doctor Cyrus Ingerson Scofield (1843–1921) es conocido por su *Biblia de estudio Scofield*, publicada por primera vez en 1909, de la que él fue editor. La Biblia Scofield, una Biblia con comentarios de estudio, contiene las notas de Scofield que influyeron grandemente a los cristianos fundamentalistas del siglo XX hacia el dispensacionalismo y el cesacionismo, los cuales están estrechamente relacionados. El doctor Scofield incluyó lo siguiente en la "Introducción" a la *Biblia de estudio*:

> X. Las Dispensaciones son distinguidas, exhibiendo el orden majestuoso y progresivo de los tratos divinos de Dios con la humanidad, "el creciente propósito" que recorre las diferentes épocas y las conecta entre sí, desde el comienzo de la vida del hombre hasta el final

en la eternidad. Agustín dijo: "Distingua las épocas, y las Escrituras armonizan"[2].

Benjamin Warfield (1851–1921) fue otro cesacionista prominente de principios del siglo xx. Afirmó en su libro, *Counterfeit Miracles* (Milagros falsos):

> Los ejemplos de sanidades milagrosas aducidos de la Biblia, son, por supuesto, irrelevantes. Nadie [...] duda que fueron verdaderamente milagrosos. La cuestión que se plantea es, si tales obras milagrosas todavía se pueden realizar, ahora que ya el período de la revelación ha pasado[3].

Francis MacNutt, en su libro, *The Nearly Perfect Crime* (El crimen casi perfecto), se refiere a la oración de sanidad como a algo casi por extinguirse y convertirse en una cuestión secundaria.

> ¡Durante los primeros cuatrocientos años de historia de la Iglesia los cristianos esperaron que la sanidad ocurriera cuando oraban! ¿Cómo es posible que algo tan fundamental para el Evangelio casi se haya extinguido? [...] Cristianos con buenas intenciones —líderes y teólogos— hicieron de la oración por sanidad una cuestión secundaria. [...] Irónicamente, estos devotos cristianos pensaban que estaban actuando como servidores de la verdad y no veían que estaban perjudicando su propia causa[4].

Cuando Jesús estaba en la tierra en forma humana, Sus milagros y sanidades autenticaron Su ministerio. Ahora, aunque Él no está aquí como un ser humano, ¿no necesitamos credibilidad similar a través de milagros y sanidades? Las intervenciones sobrenaturales de Dios en cualquier época llaman la atención hacia el poder de Jesús y Su amor, dando por resultado muchas personas que comprometieron sus vidas a Él como Salvador. Jesús, Dios Hijo, siempre es autenticado a través de Su intervención sobrenatural en la vida de las personas, sin importar el siglo.

Por ejemplo, el milagro de resurrección de Dorcas en el Nuevo Testamento llevó a muchos a aceptar a Jesús como su Salvador: "Esto se supo en todo Jope, y muchos creyeron en el Señor" (Hechos 9:42).

Marcos 16:20 menciona que aquellos que estaban con Jesús antes de ascender al cielo, después de escuchar lo que Jesús dijo acerca de las señales sobrenaturales que seguirían a aquellos que creen (versículo 17), "salieron y predicaron por todas partes, colaborando el Señor con ellos, y confirmando la palabra por medio de las señales que la seguían". (Véase también Hechos 2:43; Hebreos 2:3–4). El propósito de las señales y maravillas hoy en día es glorificar a Dios y facilitar la evangelización. Dios usa las acciones sobrenaturales para confirmar Su mensaje de salvación a través de Su Hijo.

En su *Teología sistemática*, el doctor Lewis Sperry Chafer, fundador principal y primer presidente del seminario cesacionista Dallas Theological Seminary, escribió su opinión sobre el propósito de los milagros y la razón por la cual ya no se necesitan señales.

> Aunque los milagros son maravillas (Hechos 2:19) a los ojos de los hombres y muestran el poder de Dios, su verdadero propósito es ser una "señal" (Mateo 12:38; Juan 2:18). [...] Puesto que la Palabra de Dios ha sido escrita en su perfección y preservada, no hay más necesidad de señales[5].

Aunque algunos cristianos cesacionistas han sostenido que no debemos basar nuestras creencias teológicas en la experiencia, en este aspecto los cesacionistas parecen basar su doctrina en la experiencia — la experiencia de no ver milagros—. Los cesacionistas normalmente no buscan y no experimentan sanidades, milagros u otra actividad sobrenatural de Dios. Pero Jesús como nuestro Salvador y Señor desea una relación con Sus seguidores, una en la que los creyentes experimenten el amor de Dios de forma natural y sobrenatural.

Jesús no limitó las obras milagrosas futuras a períodos de tiempo, clérigos favorecidos, dispensaciones u otros límites. Él dijo a sus discípulos que:

> "Vayan por todo el mundo y prediquen el evangelio a toda criatura. El que crea y sea bautizado será salvo; pero el que no crea será condenado. Y estas señales acompañarán a los que han creído: en Mi nombre echarán fuera demonios, hablarán en nuevas lenguas; tomarán serpientes en las manos, y aunque beban algo mortífero, no les hará daño; sobre los enfermos pondrán las manos, y se pondrán bien".
>
> —Marcos 16:15–18

Puesto que Roma está a favor, ¡nosotros estamos en contra!

Los reformadores de los años 1500 registraron relativamente pocas sanidades sobrenaturales y milagros. Ellos estaban más interesados en argumentar en contra de los dogmas de la Iglesia Católica Romana. Sin embargo, la investigación de esta autora en libros descontinuados, de versiones íntegras, de los reformadores sí encontró algunas referencias a sanidades y milagros que ellos presenciaron. Esta investigación no encontró ningún tipo de dichas referencias en las biografías de los reformadores.

Es la opinión de esta autora que los reformadores, al tratar de evitar las críticas por ser "papistas", se mostraron reacios a hacer hincapié en sus observaciones de milagros y sanidades. Esto contrastaba con los católicos romanos que publicaban la ocurrencia de sucesos sobrenaturales tales como sanidades divinas. Por lo tanto, la Iglesia reformada tendía a asociar los eventos sobrenaturales de Dios con el catolicismo, y los líderes de la reforma "tiraron el grano con la paja" al restar importancia a lo sobrenatural. A través de los siglos, los católicos han hecho una valiosa contribución a la creencia de la continuación de sanidades y milagros.

Como la tradición de la Iglesia les enseñó a no esperar la intervención del Espíritu Santo, ¡ellos no lo hicieron!

Sereno Edwards Dwight (1786–1850), bisnieto de Jonathan Edwards y pastor de la iglesia Park Street de Boston, comentó en su libro, *The Life of President Edwards* (La vida del presidente Edwards), sobre cómo los cristianos de la Norteamérica colonial vieron el Gran Avivamiento de 1735 y 1740–1741:

> Durante un largo tiempo, los Avivamientos religiosos habían sido principalmente desconocidos, tanto en Gran Bretaña como en el continente europeo. Esta Iglesia en general, había cesado de esperar acontecimientos de esta naturaleza, considerándolos que fueron confinados a los tiempos apostólicos, y a los triunfos finales del cristianismo; y parecen haber tenido opiniones muy imperfectas de su causa, su naturaleza y la forma en que deberían ser considerados[6].

Objeción 2: Las sanidades divinas son principalmente respuestas emocionales

Una de las muchas variaciones de esta objeción es que la sanidad divina es básicamente psicosomática, es decir, de la mente y del cuerpo. Estas objeciones no se limitan únicamente a los no creyentes.

Aquellos que no aceptarán la sanidad sobrenatural de Dios como "real" suelen reconocer como válidas sanidades físicas causadas por solo tres medios: espontáneamente a través de procesos de curación inherentes, médicamente a través de diversos tratamientos terapéuticos o mentalmente por influencias psicosomáticas. Cuando son confrontados con la evidencia de la sanidad sobrenatural de Dios, cuando parece no haber una causa natural o un tratamiento médico, tienden a no saber qué hacer con esa evidencia, por lo que ellos o (1) ignoran la evidencia o (2) tienen una explicación alternativa (psicosomática) para ella. Consideremos esas dos respuestas.

Una manera de ignorar la evidencia de la sanidad es no pensar en ella o en el Dios que estaba detrás de ella. Esto es algo así como los soldados en la batalla que ignoran sus promesas a Dios, después de sobrevivir las emergencias del combate. Probablemente la forma más típica de ignorar la evidencia de sanidad es concluir que el diagnóstico original quizás estaba equivocado. "Supongo que no era insuficiencia cardíaca congestiva (o cáncer o lo que sea), después de todo". Esa respuesta no se basa en gratitud a Dios, o en querer darle el crédito a Él, o la preocupación por atribuirle Su obra a un mal diagnóstico médico.

Tener una explicación alternativa para las intervenciones sanadoras de Dios implica un proceso mental más elaborado. Sí, la sanidad se produjo, pero, por supuesto, Dios/Jesús no lo hizo. Así que este debe haber sido el resultado de influencias psicosomáticas o emocionales. Similar a: Sí, hay evidencia científica impresionante y lógica para la Creación, pero, por supuesto, Dios/Jesús no lo hizo (a pesar de que hay por lo menos siete versículos del Nuevo Testamento que hablan de Jesús como el Creador; veáse "Creador" en la primera sección del Apéndice D). Así que debe de haber sido el resultado de la macroevolución, sin un Diseñador. Este razonamiento acerca de la sanidad se complica, porque aquellos que piensan así tienen razón sobre el hecho de que, en general, las sanidades físicas realizadas por Dios implican tanto a la mente como al cuerpo. El cuerpo se cura, y la mente se da cuenta de esto (y debería estar agradecido con Dios). Así que, técnicamente, una sanidad realizada por Dios involucra la mente. Por supuesto, esto no significa que la actividad mental causó la curación y no descarta que tal curación haya sido causada por la intervención directa de Dios.

Las evidencias más convincentes de la realidad de la sanidad de Dios son las experiencias genuinas de sanidad. La Biblia está repleta de ellas, y también lo está la historia posneotestamentaria; una muestra de ello se registra en este libro. Para aquellos lectores que todavía no han encontrado el dramático relato de la restauración milagrosa de Bárbara Snyder de la esclerosis múltiple, puede que usted desee buscarlo en el capítulo 8. Otro caso contemporáneo es el de Aryanne Oade de Londres, Inglaterra, que tuvo una experiencia "emocional" de estar "en el Espíritu", y al mismo tiempo fue sanada físicamente: Aryanne había sufrido de problemas de la espalda, debido a las lesiones causadas por una caída desde un caballo. En su adolescencia, ella tuvo una lesión en el cuello por jugar al fútbol. En 1995, Aryanne asistió a un servicio en la Holy Trinity Church de Brompton, en Londres, donde John Arnott, pastor de Toronto Airport Christian Fellowship, estaba hablando. En respuesta a la invitación de Arnott a cualquiera que quisiera oración por sanidad física, ella se acercó por oración:

> Cuando oré por ella, me dijo que sentía un calor que le subía y bajaba por la espalda. La segunda vez que puse mi mano sobre su cabeza, se cayó y estuvo en el Espíritu por un corto tiempo, durante el cual sintió un realineamiento en la pelvis.

> Cuando Aryanne se levantó del suelo comenzó a hurgar la articulación en su espalda baja que le causaba mucho dolor. Ella dijo que tocar esta articulación antes le producía tal dolor que la dejaba enferma, pero ahora no sentía dolor. [...] Varios días más tarde, su osteópata la examinó y dijo: "Nunca he visto nada igual. Usted tiene una espalda modelo. Su pelvis ya no gira como lo hacía anteriormente. En todos los lugares donde los ligamentos estaban blandos, ahora están fuertes. El Señor me ha dejado sin trabajo".

> Desde entonces Aryanne no ha tenido ningún dolor en la espalda o el cuello[7].

La sanidad de la señora Oade causó una emoción de gratitud, pero eso no fue lo que causó su verdadera recuperación física.

David Heiserman, fundador de Spirit for Today (El Espíritu para hoy), ha escrito: "Otra señal característica de la intervención divina es el consistente triunfo sobre bajas probabilidades médicas. Algunos tipos de cáncer, ataques cardíacos, accidentes cerebrovasculares y otras enfermedades devastadoras pueden ofrecer muy escasas posibilidades de recuperación o supervivencia, incluso con una buena atención médica y actitudes mentales positivas. En las iglesias y entre los grupos de personas que esperan la intervención divina en su vida, usted encontrará una fuerte tendencia a vencer las probabilidades en contra de aquellos que están afectados"[8].

"Después de todo, no queremos permitir que las cosas se salgan de control" es un tema utilizado por algunos grupos de cristianos que quieren restar importancia al emocionalismo. Pero hay otro sentido en el que podemos dejar que las cosas "se salgan de control" —¡que salgan de nuestro control para estar bajo el control de Dios!—.

Objeción 3: La sanidad sobrenatural fue/es para los judíos solamente

Aquellos que presentan esta objeción citan las palabras de Jesús en Mateo 10:5–6 y 15:24:

Mateo 10:5–6:

> "No vayan por el camino de los Gentiles ni entren en ninguna ciudad de los Samaritanos. Sino vayan más bien a las ovejas perdidas de la casa de Israel".

Esta declaración fue hecha por Jesús cuando Él envió a los doce en una misión de entrenamiento, poco después de ser seleccionados como Sus discípulos. Esta no fue una declaración general del alcance de Su propio ministerio a largo plazo.

Mateo 15:24:

> Y Jesús respondió: "No he sido enviado sino a las ovejas perdidas de la casa de Israel".

Jesús estaba probando a la mujer gentil, que vino a Él buscando sanidad para su hija que estaba siendo oprimida por demonios. Después de ella dar una respuesta sensible, Él habló de su fe y declaró: "'Que te suceda como deseas'" (versículo 28). Su hija fue sana "desde aquel momento".

La conclusión de quienes presentan esta objeción es que los mandatos de Jesús en Mateo 10:8, "Sanen enfermos, resuciten muertos, limpien leprosos, expulsen demonios", eran para Israel, no para los gentiles. Las respuestas a este punto de vista, que sugieren que la sanidad divina no fue ni está limitada los judíos, incluyen:

- Jesús y Sus discípulos ministraron también a los gentiles: Jesús sanó al siervo del centurión romano (véase Mateo 8:13) y a la hija de la madre sirofenicia como se registra en Mateo 15:28. En esta referencia, la madre gentil "pasó" la prueba de Jesús, y su hija endemoniada fue milagrosamente sanada.

- Dios envió a un judío (Pedro) al gentil Cornelio y su familia, lo cual resultó en posteriores conversiones de gentiles (véase Hechos 10). Un ángel de Dios se le apareció a Cornelio, quien le dijo que enviara hombres a Jope para encontrar a Pedro quien "'te dirá lo que es necesario que hagas'" (versículo 6, RVR60). Pedro, al mismo tiempo, recibió visiones y oyó la voz de Dios, diciéndole: "'Lo que Dios ha limpiado, no lo llames tú impuro'" (versículo 15). Tres hombres enviados por Cornelio llegaron a la casa en la que Pedro se hospedaba, llevándole a los gentiles para hablarles de Jesús y Su salvación. Como una señal confirmando el ministerio de Dios a los gentiles, para sorpresa de los judíos, el Espíritu Santo cayó sobre las personas reunidas (versículos 44–48).

- La mayoría de los judíos rechazó a Jesús, a pesar de que Él fue enviado principalmente a ellos. Sin embargo, Juan 1:11–12 establece que cualquier persona que reciba a Jesús se convertirá en un hijo de Dios: "A lo Suyo vino, y los Suyos no Lo recibieron. Pero a todos los que Lo recibieron, les dio el derecho (el poder) de llegar a ser hijos de Dios, es decir, a los que creen en Su nombre".

- Jesús mismo profetizó que Su obra redentora implicaría otros aparte de los judíos. Afirmó que el dueño de la viña "'vendrá y destruirá a estos labradores, y dará la viña a otros'" (Lucas 20:16a).

- Después de la muerte y resurrección de Jesús, el plan de Dios era que los gentiles fueran "injertados". Pablo se refirió a esto en Romanos 11, donde habló a los gentiles en el versículo 19: "Dirás entonces: 'Las ramas fueron desgajadas para que yo fuera injertado'".

Aquellos que argumentan que la sanidad sobrenatural fue solo para los judíos no consideran la "naturaleza judía" de los creyentes gentiles. Un tema importante del Nuevo Testamento es que la identidad de individuos como judíos es el resultado de la relación con Jesús, no de la genética:

- A través de la simiente de Abraham

  > No hay Judío ni Griego; no hay esclavo ni libre; no hay hombre ni mujer, porque todos son uno en Cristo Jesús. Y si ustedes son de Cristo, entonces son descendencia de Abraham, herederos según la promesa.
  >
  > —Gálatas 3:28–29

  > Ni son todos hijos por ser descendientes de Abraham, sino que "Por Isaac será llamada tu descendencia". Esto es, no son los hijos de la carne los que son

hijos de Dios, sino que los hijos de la promesa son considerados como descendientes.

—Romanos 9:7–8

- A través del compromiso interior

    Porque no es Judío el que lo es exteriormente, ni la circuncisión es la externa, en la carne. Pues es Judío el que lo es interiormente, y la circuncisión es la del corazón, por el Espíritu, no por la letra; la alabanza [Nota al margen de la New King James Version: Un juego de palabras —*judío* es literalmente *alabanza*] del cual no procede de los hombres, sino de Dios.

    —Romanos 2:28–29

- A través de la fe, hijos de Abraham

    Por tanto, sepan que los que son de fe, éstos son hijos de Abraham.

    —Gálatas 3:7

    Abraham recibió la señal de la circuncisión como sello de la justicia de la fe que tenía mientras aún era incircunciso, para que fuera padre de todos los que creen sin ser circuncidados, a fin de que la justicia también se les tome en cuenta a ellos.

    —Romanos 4:11

El apóstol Pablo confirmó que Dios es el Dios tanto de los judíos como de los gentiles:

    ¿O es Dios el Dios de los Judíos solamente? ¿No es también el Dios de los Gentiles? Sí, también de los Gentiles.

    —Romanos 3:29

Pablo declaró en Romanos 9:6b que "no todos los descendientes de Israel son Israel". En Romanos 2:29, se refirió a ser judío en lo interior, y la circuncisión como "del corazón, por el Espíritu, no por la letra; …".

Jesús habló a Sus discípulos diciendo:

> "Vayan, pues, y hagan discípulos de todas las naciones, [...] enseñándoles a guardar todo lo que les he mandado; …"
>
> —Mateo 28:19–20

Los seguidores de Jesús a través de los siglos han hecho discípulos de ambos bandos, judíos y gentiles. Jesús dijo a Sus discípulos que enseñaran a sus seguidores a cumplir todo lo que Él les ordenó hacer. Una vez incorporados a la "casa de Israel", los gentiles del nuevo pacto pueden usar la autoridad de Jesús para ministrar, al igual que los doce discípulos (Mateo 10:1) y los otros setenta (Lucas 10:1).

Jesús profetizó que "'los que han creído'" podrían echar fuera demonios, hablar en nuevas lenguas, no sufrir daño si tocan o beben "'algo mortífero'", y que "'sobre los enfermos pondrán las manos, y se pondrán bien'" (Marcos 16:17–18). Él no especificó condiciones tales como ser judío o gentil. Él dijo: "'los que han creído'".

Objeción 4: Marcos 16:9–20 no está en los manuscritos originales

Marcos 16:17–18 cita a Jesús diciendo: "'Y estas señales acompañarán a los que han creído: en Mi nombre echarán fuera demonios, hablarán en nuevas lenguas; tomarán serpientes en las manos, y aunque beban algo mortífero, no les hará daño; sobre los enfermos pondrán las manos, y se pondrán bien'".

Los dos versículos anteriores apoyan enfáticamente la sanidad divina y otras señales y prodigios sobrenaturales, revelados por medio del Espíritu Santo, sin sugerir algún límite de tiempo. Como resultado, la autenticidad bíblica de este pasaje, incluido el texto que lo rodea, ha sido cuestionada. Todo el pasaje, que constituye los últimos doce versículos de Marcos, se han convertido en un blanco de ataques cuestionando su autoridad bíblica.

Si Marcos 16:9–20 no formara parte del texto original, el libro terminaría con el versículo 8: "porque tenían miedo". ¿Qué probabilidades hay de que el autor inspirado por Dios hubiera cerrado su obra con esas palabras pesimistas?

Dos eruditos que no aceptan la autoría de Marcos de los últimos doce versículos, los doctores Allan A. MacRae y Robert C. Newman, admiten, sin embargo, que la abrupta terminación del versículo 8 parece revelar la existencia de un final más largo. Aunque estos autores arguyen que hay "una fuerte posibilidad de que el final del Evangelio de Marcos se perdió de ciertos manuscritos importantes en una época muy temprana", ellos indirectamente apoyan la autenticidad y la inclusión de los últimos doce versículos en el capítulo a través de su opinión de que "prácticamente todo lo que contiene este final más largo también se indica claramente en el Evangelio de Lucas"[9].

El reconocimiento de la canonicidad de Marcos 16:9–20

Un número significativo de los escritores teológicos que han estudiado este pasaje ha llegado a la conclusión de que el final del capítulo es digno de canonicidad. Los siguientes cuatro autores sugieren algunos de sus argumentos:

El doctor Reginald Lagrange, un bien conocido erudito de la Biblia, aunque cree que el Evangelio de Marcos pudo no haber sido escrito por el mismo Marcos, declaró que los últimos versículos (9–20) son canónicos, de acuerdo con la decisión del Concilio de Trento de 1545–1563. Él es citado por Robert Bratcher y Eugene Nida:

> "El final [...] es un fragmento que proviene, si no de un apóstol, al menos de un discípulo del Señor cuya autoridad era reconocida. Está claro que las

dudas concernientes a su autenticidad literaria no emiten sospechas en contra de su canonicidad. Todos coinciden en que el final es muy antiguo, y no hay ninguna razón para sostener que no data de los tiempos apostólicos"[10].

Alexander Jones, un británico estudioso de la Biblia, declaró:

El pasaje es inspirado y es parte del cuerpo de la Escritura oficialmente aceptado, ya que cumple con las condiciones establecidas por el Concilio de Trento (1546), específicamente: la costumbre muy establecida de su lectura en la Iglesia Católica; su presencia en la antigua Vulgata latina[11].

Bill Subritzky, abogado y socio principal de un gran bufete de abogados de Nueva Zelanda y un trabajador laico anglicano, realizó investigaciones sobre el pasaje de Marcos 16. Él ha sido incapaz de aceptar una nota al pie de la Biblia que indica que Marcos 16:9–20 no aparece en los manuscritos originales.

Posteriormente, me enteré que hay 4200 manuscritos griegos del Nuevo Testamento. Al menos 680 de ellos contienen el evangelio de Marcos, y solo dos de estos 680 no contienen estos versículos. De las tres versiones latinas, 8000 existen actualmente —y todas contienen los versículos en cuestión—. Las versiones góticas, las versiones egipcias y las versiones armenias, todas contienen estos versículos[12].

John W. Burgon, catedrático de Oxford University en Inglaterra, vicario de la iglesia St. Mary's (la iglesia de Oxford University) y Decano de Chichester, comentó:

Es solo a partir de la aparición de la segunda edición de Griesbach [1796–1806] que los Críticos del Nuevo Testamento se han permitido a sí mismos manipular los últimos doce versículos del Evangelio de Marcos con falta de respeto. Anteriores ediciones críticas del Nuevo Testamento están libres de este reproche[13].

Citas de Marcos 16:9–20 por parte de los líderes de la Iglesia primitiva

Burgon declaró que varios de los líderes de la Iglesia primitiva citaron los últimos doce versículos de Marcos, lo que demuestra que estaban familiarizados con estos versículos en los antiguos manuscritos auténticos:

- Justino Mártir, quien escribió su primera Apología en el año 151 d. C., citó a Marcos 16:20.
- Ireneo comentó sobre Marcos 16:19 en su tercer libro *Contra las herejías*, alrededor del año 180 d. C.
- Hipólito (190–227), obispo de Portus, cerca de Roma, y un contemporáneo de Ireneo, citó Marcos 16:17–18.
- Jerónimo (331–420), de quien los estudiosos afirman que no reconoció los últimos versículos de Marcos, los citó en varias de sus obras. Los últimos doce versículos aparecen en la Biblia Vulgata Latina, de la cual Jerónimo fue el traductor principal.
- Agustín, en su mejor momento (395–430), con frecuencia citó este pasaje como la obra de San Marcos14.

Alexander Jones también indicó que los líderes de la Iglesia primitiva citaron Marcos 16:9–20:

> *Hay indicios de que la lectura es muy antigua*; se sabe que fue conocida por Taciano (c.140), probablemente por Justino (c.160), sin duda por Ireneo (c.180), quien, por otra parte, presenta su cita de 16:18 diciendo "Marcos" (¿autor? ¿evangelio?) "dice". Es probable que el pasaje fuera escrito (en ¿Roma?

¿Asia?) al menos para el final del primer siglo. [énfasis de Alexander Jones][15]

Los poco confiables manuscritos Vaticanus y Sinaítico

Marcos 16:9–20 no estaba en los manuscritos originales utilizados por algunos traductores de la Biblia al inglés. Estos son los manuscritos *Vaticanus* y *Sinaítico*. Ambos excluyen los versos 9–20. Los traductores de la Biblia que omiten estos versículos basan su decisión principalmente en los manuscritos *Vaticanus* y *Sinaítico*.

Jay P. Green, padre, editor de la *Interlinear Bible* (IBG) (la Biblia interlinear) y defensor de la autenticidad de Marcos 16:9–20, observó que "estos últimos doce versículos no aparecen en los manuscritos corruptos, Vaticanus y Sinaítico, sin embargo, el escriba del Vaticanus ha dejado un espacio vacío lo suficientemente grande como para contener exactamente estos doce versículos —él los debe haber visto en un manuscrito más antiguo, de otra manera ¿cómo hubiera conocido la cantidad de espacio que debía dejar?—".

Green agregó que "El manuscrito Vaticanus estuvo en un estante de la biblioteca del Vaticano en Roma hasta 1431, y fue considerado tan corrupto que nadie lo quería usar. Erasmo, el célebre erudito católico romano, se negó a considerarlo como una fuente cuando formó el Texto recibido"[16] (IBG).

El doctor Burgon también enfatizó el espacio vacío en el manuscrito *Vaticanus* (Códice B):

> Decir que en el Códice Vaticanus (B), el cual es, sin duda, el más antiguo que poseemos, el Evangelio de San Marcos termina abruptamente en el versículo 8 del capítulo xvi, [...] es cierto; pero está lejos de ser toda la verdad. [...] el escriba, cuyo conocido plan fue el de comenzar fresco cada libro de la Biblia en la parte superior de *la siguiente columna* [...] al final del Evangelio de S. Marcos se desvió de su práctica casi invariable. Ha dejado en este lugar

una columna totalmente vacía. Es *la única columna vacía* en todo el manuscrito; —un espacio en blanco *suficiente para contener los doce versículos que él sin embargo retuvo. ¿Por qué dejaría él aquella columna vacante? ¿Qué motivo* pudo haber llevado al escriba a apartarse de su costumbre establecido en esta ocasión única? El fenómeno, —(creo que fui el primer en llamar la atención a esto de manera distinta,)— es significativo en el más alto grado, y admite una sola interpretación. *El antiguo MS.* del cual el Códice B [es decir, el *Vaticanus*] fue copiado debe haber *contenido* infaliblemente los doce versículos en disputa. El copista fue instruido que no los incluyera, —y él obedeció: pero prudentemente dejó un espacio en blanco *in memoriam rei.* ¡Nunca un espacio en blanco fue más inteligible! ¡Nunca el silencio fue más elocuente! [énfasis por John Burgon][17].

Subritzky también comentó sobre el espacio vacío en el manuscrito *Vaticanus*: "No fue sino hasta el siglo IV d.C. que los versículos fueron cuestionados. En una de las dos versiones más antiguas en las que están faltando los versículos, hay un espacio dejado en blanco, aparentemente para estos; …"[18].

Green señala la inexactitud del *Sinaítico*:

El *Sinaítico* fue tan mal ejecutado que siete manos diferentes de "críticos textuales" se pueden discernir cuando estos trataron de imponer sus puntos de vista sobre la Biblia. Ellos lo retuercen como una nariz de cera para cumplir sus propósitos en el momento. No es de extrañar que fuera descartado y encontrado en un basurero catorce siglos después de que fuera ejecutado[19].

Burgon dio una fecha posterior al *Códice Sinaítico* que al *Vaticanus*, porque el *Sinaítico* no tiene el espacio en blanco al final del Evangelio de Marcos como lo tiene el *Vaticanus*: "Yo infiero que el *Sinaítico* fue copiado de un Códice que había sido ya mutilado y reducido a la condición del Códice B". Él indicó que el escriba, debido a la falta de conocimiento, presenta el Evangelio de Marcos como si realmente no se diera a entender que incluye los últimos doce versículos, sin dejar espacio para ellos[20].

Subritzky, refiriéndose al *Sinaítico*, señaló que "en el [...] manuscrito ¡también están omitidos Génesis 1–46, Salmos 105–137, Hebreos 9:14 y 13:25, y en su totalidad 1 y 2 Timoteo, Tito, Filemón y Apocalipsis!"[21].

El Textus Receptus griego del Nuevo Testamento incluye el disputado pasaje de Marcos 16:9–20. Este texto fue utilizado por los eruditos que escribieron la autorizada versión King James de la Biblia en inglés; dicho proyecto de traducción tomó más de siete años, y la versión fue publicada en 1611. "El Texto Recibido fue defendido por John William Burgon en su *The Revision Revised* (la revisión revisada) (1881), [...] Burgon apoyó sus argumentos en la opinión de que el Códice Alejandrino y el Códice Ephraemi, eran más antiguos que el Sinaítico y el Vaticanus; [...]"[22]. El Códice Alejandrino y el Códice Ephraemi, manuscritos de alrededor de los siglos iv y v, presumiblemente fueron utilizados por el erudito y humanista católico Erasmo de Rotterdam en el desarrollo de su texto griego, el que luego fue conocido como el Textus Receptus o Texto Mayoritario. La obra de Erasmo fue la primera versión griega impresa del Nuevo Testamento, publicado en 1516.

La autenticidad de Marcos 16:9–20

El doctor Burgon concluyó su libro dando su sello de aprobación a la autenticidad de los últimos doce versículos de Marcos:

> Suficiente para ser demostrado, como yo afirmo ya haberlo hecho, que *ni una partícula de duda*, que *ni un átomo de sospecha*, se conecta a "LOS ÚLTIMOS DOCE

VERSÍCULOS DEL EVANGELIO SEGÚN SAN MARCOS".
[Énfasis de John Burgon][23]

Objeción 5: Santiago 5:14–16 no se aplica a la sanidad física

Los partidarios de esta objeción creen que este pasaje de Santiago se refiere únicamente a la sanidad espiritual. Esta interpretación parece artificial y no es coherente con la lectura directa de las palabras de Santiago.

> ¿Está alguien entre ustedes enfermo? Que llame a los ancianos de la iglesia y que ellos oren por él, ungiéndolo con aceite en el nombre del Señor. La oración de fe restaurará (sanará) [*sózo*] al enfermo, y el Señor lo levantará. Si ha cometido pecados le serán perdonados. Por tanto, confiésense sus pecados unos a otros, y oren unos por otros para que sean sanados [*iáomai*]. La oración (súplica) eficaz del justo puede lograr mucho.
>
> —Santiago 5:14–16

El reformador Juan Calvino se opuso al sacramento de la extremaunción, que se basa en la unción de los enfermos mencionada en este pasaje:

> La extremaunción se basa en una mala utilización de Santiago 5:14–15 y no es ningún sacramento. [...] El tercer falso sacramento es la extremaunción, la cual se realiza únicamente por el sacerdote, [...] Esta unción es [...] meramente una actuación, mediante la cual, sin razón y sin beneficio, ellos desean parecerse a los apóstoles[24].

Calvino, incluso, tenía dudas acerca de la sencilla, incondicional unción con aceite en Santiago 5:14. Además, él creía que esta unción con aceite no era aplicable en su época:

> Sin embargo, es probable que esta unción, [...] no se utilizó sin discriminación. Admito esto: pero no es que fuera un instrumento de sanidad, sino solo un símbolo, por el cual el poco estudioso en su ignorancia podría estar consciente de la fuente de un poder tan grande, [...] Por lo tanto, incluso si coincidimos plenamente en que la unción fue un sacramento de los poderes que fueron luego administrados por las manos de los apóstoles, en la actualidad no tiene nada que ver con nosotros, a quienes la administración de tales poderes no ha sido ortogada[25].

Benjamin Warfield no creía que hubiera alguna promesa de Dios relacionada a la sanidad física de los cristianos en Santiago 5:14–15:

> "¿Está alguien entre ustedes enfermo?", leemos: "que llame a los ancianos de la iglesia y que ellos oren por él, ungiéndolo con aceite en el nombre del Señor. La oración de fe restaurará (sanará) al enfermo". ¿Dónde está la promesa de un milagro allí? Lo que Santiago exige de nosotros es simplemente que debemos ser cristianos tanto en nuestra enfermedad como en nuestra buena salud[26].

El pasaje de Santiago trata con temas tanto de condiciones físicas como espirituales (pecado): "La oración de fe" para la sanidad física y los pecados que la persona enferma pueda haber cometido. La confesión de los pecados algunas veces libera a la persona para que pueda recibir la sanidad física. Santiago indicó que confesar los pecados a los demás y orar por otros conducen a la sanidad.

El comienzo del pasaje presenta a una persona enferma físicamente que está unido a un grupo local de cristianos, no a un pecador arrepentido, enfermo por el pecado. El "salvar" [*sózo*], que se utiliza para levantar al feligrés enfermo, es "hacer salvo, librar, misericordia, preservar, salvar, sanar, sano". "Sanados" es *iáomai*, o "curar, sanar, sano".

A través del Nuevo Testamento, las dos palabras griegas *sózo* y *iáomai* a menudo significan o incluyen la sanidad física.

Objeción 6: Si la "espina en la carne" de Pablo no fue sanada, ¿cómo puedo ser sanado yo?

Esta objeción puede expresarse como: "Si Pablo no pudo conseguir la sanidad, ¿cómo voy a poder yo?". Pablo escribió a los corintios: "Y dada la extraordinaria grandeza de las revelaciones, por esta razón, para impedir que me enalteciera, me fue dada una espina en la carne, un mensajero de Satanás que me abofetee, para que no me enaltezca" (2 Corintios 12:7).

Quienes apoyan esta objeción suponen que la espina que afligía a Pablo era una enfermedad física. Ese concepto se utiliza para justificar la expectativa de que Dios no proveerá la sanidad física sobrenatural hoy en día: "¿Por qué Dios me sanaría, ya que Pablo no fue sanado de su espina?".

¿Era la espina de Pablo una dolencia física? ¿Lo acosó por gran parte de su vida? Las siguientes son cinco teorías insatisfactorias y algo enpalmadas que algunos han aceptado a través de los siglos como explicaciones de la naturaleza de la espina de Pablo:

Teoría N.° 1 —Discapacidad visual permanente a causa de la luz enceguecedora

Una teoría es que el aguijón de Pablo fue una discapacidad permanente de la visión ocasionada por su experiencia en el camino a Damasco. Hechos 9:1–9 habla de su encuentro con Jesús en el camino, cuando una luz del cielo resplandeció sobre Pablo, y él quedó ciego.

En Hechos 9:17, Ananías, obedeciendo a la voz de Dios en una visión, fue a Pablo y le impuso sus manos. El versículo 18 dice: "Al instante [...] recobró la vista". La vista de Pablo fue restaurada; y no hay ningún indicio de posteriores problemas de visión. El papel de *Jehová-rafa* como "Dios el Sanador" se contradice si la aparición de Dios el Hijo pudiera haberle causado daños permanentes en los ojos.

En referencia a 1 Corintios 12:7, F. F. Bosworth, un poderoso ministro de sanidad a comienzos del siglo xx, declaró:

> Y de nuevo, sería poco menos que una blasfemia hablar de una ceguera parcial causada por una visión personal del Cristo glorificado como "un mensajero de Satanás"[27].

Bosworth, en su libro, *Christ the Healer* (Cristo el sanador), señaló que la espina de Pablo mencionada en 2 Corintios 12:7 llegó doce años después de su conversión.

> Él mismo nos dice, en el año 60, cuando escribió esta epístola [Nota de la autora: 2 Corintios], que era "hace catorce años" que él recibió la abundancia de las revelaciones que ocasionaron que le fuera dado la "espina en la carne"; por lo tanto la "espina" le fue dado doce años después de su conversión[28].

No parece razonable que la discapacidad permanente de la visión se retrasara doce años en aparecer.

Teoría N.° 2 —Oftalmía u otra enfermedad de los ojos

Según esta teoría, Pablo supuestamente contrajo la contagiosa enfermedad ocular de la oftalmía (conjuntivitis crónica) durante sus viajes por las tierras bajas de Panfilia, un "hervidero" de oftalmía en aquel momento:

Kenneth Wuest, en *Wuest's Word Studies From the Greek New Testament* (Estudios de palabras del Nuevo Testamento griego de Wuest), escribió:

> La deducción [Nota de la autora: Gálatas 4:15b — "se hubieran sacado los ojos y me los hubieran dado"]

debe ser clara que él necesitaba un nuevo par de ojos, [...] lo confirma, [...] la deteriorada visión. [...] Una confirmación más de esto se encuentra en el hecho de que en las tierras bajas de Panfilia, una región a través de la cual Pablo acababa de pasar en su camino a Antioquía de Pisidia, era prevalente una enfermedad oriental ocular llamada oftalmía[29].

¿Ha averiguado alguien en tiempos recientes de las estadísticas de salud del primer siglo d.C. que existía esta enfermedad ocular cuando Pablo viajó por aquella zona?

Bosworth sugirió lo siguiente: "Si hoy se llevaran los pañuelos [Nota de la autora: en referencia a Hechos 19:12] de alguien afectado con oftalmía, en lugar de ponerlos sobre los enfermos para ser sanados, los quemaríamos para evitar la propagación de la infección"[30].

Si usted fuera el hombre lisiado de Listra en Hechos 14:8–10, ¿tendría usted fe para levantarse y caminar, como él lo hizo, en respuesta a un predicador llamado Pablo afligido por la oftalmía y con descargas repulsivas llenando sus ojos? Si Pablo hubiera estado afectado con conjuntivitis crónica, ¿hubieran deseado las personas mirarlo a él en busca de sanidad?

Algunos imaginan la supuesta mala visión de Pablo a causa de su comentario sobre los gálatas dándole sus ojos (Gálatas 4:15b). Sin embargo, en el idioma español utilizamos expresiones no literales, con nombres de partes del cuerpo: "Me gasté un riñón"; o "me costó un ojo de la cara"; o "daría mi brazo derecho por [...]". El comentario de Pablo acerca de los gálatas dándole a él sus ojos es similarmente idiomático. Este expresa la preocupación de ellos por él.

El doctor Norman Bartlett comentó:

Es más probable que la última parte del versículo fuera un proverbio actual expresando simpatía desenfrenada[31].

En la época en que escribió Gálatas, Pablo se estaba recuperando de una severa persecución, que incluyó una lapidación donde fue dejado por muerto, como se relata en Hechos 14:19–20. Habría sido natural para los cristianos de Galacia expresar preocupación por él.

Gálatas 6:11 en ocasiones se utiliza como argumento para los problemas de visión de Pablo:

"Miren con qué letras tan grandes les escribo de mi propia mano". Sin embargo, atribuir las "letras tan grandes" de Pablo a problemas de visión no es tan obvio como otras cuatro posibilidades:

- Letras grandes, una larga epístola (carta) a las iglesias de Galacia que Pablo había casi terminado de escribir. Los partidarios de este punto de vista declaran que el término griego *grámma* es "cartas" y se utiliza como un sustantivo colectivo para la epístola a los gálatas. Los partidarios de esta interpretación de largas epístolas creen que su teoría es confirmada por 2 Corintios 10:9–10, donde el apóstol Pablo declaró: "para que no parezca como que deseo asustarlos con mis cartas. Porque ellos dicen: 'Sus cartas son severas (pesadas) y duras, pero la presencia física es poco impresionante, y la manera de hablar despreciable'".

- Grandes letras usadas para dar énfasis. Aquellos que apoyan este punto de vista sostienen que *grámma* en griego se utiliza para dar énfasis. Ellos indican que Pablo hizo hincapié en ciertas partes de sus escritos literalmente con letras grandes, llamando así la atención a temas cruciales.

- Letras grandes usadas por Pablo para distinguir su propia escritura. Los partidarios de este punto de vista declaran que Pablo utilizaba letras grandes para distinguir su puño y letra del texto dictado a un escriba. Esta opinión está respaldada por dos referencias: "Este saludo es de mi puño y letra. Pablo." (1 Corintios 16:21) y "Yo, Pablo, escribo este saludo con mi propia mano, y ésta es una señal distintiva en todas mis cartas; así escribo yo" (2 Tesalonicenses 3:17).

En 2 Tesalonicenses 2, Pablo mostró su preocupación por la enseñanza adulterada recibida por la iglesia de Tesalónica a través de una carta falsificada. Debido a esta carta, algunos creyentes en aquella iglesia al parecer fueron engañados al pensar que ya había ocurrido el "día del Señor". Pablo pudo haber utilizado grandes letras para distinguir lo escrito de su puño y letra, en lugar de la enseñanza herética:

> [...] que no sean sacudidos fácilmente en su modo de pensar, ni se alarmen, ni por espíritu, ni por palabra, ni por carta como si fuera de nosotros, en el sentido de que el día del Señor ha llegado. Que nadie los engañe en ninguna manera, porque no vendrá sino que primero venga la apostasía y sea revelado el hombre de pecado, el hijo de perdición.
>
> —2 Tesalonicenses 2:2–3

- Las grandes letras referentes al estilo de escritura de Pablo y su contenido son contundentes: "Porque ellos dicen: 'Sus cartas son severas (pesadas) y duras, pero la presencia física es poco impresionante, y la manera de hablar despreciable'" (2 Corintios 10:10).

Ninguno de estos puntos de vista acerca de las "grandes letras" mencionadas por Pablo tiene algo que ver con su supuesta mala vista.

Teoría N.º 3 —Una enfermedad/padecimiento físico no identificado

Otra teoría afirma que la "espina" de Pablo era una enfermedad física no especificada que se menciona en Gálatas 4:13–14:

> Pero saben que fue por causa de una enfermedad física que les prediqué (anuncié) el evangelio la primera vez. Y lo que para ustedes fue una prueba en mi condición

física, que no despreciaron ni rechazaron, sino que me recibieron como un ángel de Dios, como a Cristo Jesús mismo.

Richard Weymouth, en su traducción del Nuevo Testamento, escribió acerca de una posible razón para la "enfermedad física" de Pablo, la cual Weymouth traduce como "enfermedad corporal" (NTW):

> Alguna enfermedad que lo detuvo en Galacia, donde de otra manera no se hubiera quedado tanto tiempo. Algunos suponen que la enfermedad fue el resultado de haber sido apedreado en Listra32.
>
> —Hechos xiv

A pesar de que Pablo habló de enfermedad, nunca dio detalles acerca de una enfermedad específica. Por sus informes de severas persecuciones, es obvio que su cuerpo sufrió apuros extremos. Sin embargo, no hay evidencia bíblica de que la persecución de Pablo haya resultado en enfermedad o alguna cosa más que lesiones curables.

Hacia el final de su vida, Pablo dijo que Dios lo había librado de todo lo que lo había afligido: "Pero tú has seguido [...] mis persecuciones, sufrimientos, como los que me acaecieron en Antioquía, en Iconio y en Listra. ¡Qué persecuciones sufrí! Y de todas ellas me libró el Señor" (2 Timoteo 3:10–11).

La conclusión de F. F. Bosworth con respecto a la teoría de la enfermedad de la "espina" de Pablo fue:

> Si "el más enfermo de los hombres" puede realizar más trabajo que un hombre débil, entonces todos nosotros oremos por enfermedad con el fin de que también *nosotros* podamos hacer más trabajo para Dios. [énfasis por F. F. Bosworth]33

Teoría N.° 4 —Debilidad física

Segunda de Corintios 10:10 en ocasiones se utiliza para apoyar la teoría del débil estado físico de Pablo: "Porque ellos dicen: 'Sus cartas son severas (pesadas) y duras, pero la presencia física es poco impresionante, y la manera de hablar despreciable'".

Pero Weymouth tradujo 2 Corintios 10:10 de esta manera: "Porque ellos dicen: 'Sus cartas tienen autoridad y fuerza, pero su presencia personal no es impresionante, y en cuanto a la elocuencia, él no tiene ninguna'". (NTW)[34]

Matthew Henry no hizo mención alguna a la enfermedad física o debilidad en el apóstol Pablo, cuando comentó en 2 Corintios 10:10:

> Cualquiera fuera esta debilidad de la carne, [...] (aunque era, sin duda, bien conocida por los cristianos a quienes él escribió), ahora no podemos tener ningún conocimiento cierto de aquella: algunos la toman como lo sucedido por las persecuciones que él padeció por causa del evangelio; otros, como algo en su persona, o en su manera de hablar [...] refiriéndose a 2 Corintios 10:10[35].

Hechos 14:11 retrata la fortaleza de Pablo, no su debilidad. "Cuando la multitud vio lo que Pablo había hecho [Nota de la autora: sanó a un hombre cojo de nacimiento], alzaron la voz, diciendo [...]: 'Los dioses se han hecho semejantes a hombres y han descendido a nosotros'". En el versículo 12 , llamaron a Pablo "Mercurio", un dios griego. ¿Podría Pablo haber sido un dios griego ante sus ojos si estuviera enfermo, con aspecto repulsivo y débil por una enfermedad crónica?

Teoría N.° 5 —Enfermedad impuesta por Dios para humillar a Pablo

Aquellos que apoyan esta teoría afirman que Dios directamente hizo que Pablo se enfermara con el fin de humillarlo, debido a que el apóstol tuvo experiencias espirituales tan inusuales. (Véase 2 Corintios 12:7). De acuerdo con esta teoría, esto era necesario para prevenir que Pablo se "enalteciera".

Los partidarios de este punto de vista también dicen que su teoría es confirmada por el Señor cuando le dijo a Pablo que Su gracia era suficiente para él (2 Corintios 12:9), y que el poder de Jesús "se perfecciona en la debilidad" —la cual ellos equiparan con la enfermedad—.

En el mismo versículo, 2 Corintios 12:9, Pablo se refiere a jactarse "en mis debilidades, para que el poder de Cristo more en mí". Si la palabra griega usada para debilidades, *asdséneia*, significaba dolencia o enfermedad, entonces la jactancia de Pablo sobre esto no habría sido consistente con el uso de la misma palabra griega en Romanos 8:26. Allí, *asdséneia* se traduce "debilidades", cuando Pablo escribió que el Espíritu de Dios nos ayuda en nuestra debilidad. ¿Cómo? Por "el Espíritu mismo [intercediendo] por nosotros". Pablo no da ninguna pista de que estas debilidades son enfermedades o razones para alardear.

Dios no estaba juzgando a Pablo Su apóstol infligiéndole el mal de la enfermedad. David, en el Salmo 5:4, indicó la naturaleza de Dios: "Porque Tú no eres un Dios que se complace en la maldad; el mal no mora en Ti".

¿Cuál era la espina de Pablo? La respuesta

El mismo apóstol Pablo nos dijo cuál era su espina: "Y dada la extraordinaria grandeza de las revelaciones, por esta razón, para impedir que me enalteciera, me fue dada una espina en la carne, *un mensajero de Satanás que me abofetee*" (2 Corintios 12:7; énfasis agregado).

"Espina(s)" en el Antiguo Testamento

Hay cuatro ejemplos de la palabra "espina(s)" en el Antiguo Testamento, utilizados como una figura retórica similar a la manera en que Pablo usó esta palabra. Como fariseo y un estudioso del Antiguo Testamento, Pablo habría estado familiarizado con cada una de las instancias de la palabra:

- Ezequiel 28:24 — "'Y no habrá más zarza punzante ni espina dolorosa para la casa de Israel de ninguno de los que la rodean y la desprecian. Entonces sabrán que Yo soy el Señor Dios'".

- Números 33:55 — "'Pero si no expulsan de delante de ustedes a los habitantes de la tierra, entonces sucederá que los que de ellos dejen serán como aguijones en sus ojos y como espinas en sus costados, y los hostigarán en la tierra en que habiten'".

- Josué 23:13 — "'ciertamente sepan que el Señor su Dios no continuará expulsando a estas naciones de delante de ustedes, sino que serán como lazo y trampa para ustedes, como azote en sus costados y como espina en sus ojos, hasta que perezcan de sobre esta buena tierra que el Señor su Dios les ha dado'".

- Jueces 2:3 — "Por lo cual también dije: 'No los echaré de delante de ustedes, sino que serán como espinas en su costado, y sus dioses les serán lazo para ustedes'".

Las expresiones "espinas en su(s) costado(s)" y "espinas en sus ojos" se utilizaron en el Antiguo Testamento para describir problemas con la gente en la tierra —dificultades con aquellos que no adoraban al único Dios verdadero—. Cada uso de "espina(s)" en los anteriores versículos es una forma de hablar, ya que las espinas no habían puesto literalmente en los costados o en los ojos de los israelitas. La "espina en la carne" de Pablo es similar a lo que en la actualidad sería "un dolor de cabeza". El uso que hace Pablo de "espina" indica persecución.

Un mensajero de Satanás para abofetear a Pablo

Un "mensajero" es un ser, no una "cosa", como enfermedad o debilidad. Es el griego *ángelos* o "mensajero; esp. 'ángel'". De las 186 veces que *ángelos* aparece en el Nuevo Testamento, esta palabra siempre aparece en referencia específica a los agentes angélicos o humanos, nunca a la enfermedad. *Ángelos* no es un ángel u otro mensajero llevando enfermedad.

En 2 Corintios 12:7, Pablo declaró que el mensajero o ángel enviado a él no era de Dios. Describió al mensajero como un ser "de Satanás". La palabra griega *ángelos* también aparece en 2 Corintios 11:14: "pues aun Satanás se disfraza como ángel de luz".

Weymouth tradujo "mensajero" en 2 Corintios 12:7 como "ángel de Satanás" (NTW).

Pablo señaló que el mensajero de Satanás fue dado para "abofetearlo". La palabra *abofetear* significa pegar repetidamente, golpe tras golpe. Esta misma palabra griega (*kolafízo*), que significa "golpear con el puño", se traduce como "dieron puñetazos" en Mateo 26:67, mientras Jesús era golpeado. Abofetear o golpear significa golpes o heridas físicos repetidos en la carne, y esto no tiene ninguna asociación con la enfermedad. Aquellos que estaban golpeando a Jesús no estaban enviando dolencias y enfermedades a Su cuerpo.

Pablo vivió varios años después de ser enviado a Roma bajo "arresto domiciliario" por apelar al César para escapar de la persecución y la posible muerte a manos de los líderes judíos. No hay indicios de que el apóstol haya tenido alguna vez una enfermedad crónica. Parecía satisfecho tanto con permanecer en el mundo como con partir hacia el Cielo. En Filipenses 1:23 él mismo dijo "ambos lados" lo hacían sentir "apremiado".

Advertencia de Dios acerca de la persecución de Pablo

Dios le dijo a Ananías que fuera a orar por Pablo para ser sanado de su ceguera. Dios también le dijo a Ananías que Él le mostraría a Pablo "cuánto debe padecer por Mi nombre" (Hechos 9:16). "Padecer" (*pásjo* en griego) no significa "enfermedad". (Véase más discusión del "sufrimiento" en el capítulo 4, "La enfermedad versus el sufrimiento").

Pablo profetizó sufrimiento para los creyentes de Filipos: "Porque a ustedes se les ha concedido por amor de Cristo, no sólo creen en Él, sino también sufrir por Él, teniendo el mismo conflicto que vieron en mí, y que ahora oyen que está en mí" (Filipenses 1:29–30). Si este sufrimiento hubiera sido enfermedad física, entonces la mayoría o todos los cristianos de Filipos se habrían enfermado. No hay ningún registro en el Nuevo Testamento de alguna epidemia generalizada, incluyendo en Filipos. Fue en Filipos donde Pablo había sido encarcelado con Silas, sin registros de alguna enfermedad, ya sea por parte de Pablo o de Silas. (Véase Hechos 16:16–34). La Iglesia de Filipos sabía que Pablo estaba escribiendo desde la prisión en Roma, así que él sufría por el encarcelamiento, no por una enfermedad (Filipenses 1:13–14).

Motivos de los ataques contra Pablo

En 2 Corintios 12:7, Pablo explicó por qué él fue atacado por el "mensajero de Satanás". Fue a causa de las revelaciones que había recibido de parte de Dios. En los versículos 2–4a, Pablo se refirió a sí mismo como "un hombre en Cristo, que hace catorce años [...] fue arrebatado hasta el tercer cielo. Y conozco a tal hombre [...] que fue arrebatado al paraíso, y escuchó palabras inefables que al hombre no se le permite expresar". Pablo dice en el versículo 5 que él no quería presumir, sino hablar la verdad.

El resultado de los ataques a Pablo: Persecución

En la lectura de los Hechos y las epístolas que escribió Pablo, es evidente que el apóstol fue atacado por una persecución inspirada demoníacamente con la intención de obstaculizar y hasta detener su ministerio. Al examinar la carrera de predicador de Pablo se revela que dicha persecución en su mayoría se produjo por parte de los judaizantes o judíos que se negaron a creer que Jesús era el Mesías profetizado. (Véase Hechos 13:50; 14:2; 17:13). El espíritu demoníaco o la "espina" de Pablo agitó a las personas a perseguirlo, para desanimarlo, llevarlo a renunciar o destruirlo —y por lo tanto impedir la obra de Dios, sobre todo entre los gentiles—.

En Hechos 20:23, Pablo indicó a los ancianos de la iglesia en Éfeso que el Espíritu Santo le había advertido de la inminente persecución (en Jerusalén). En 1 Tesalonicenses 3:4, Pablo recordó a los cristianos de Tesalónica que él previamente había profetizado que iba a "sufrir aflicción", como sucedió. Él no escribió nada acerca de enfermedad.

Hay muchas ocasiones específicas de persecución a Pablo registradas en Hechos:

Hechos 13:50, en Antioquía, Pablo y Bernabé fueron perseguidos y expulsados de esa área; Hechos 14:19–20, en Listra, Pablo fue apedreado y dado por muerto; Hechos 17:5–10, en Tesalónica, los judíos incitaron a una malvada turba, causando un alboroto, y los cristianos sacaron de allí a Pablo y a Silas de noche; Hechos 18:12, en Corinto, Pablo fue traído por los judíos al procónsul romano, pero este los rechazó; Hechos 19:23–41, en Éfeso, los enojados fabricantes de estatuillas de la diosa Diana trataron de causar un alboroto contra la predicación de Pablo; Hechos 21:20–32, en Jerusalén, fue arrastrado fuera del Templo judío por judíos que trataron de matarlo; Hechos 23:12–35, en Jerusalén, un complot judío para matarlo fue descubierto; Hechos 24:1–9, en Cesarea, bajo custodia romana (por protección), ante el gobernador Félix, todos dieron falso testimonio contra Pablo; Hechos 25:1–5, en

Cesarea, fue descubierto un complot judío —para emboscarlo y asesinarlo—. (Véase el Apéndice C: "El ministerio de Pablo: éxitos y persecución").

Pablo dio los siguientes resúmenes de la severa persecución que tuvo que soportar:

(2 Corintios 6:4–5): en aflicciones, en privaciones, en angustias, en azotes, en cárceles, en tumultos, en trabajos, en desvelos, en ayunos ;

(2 Corintios 11:24–27): Cinco veces he recibido de los Judíos treinta y nueve azotes. Tres veces he sido golpeado con varas, una vez fui apedreado, tres veces naufragué, y he pasado una noche y un día en lo profundo. Con frecuencia en viajes, en peligros de ríos, peligros de salteadores, peligros de mis compatriotas, peligros de los Gentiles, peligros en la ciudad, peligros en el desierto, peligros en el mar, peligros en falsos hermanos; en trabajos y fatigas, en muchas noches de desvelo, en hambre y sed, con frecuencia sin comida, en frío y desnudez.

Después de que Pablo fue apedreado por los judíos de Antioquía y de Iconio y dejado por muerto en Listra, revivió, y al día siguiente él y Bernabé partieron hacia Derbe. (Véase Hechos 14:19–20.) Listra y Derbe estaban cerca de Galacia, y esta experiencia podría haber sucedido poco antes de la predicación de Pablo a la iglesia de Galacia. Fue a esta iglesia a la que él le predicó "por causa de una enfermedad física" y "una prueba en mi condición física, que no despreciaron ni rechazaron", como se indica en Gálatas 4:13–14. Ser apedreado y dado por muerto habría dejado sus marcas.

La descripción del apostolado de Pablo: Persecución

Los cristianos de Corinto sabían de la vida apostólica. La descripción del trabajo de un apóstol por Pablo incluyó sufrir persecución, no enfermedad:

> Porque pienso que Dios nos ha exhibido a nosotros los apóstoles en último lugar, como a sentenciados a muerte. Porque hemos llegado a ser un espectáculo para el mundo, tanto para los ángeles como para los hombres. [...] Hasta el momento presente pasamos hambre y sed, andamos mal vestidos, somos maltratados y no tenemos dónde vivir. Nos agotamos trabajando con nuestras propias manos. Cuando nos ultrajan (insultan), bendecimos. Cuando somos perseguidos, lo soportamos. [...] No les escribo esto para avergonzarlos, sino para amonestarlos como a hijos míos amados.
>
> —1 Corintios 4:9, 11–12, 14

Pablo se convirtió en el gran líder de Dios únicamente mediante el poder de Dios. La persecución que Pablo sufrió hizo de él un testigo más eficaz para Dios y para el avance de Su Reino. Por dondequiera que Pablo viajó, él ministró el poder sobrenatural de Dios. (Véase Hechos 19:1–12; véase también Hechos 14:3; Romanos 15:19).

Objeción 7: Si Epafrodito no fue sanado, ¿cómo puedo serlo yo?

Los que niegan la disponibilidad de los dones sobrenaturales del Espíritu Santo hoy, incluyendo el de sanidad, a menudo usan Filipenses 2 para indicar que la sanidad física estaba disminuyendo, incluso, durante la época de Pablo. Según ellos, el apóstol no pudo hacer nada para curar a su amigo Epafrodito.

La enfermedad de Epafrodito se produjo dos años después de que Dios sanara al padre de Publio a través del ministerio de Pablo.

No hay ninguna sugerencia de que el poder de sanidad a través de Pablo haya disminuido durante ese período de dos años.

Filipenses 2:25–30 da algunas pistas sobre por qué Epafrodito se enfermó gravemente:

> Pero creí necesario enviarles a Epafrodito, mi hermano, colaborador y compañero de lucha, quien también es su mensajero y servidor (ministro) para mis necesidades. Porque él los extrañaba a todos, y estaba angustiado porque ustedes habían oído que se había enfermado. Pues en verdad estuvo enfermo, a punto de morir. Pero Dios tuvo misericordia de él, y no sólo de él, sino también de mí, para que yo no tuviera tristeza sobre tristeza. Así que lo he enviado con mayor solicitud, para que al verlo de nuevo, se regocijen y yo esté más tranquilo en cuanto a ustedes. Recíbanlo, pues, en el Señor con todo gozo, y tengan en alta estima a los que son como él. Porque estuvo al borde de la muerte por la obra de Cristo, arriesgando su vida para completar lo que faltaba en el servicio de ustedes hacia mí.

> Sabemos por el texto de Filipenses 2 que Epafrodito casi se muere (versículo 27) y que él se exigió demasiado a sí mismo por la obra de Jesucristo (versículo 30). Pablo nunca mencionó algún fracaso en el intento de sanar a Epafrodito; ni tampoco presentó excusas por el hecho de que su amigo no fuera sanado. Pablo nunca aludió a la disminución de los dones sobrenaturales, ni en este capítulo ni en cualquier otro lugar en sus escritos.

Tal parece que Epafrodito se enfermó porque voluntariamente optó por trabajar para la causa cristiana mucho más allá de sus límites físicos. Lo que se necesitaba para que Epafrodito se repusiera era su propia decisión para dejar de sobrecargarse y comenzar a tomar las medidas adecuadas para recuperarse.

Epafrodito se puso bien y fue capaz de viajar para Pablo. En Filipenses 2:25, Pablo mencionó haberlo enviado de regreso con su propia carta a su iglesia en Filipos. Epafrodito no murió y Dios por su gracia le permitió recuperarse. Él estuvo lo suficientemente fuerte como para hacer el largo viaje desde Roma hasta la iglesia en Filipos.

La esencia de la sanidad divina es que alguien que está enfermo se sana. Eso es exactamente lo que le sucedió a Epafrodito, a pesar de que tomó algún tiempo.

El versículo 27 de Filipenses 2 revela que Dios tuvo misericordia de Epafrodito y de Pablo. Puesto que Malaquías 3:6 establece que Él nunca cambia, Él es el mismo Dios misericordioso hoy, dispuesto a sanar.

Capítulo 17

Obstáculos a la sanidad física de Dios

La identificación y la superación de los obstáculos pueden facilitar la sanidad física. Dios nos dio a cada uno de nosotros voluntad propia, y, a menudo, ¡la opción de sanidad depende de nosotros! Este capítulo cubre veintiún problemas que pueden bloquear la sanidad física acelerada de Dios y Sus milagros, así como la manera de superar estos obstáculos.

Obstáculo 1: Espíritus quebrantados

Obstáculo 2: Maldiciones

Obstáculo 3: Deseos de muerte (propia)

Obstáculo 4: Dudas e incredulidad

Obstáculo 5: Culpa falsa

Obstáculo 6: Temor

Obstáculo 7: Maldiciones generacionales (de familia)

Obstáculo 8: Ídolos

Obstáculo 9: Ignorancia de nuestro estado en Jesús

Obstáculo 10: Falta de deseo de ser sano

Obstáculo 11: Emociones negativas

Obstáculo 12: Opresión de lo oculto

Obstáculo 13: Enfoque en los síntomas físicos

Obstáculo 14: Orar con motivos erróneos

Obstáculo 15: Dependencia en soluciones humanas

Obstáculo 16: Ideas religiosas equivocadas

Obstáculo 17: Pecado

Obstáculo 1: Espíritus quebrantados

Un espíritu roto puede causar enfermedad de los huesos y otras dolencias.

> El corazón alegre es buena medicina,
> Pero el espíritu quebrantado seca los huesos.
> —Proverbios 17:22

> El espíritu del hombre puede soportar su enfermedad,
> Pero el espíritu quebrantado, ¿quién lo puede sobrellevar?
> —Proverbios 18:14

Un espíritu quebrantado hiere a la persona emocionalmente y la deja sin poder lidiar con el estrés normal. Las dolencias y las cargas emocionales, ya sean actuales o del pasado, pueden causar un dolor obsesivo y sentimientos de desesperanza y de rechazo, dejando cicatrices psicológicas y problemas de salud física.

Pídale a Dios el Padre que lo cure de las heridas emocionales. ¡Su sanidad se cumple en el amor, y es gratis! Para sanarlo, Él puede revelar gradualmente heridas durante un largo período de tiempo. Sus formas son ligeras y Él quiere que quede totalmente libre. Deje que lo cure en espíritu, mente y cuerpo.

Obstáculo 2: Maldiciones

Afirmaciones como: "Me pregunto cómo sería si ella tuviera diabetes como yo" o "Ahora sabe cómo me siento, ahora que tiene su propio accidente de rodilla" son palabras de maldición poderosas y negativas. Estas pueden empeorar los síntomas físicos si la persona atacada está sin protección espiritual. Del mismo modo, una maldición de muerte puede decirse de una persona contra otra, ya sea cara a cara o a espaldas de la víctima. "Desearía estar muerto" no es charla ociosa y puede atraer la atención en el reino demoníaco.

Tome medidas preventivas. Rápidamente use la autoridad de Jesús para romper cualquier palabra dicha en contra suya, sin importar que haya sido dicha a usted directa o indirectamente. Inmediatamente y en voz alta declare algo así como: "Rompo esas palabras dichas a mí en el nombre de Jesús". Si alguien le habla negativamente a usted en relación con una posible enfermedad, simplemente puede decir: "Yo no acepto eso, en nombre de Jesús". Preocúpese menos de ofender a la persona que dice la maldición que del impacto que la maldición puede tener en usted. No se concentre en las palabras de la maldición; son mentiras de Satanás.

Manténgase libre de falta de perdón, amargura, ira y todo pecado, para que ninguna palabra mala pueda afectarlo. Proverbios 26:2 declara: "Gorrión sin rumbo, golondrina que revolotea: ¡eso es la maldición sin causa, pues nunca llega!" (RVC).

Obstáculo 3: Deseos de muerte (propia)

Deseos de muerte propia en la vida de una persona, especialmente durante tiempos de enfermedad o de dolencia, pueden dejar una puerta abierta a la oportunidad demoníaca.

"Desearía estar muerto", y variaciones de esta frase, probablemente han sido dichas o pensadas por casi todos en este mundo en algún momento u otro. Declarar un deseo de muerte en voz alta, o simplemente pensarlo, puede permitir acceso al reino de Satanás. Los espíritus de la muerte, la enfermedad, etc., pueden influir las mentes y cuerpos. Los cristianos y no cristianos con pulsiones de muerte pueden hacer de la muerte una profecía que se cumple por sí misma. Los pensamientos o intentos suicidas también encajan en esta categoría de destrucción autoinfligida.

Proverbios 18:21 indica los resultados del habla orientada a la muerte: "Muerte y vida están en poder de la lengua, y los que la aman comerán su fruto". Confiese a Dios cualquier deseo de muerte o pensamientos suicidas pasados o presentes como si fueran pecados. Él los perdonará y ya no los recordará.

Obstáculo 4: Dudas e incredulidad

La duda y la incredulidad dirigidas a Dios nos roban de nuestra fe y conlleva al miedo y la ansiedad.

Un ejemplo de la naturaleza infecciosa y negativa de la duda y la incredulidad es el caso de los espías de Canaán. La duda y la incredulidad de diez de los doce espías israelitas llevaron a las muertes prematuras de aproximadamente tres millones de israelitas de la edad de veinte años o más. De los espías, solamente Josué y Caleb, que confiaban en Dios, sobrevivieron para entrar en la tierra de Canaán y para vivir hasta la vejez (véase Números 14:26–38).

No creer en la sanidad sobrenatural de Dios hoy en día puede causar cortocircuitos de su poder de sanidad física. Los espíritus de duda y de incredulidad todavía se encuentran actualmente. En Nazaret, la duda prevalecía sobre la capacidad de Jesús para sanar. Marcos 6:3 revela que las personas del pueblo "se escandalizaban a causa de Él". "Escandalizarse" (*skandalízo*) significa "hacer tropezar, [...] incitar a pecar". Reconocían Sus obras poderosas, pero estaban cegados porque Él era tan solo un "chico del pueblo". Satanás usó la incredulidad de la gente para oscurecer la Mesianidad de Jesús y para que dudaran de Su poder sanador. Su incredulidad se convirtió en un obstáculo para su sanidad física. "Y no pudo hacer allí ningún milagro; sólo sanó a unos pocos enfermos sobre los cuales puso Sus manos" (Marcos 6:5).

A través del tiempo, el error de los de Nazaret —dudar de la realidad del poder de sanidad de Jesús— sigue repitiéndose. Segunda de Corintios 10:5 sugiere que debemos librar nuestra mente de todo pensamiento equivocado contrario al conocimiento de Dios. Rechazar la sanidad física divina es contrario al conocimiento de Dios.

Dios es un caballero, y Él no se impone a sí mismo sobre nadie. Si hacemos pequeño a Dios por nuestra incredulidad, vamos a ver solo un poquito de Su poder. Si dudamos que la sanidad está disponible para todos hoy en día, estamos predispuestos a no ver Su poder sanador.

La duda del lunes a sábado no se cancela por una charla religiosa del domingo.

Un tipo de duda es la esperanza con falta de confianza y el deseo esperanzado, en contraste con el "anhelo profundo" bíblico —el plan para la fe— y en contraste con la fe bíblica. Oraciones con falta de confianza son pobres sustitutos para la oración con una actitud de expectación, basada en el conocimiento de los principios de la Palabra escrita de Dios.

La duda sobre el deseo de Dios para sanar se revela en tales declaraciones como: "Debemos tener cuidado de no dar órdenes a Dios", "Después de todo, Él es soberano", "Él puede sanar si quiere, pero tal vez no lo haga", y "No creo que la sanidad de Dios se aplique a esta época, o a mí".

Dios ha provisto una salvación total. Si Él ha dado liberación total a la humanidad, ¿daría Él tan solo salvación para el espíritu y el alma sin hacer nada acerca de las necesidades físicas de Sus hijos?

> Dios nuestro Salvador [...] quiere que todos los hombres sean salvos [Nota de la autora: incluyendo la sanidad física] y vengan al pleno conocimiento de la verdad.
>
> —1 Timoteo 2:3–4

Los creyentes que dudan de la voluntad de Dios para sanar a veces piensan que reclamar Su sanidad de los problemas físicos es lo mismo que ordenar que Él la lleve a cabo. Sabiendo que Dios quiere sanar es distinto a darle órdenes a Él. Simplemente saber Sus promesas sobre la sanidad física y aplicarlas por la fe no es dar órdenes a Dios. ¿No deberían ser aceptadas las promesas de sanidad física, tales como el Salmo 103:3; Isaías 53:4–5, 10; Mateo 8:17; y Hechos 4:12, por personas que dicen creer en la Biblia?

La declaración: "Por favor, Dios, sáname si es Tu voluntad", revela la vacilación entre la fe y la duda. Esta oración protectora está impulsada por el temor: el temor a que Él no quiere sanar. Decir: "Si es Tu voluntad" respecto a la sanidad física está dando un "escape" a Dios por falta de resultados de curación. Si usted no es sanado, puede decir: "Bueno, supongo que sanarme no era la voluntad de Dios".

Entonces, ¿por qué Jesús oró, en Lucas 22:42b: "'Pero no se haga Mi voluntad, sino la Tuya'"? Jesús estaba pidiendo al Padre que lo librara de Su muerte inminente, no la sanidad física: un asunto totalmente diferente.

En contraste con la duda y la incredulidad, el ciego Bartimeo creyó firmemente que sería sanado de su ceguera. Según la tradición, los ciegos en los tiempos bíblicos llevaban una túnica especial para la identificación de su ceguera y para protección. Cuando Bartimeo arrojó su manto a un lado, parece que él estaba revelando su expectativa de que Jesús lo sanaría y que no tendría que llevar más el traje. "Arrojando su manto, se levantó de un salto y fue a Jesús" (Marcos 10:50).

No es fácil confiar totalmente en la sanidad física por parte de Dios, pero puede llegar una situación desesperada en la que será esencial que usted escoja tener fe en el poder sanador de Dios. Si usted no elige confiar en que Dios lo sane, entonces la única otra opción es la duda. ¿Cuál va a elegir?

Al buscar la sanidad de los problemas físicos, lo mejor es evitar una asociación estrecha con cualquier cosa o persona que transmita duda en la sanidad física actual de Dios. Manténgase alejado de las personas que transmiten pesimismo.

Durante su recuperación de una enfermedad, puede haber alguien que le hable de un sueño o una visión morbosa acerca de usted. Son transmisores del plan de Satanás para destruirlo. Niéguese a absorber sus palabras en su mente. Si usted se obsesiona con sus palabras desalentadoras, animará una batalla en su mente. Rechaza lo negativo, y crea en Dios. Cortésmente dígale a cualquier persona con un informe negativo que no acepta lo que se ha dicho, en el nombre de Jesús.

En cuanto a sus problemas de salud, evite profesionales de la salud con pronósticos negativos, la literatura médica mórbida, o películas o programas de la radio o televisión pesimistas, en particular acerca de la enfermedad y la muerte. Renueve su mente con la Palabra escrita de Dios.

Obstáculo 5: Culpa falsa

Llevar culpa falsa es una forma de pensamiento erróneo que aumenta los niveles de estrés. La culpa falsa es una de las muchas herramientas de Satanás contra nosotros. Esta carga emocional negativa tiende a hacer que sus víctimas se sientan indignas de cualquier cosa, incluyendo la recepción a la sanidad física de Dios.

Apocalipsis 12:10 indica que Satanás es el "acusador de nuestros hermanos" ante Dios. Y el mismo enemigo trata de persuadir a los creyentes en Jesús de su propia indignidad. Una de sus tácticas es traer de vuelta los recuerdos de los pecados que han sido confesados a Dios y perdonados por Él. Podemos poner fin a estos ataques mentales del reino de Satanás al negarnos a aceptar la mentira de que Dios no nos ha perdonado, ¡cuando sabemos que en verdad lo hizo! Dios nunca es el acusador. "'Perdonaré su maldad, y no recordaré más su pecado'" (Jeremías 31:34b; véase también 1 Juan 1:9 e Isaías 43:25). Podemos tener la confianza de estar justificados ante el Padre después de confesar nuestros pecados.

Obstáculo 6: Temor

Un espíritu de temor es común en personas a las que Satanás está tratando de alejarlas de confiar en Dios para la sanidad y buena salud. Es especialmente fuerte en las personas que tienen "enfermedades incurables"; tienen temor de que morirán.

La fe en Dios reconoce las situaciones difíciles de la vida, pero reconoce que Sus palabras contienen una mayor realidad que diagnósticos de la fatalidad.

La fe, el remedio para el miedo, es creer que lo que Dios ha dicho es cierto, sobre todo Sus "preciosas y maravillosas promesas" mencionadas en 2 Pedro 1:4. La fe no niega que haya enfermedad u otros problemas. Más bien, aplica lo que Dios tiene que decir en Su Palabra escrita sobre cómo tratar con montañas difíciles que se encuentran en la vida.

Dios no nos ha dado un espíritu de temor, "sino de poder, de amor y de dominio propio (de disciplina)" (2 Timoteo 1:7). Si tenemos amor perfecto hacia Dios, y si tenemos el amor de Dios para con los demás, entonces sabemos que "el perfecto amor echa fuera el temor" (de 1 Juan 4:18).

Obstáculo 7: Maldiciones generacionales (de familia)

Si usted hace una investigación genealógica de su familia, puede encontrar un patrón de las causas de enfermedad en su familia en los últimos siglos. ¡Es posible que se sorprenda de lo que encuentre! Por ejemplo, a través de las generaciones, podrían haber habido condiciones mentales como el trastorno bipolar o la esquizofrenia que llevó a un familiar hasta el asesinato. Detrás de los trastornos mentales puede haber habido un ancestro que cometió pecados no confesados. Podemos romper maldiciones generacionales mediante el uso de la autoridad de Jesús. Haga tales declaraciones en voz alta, para que el reino de Satanás pueda escucharlas. Utilice el principio de confesión generacional del versículo 40 de Levítico 26 y reciba el beneficio del versículo 42, que Dios se acordará de Su pacto. La autora conoce a una mujer cuyo hermano tuvo un leve ataque al corazón, pero los médicos, tras diagnosticar la condición de su corazón, comenzaron a planear un trasplante. La hermana llamó a la autora, llorando y contando la triste noticia. Cuando se le preguntó si los ataques cardíacos habían sido parte de su familia en el pasado, ella dijo: "Cada generación, ambos lados de la familia". Ella confesó los pecados de sus antepasados a Dios, cortó esta maldición generacional de su familia y de ella misma, y pidió a Dios que bendijera su familia. Dos días más tarde, ella volvió a llamar para decir que su hermano no necesitaba un trasplante de corazón. Él había sido despedido del hospital.

Obstáculo 8: Ídolos

Dios quiere que le amemos totalmente, sin distraernos con los "ídolos" que compiten por nuestra atención. Amar a Dios casualmente puede bloquear las cosas buenas que Él, *Jehovah-yiré* o "Jehová-proveedor", tiene para nosotros. "Amarás al SEÑOR tu Dios con todo tu corazón, y con toda tu alma, y con toda tu fuerza, y con toda tu mente, y a tu prójimo como a ti mismo'" (Lucas 10:27).

¿Cuáles son los ídolos que le impiden una estrecha comunión con Dios y pasar tiempo con Él? ¿Su carrera? ¿Amigos? ¿Familia? ¿Intereses especiales? ¿Aficiones? ¿Televisión, CDs, DVDs, mensajes de texto, o sitios web sociales? Si usted dice a Dios: "Quiero tener comunión contigo, pero primero tengo que...", entonces su prioridad puede ser un ídolo que le impide recibir Su sanidad.

El reconocimiento de Jesús como Señor implica renunciar a todos los ídolos. En Éxodo 20:3, uno de los Diez Mandamientos fue "'No tendrás otros dioses delante de Mí'". Al igual que los israelitas, nosotros tenemos ídolos. Por lo general, no están hechos de piedra o metales preciosos, pero, si se les permite dominar nuestras vidas, van a consumir el tiempo que podríamos pasar en presencia de Dios. Hasta que estos ídolos no sean reconocidos y sean echados fuera de nuestras vidas, podemos estar cosechando enfermedad tras enfermedad.

Jesús promete suplir todas nuestras necesidades, si lo buscamos primero: "Pero busquen primero Su reino y Su justicia, y todas estas cosas les serán añadidas (Mateo 6:33).

> El que no negó ni a Su propio Hijo, sino que Lo entregó por todos nosotros, ¿cómo no nos dará también junto a Él todas las cosas?
> —Romanos 8:32

¿Será que "todas las cosas" no incluye la buena salud, para mejorar nuestra eficacia en el cumplimiento de Sus metas para nuestras vidas y representarlo a Él ante el mundo?

Obstáculo 9: Ignorancia de nuestro estado en Jesús

Saber quiénes somos en Jesucristo es importante para la sanidad física. Por medio de la ignorancia de nuestros derechos de pacto (Hebreos 8:6–13) a través de Jesús, podemos convertirnos en esterillas para que el reino de Satanás se limpie sus pies. ¿Cómo nos vemos a nosotros mismos? ¿Cómo nos ve Dios? Segunda de Corintios 5:21b dice que los creyentes son "justicia de Dios en Él [Jesús]". En Lucas 17:21, Jesús declaró que "'el reino de Dios está entre ustedes'". No tenemos que aguantar los ataques de Satanás; podemos derrotarlo con la autoridad de Jesús.

El reino de Satanás puede estar tratando de animarnos a pensar que somos pequeños ante los ojos de Dios. Números 13:33 revela cómo la percepción equivocada puede causar la derrota y la devastación. Diez de los doce hombres que fueron enviados a reconocer la tierra de Canaán volvieron temerosos, destacando la gran estatura de los enemigos. Se refirieron a sí mismos como saltamontes: "'Vimos allí también a los gigantes (los hijos de Anac son parte de la raza de los gigantes); y a nosotros nos pareció que éramos como langostas; y así parecíamos ante sus ojos'".

> Anac, el hijo de Arba, el fundador de Quiriat-arba. Él era el progenitor de una raza de gigantes llamados los hijos de Anac. Estos hijos de Anac eran un terror para los hijos de Israel (Núm. 13:22, 28), pero fueron expulsados por Caleb, que entró en posesión de Hebrón (Jos. 15:13, 14)[1].

Por el contrario, la declaración de David al gigante Goliat reveló el conocimiento del futuro rey de Israel de los derechos del pacto que él tenía con Su Dios (véase 1 Samuel 17:45–47). David supo oponerse a Goliat con la autoridad de Dios, no su propia fuerza: "Entonces dijo David al Filisteo: 'Tú vienes a mí con espada, lanza y jabalina, pero yo vengo a ti en el nombre del SEÑOR de los ejércitos, el Dios de los escuadrones de Israel, a quien tú has desafiado'" (versículo 45).

¿Cómo te ves ante los ojos de Dios, pequeño e insignificante? ¿Te ves a ti mismo como débil e ineficaz antes de los ataques de Satanás? Dios ha equipado a todos los creyentes para las batallas de la vida: la salvación incluyendo la redención de Jesús del pecado y la enfermedad; la protección del Padre; la orientación e instrucción del Espíritu Santo; el nombre con autoridad de Jesús; las promesas que aumentan la fe en Dios; y las tácticas y armas de guerra espiritual. Primera de Corintios 2:16b declara: "Pero nosotros tenemos la mente de Cristo", y Romanos 8:11 declara: "Pero si el Espíritu de Aquel que resucitó a Jesús de entre los muertos habita en ustedes, el mismo que resucitó a Cristo Jesús de entre los muertos, también dará vida a sus cuerpos mortales por medio de Su Espíritu que habita en ustedes". ¿Qué más necesitamos para mantenernos firmes en contra del enemigo?

Obstáculo 10: Falta de deseo de ser sano

Jesús le preguntó al hombre en el estanque de Betesda: "¿Quieres ser sano?" (Juan 5:6b). En el versículo 7, la respuesta indirecta del hombre por no tener asistencia en el estanque durante la visita del ángel sugiere cansancio y falta de entusiasmo.

Por el contrario, Bartimeo sinceramente quería que Jesús lo sanara. Jesús le preguntó, en Marcos 10:51b: "'¿Qué deseas que haga por ti?'". Él, sin duda, estaba probando su deseo y fe para ser sanado. Era obvio que Bartimeo era ciego. Cuando el hombre dijo que quería ver, milagrosamente pudo ver.

Algunas personas pueden no ser curadas porque realmente no desean ser sanas. La sanidad impediría que continuaran recibiendo compasión y atención por estar enfermos. La autora conoce a algunas personas que, cuando niños, aprendieron que su madre o su padre se volvían menos abusivos verbalmente y más comprensivos cuando estaban enfermos. Incluso como adultos, todavía se acondicionaron para concentrarse en sus propios síntomas físicos. La sanidad completa en dichos casos puede requerir cambios de las actitudes, relaciones o dinámicas de control.

Obstáculo 11: Emociones negativas

Muchos titulares de periódicos e informes de televisión, radio y sitios de noticias de web de hoy son más aterradores que esclarecedores. Desastres naturales, catástrofes industriales, la agitación política, el terrorismo, otras actividades delictivas, las crisis personales y presiones familiares promueven ansiedad. La vida cotidiana puede convertirse en una carrera llena de miedo por la supervivencia. Buscando a Dios como nuestro proveedor en la tierra y por la eternidad es la perspectiva que superará el miedo. Cuando nos centramos en las bendiciones de Dios, y cuando lo consultamos acerca de nuestras circunstancias difíciles, nuestros problemas se reducen en contraste. A veces, Él quita nuestros problemas temporales, y a veces los cambia de maldiciones a bendiciones.

Cuando alguien se dice a sí mismo que él o ella está enfermo, todas las células del cuerpo se ven afectadas, ya que rápido viajan las malas noticias. Como decía Dave Duell, las células de nuestro cuerpo se dicen entre sí: "El jefe dice que estamos enfermos".

El apóstol Pablo en Colosenses 3:8 escribió acerca de la elección que los creyentes tienen de rechazar la ira, otra conducta pecaminosa y el uso de "lenguaje ofensivo". En Efesios 4:26, dijo que debemos resolver nuestra ira antes del fin del día.

Expresiones emocionales positivas, como el amor, la alegría, la dulzura, etc., son importantes para nuestro bienestar. Una vida controlada por las emociones negativas, como la ira, la frustración y la amargura, crea tensión, no solo en la persona agitada, sino también en aquellos que reciben expresiones de su agitación. Incluso si las emociones negativas no se expresan, pueden convertirse en pecados de actitud mental hacia los demás. Dios ve nuestros corazones y sabe todo lo relacionado tanto con nuestros pecados encubiertos como con nuestros pecados manifiestos.

El mejor remedio para las emociones negativas es Romanos 12:2; el "transfórmense mediante la renovación de su mente, para que verifiquen cuál es la voluntad de Dios". Podemos entrenarnos para llevar a cabo un estilo de vida que exhibe el fruto del Espíritu (Gálatas 5:22–23): "amor, gozo, paz, paciencia, benignidad, bondad, fidelidad, mansedumbre, dominio propio", en lugar de odio, depresión, inquietud, impaciencia, dureza, maldad, traición, mezquindad y la falta de disciplina.

Según estudios del Institute of Heartmath, una organización de investigación sin fines de lucro en Boulder Creek, California, "estar enojado por cinco minutos suprime el sistema inmunológico durante seis horas o más"[2].

Las reacciones emocionales afectan nuestra salud física:

> Sabemos que las emociones no solo afectan la química del cerebro, sino que también nuestro sistema inmunológico y varios órganos. Las sustancias químicas liberadas durante episodios emocionales o estresantes en nuestras vidas están programadas para unirse a los receptores en todo nuestro cuerpo, lo que significa que lo que pensamos y lo que sentimos tienen mucho que ver con nuestra salud. "No te preocupes, sé feliz", no es tan simplista como puede sonar[3].

Cuando llegue una crisis, busque con calma una solución al problema inmediato, en lugar de imaginarse las consecuencias que tal vez nunca se materialicen. ¡Si usted debe hacer algo acerca de la situación, descubra lo que debe hacer, y hágalo! Si nada se puede hacer, o alguien más debe hacerlo, rinda el problema a Dios y déjelo en Sus manos. Una de las claves del éxito es distinguir entre los problemas con los que debemos lidiar y los que debemos dejar al lado. Recuerde que no luchamos contra sangre y carne, sino contra las fuerzas espirituales que pueden estar influyendo la situación o la persona que usted está enfrentando.

Los creyentes estarán "irreprensibles" (Filipenses 1:10) al confrontar situaciones estresantes con la calma, con la sabiduría y la paz de Dios. Podemos "vence[r] el mal con el bien" (Romanos 12:21). Devolviéndole el veneno que podemos recibir de parte de otra persona y tomar represalias con ira y palabras duras conduce a malentendidos y más conflictos.

Filipenses 1:28 tiene una clave importante para protegernos de los ataques de los demás: "De ninguna manera estén atemorizados por sus adversarios, lo cual es señal de perdición para ellos, pero de salvación para ustedes, y esto, de Dios". "Atemorizado" en griego es *ptúro*, y significa "asustar". Cuando estamos asustados ya sea por influencias demoníacas o humanas, perdemos la paz de Dios. Esto puede ser observado por el reino de Satanás como una vulnerabilidad a ataques espirituales. El antídoto para el susto (miedo) es la confianza (fe) en Jesús y Su paz, la cual se menciona en Juan 14:27. Esa paz está disponible de parte de Dios, por pedido nuestro.

La paz de Jesús es el timón de nuestro caminar diario. Cuando perdemos este timón, ataques espirituales pueden comenzar a venir desde "el otro lado". En tiempos de conflicto, podemos enfocarnos en Jesús y pedir Su sabiduría para saber cómo reaccionar ante las acusaciones verbales que vienen en contra nuestra. Podemos recuperar Su paz y responder a los conflictos como corresponde. Filipenses 1:28, citado antes, nos dice que, cuando no estamos asustados, ¡los ejércitos de Satanás entonces saben que son los perdedores ("perdición"), y nosotros sabemos que hemos sido liberados ("salvación") por Dios! Así que no tenemos que estar atemorizados por nuestros adversarios.

¡Tú guardarás en perfecta paz
a todos los que confían en ti;
a todos los que concentran en ti sus pensamientos!
—Isaías 26:3, NTV

"Concentran" (*samák* en hebreo) significa "apuntalar o sostener". Cuando los creyentes se enfocan en Dios, las mentes se "sostienen" en Él por dependencia a Él.

El apóstol Pablo dijo que Jesús ha de ser la base de todo: "Pues nadie puede poner otro fundamento que el que ya está puesto, el cual es Jesucristo" (1 Corintios 3:11).

Obstáculo 12: Opresión de lo oculto

Dios sabe todo acerca de nosotros y quiere que estemos limpios ante de Él, para que podamos tener una relación sin trabas con Él y recibir todo lo que Él quiere proveer para nosotros.

"'Salgan de en medio de ellos y
Apártense', dice el Señor;
'y no toquen lo inmundo,
Y Yo los recibiré'".
—2 Corintios 6:17; Pablo citando Isaías 52:11

La sanidad física puede ser bloqueada por la opresión satánica, que no necesariamente proviene de la participación directa en el satanismo. Es posible que haya derecho de acceso a espíritus demoníacos por medio de la participación en tales áreas ocultas como el control de la mente, buscando consultas con psíquicos, imágenes, meditación, el yoga, el uso de cristales, juegos ocultistas, alternativas para el cuidado de la salud de la Nueva Era (incluyendo la homeopatía de alta potencia), la literatura y películas de brujería, como Harry Potter, y otras influencias ocultas. A pesar de que algunos productos de la Nueva Era y otros se comercializan como inofensivos y sin significado religioso, es arriesgado participar en todo lo relacionado con las religiones paganas.

En 1 Samuel 28:7, el rey Saúl consultó con una mujer en Endor con relación a una esperada batalla contra los filisteos. La versión Reina-Valera 1960 dice que esta persona era "una mujer en Endor que tiene espíritu de adivinación". Esa frase se traduce como "una mujer en Endor que es adivina" en la *Nueva Biblia Latinoamericana de Hoy*.

Aún existen adivinos hoy en día; los llamamos psíquicos. Espíritus malignos de adivinación comunican la información pertinente a los psíquicos, y el que busca consejo está impresionado por la aparente capacidad de los psíquicos de ponerse en contacto con los difuntos y de obtener conocimiento de información confidencial. Los clientes son engañados por los espíritus malignos personificando personas fallecidas, sin darse cuenta de que están tratando directamente con la brujería del reino de Satanás.

Ejercicios relacionados al yoga, a menudo promocionados como únicamente ejercicios y no religiosos, alteran la mente humana y pueden abrir puntos de entrada para los espíritus demoníacos. Subhas Tiwari, profesor de filosofía de yoga y de meditación en la Hindu University of America en Orlando, Florida, dijo: "El yoga es el hinduismo"[4].

Swami Vishnudevananda, un líder influyente en el hatha yoga, "prescribe métodos físicos para empezar [...] a fin de que el estudiante pueda manipular la mente más fácilmente a medida que avanza, logrando comunicación con un sí mismo más elevado"[5].

Laurette Willis, la fundadora de PraiseMoves (Movimientos de alabanza), un ministerio de buena forma, escribió:

> "Yoga cristiano" es una contradicción (¡contradicción en términos —así como un "cristiano budista"— no existe tal cosa!)[6].

Willis dijo que el yoga es el "brazo misionero del hinduismo y el movimiento de la Nueva Era"[7]. Ella pasó veintidós años en el movimiento de la Nueva Era, habiendo sido presentada al yoga de niña. Indicó que las posturas de yoga son realmente ofrendas a los 330 millones de dioses hindúes[8].

Para librarnos de la infiltración satánica, el asesoramiento basado en la Biblia y la liberación demoníaca puede ser útil para asegurarse que uno está limpio de toda participación en el reino del enemigo.

La Biblia nos da ejemplos de la sanidad física después de la liberación de espíritus malignos:

- En Mateo 17:14-21, Jesús sanó a un niño con epilepsia después de Él reprender un espíritu maligno. Cuando el muchacho se levantó, estaba bien. Desaparecieron las manifestaciones físicas de la espuma en la boca, del crujir de dientes y de convulsiones.
- La mujer judía encorvada, en Lucas 13:10–17, fue capaz de enderezarse después de su liberación de Satanás por Jesús. Él la soltó tras dieciocho años de control de Satanás por medio de un espíritu de enfermedad.

Pídale a Dios que lo ayude a recordar las prácticas ocultas en las que ha participado. Confiese lo que Él le revele, renuncie a esto delante de Él, y establezca nunca ser un participante de nuevo.

Obstáculo 13: Enfoque en los síntomas físicos

¿Dónde está su enfoque principal: en Dios o en sus síntomas? A Satanás le gustaría dirigir su atención a la enfermedad con todas sus circunstancias correspondientes. Estar obsesionado con su propia enfermedad, o con la de los demás, erosiona la fe en Dios.

Los creyentes enfermos pueden consolarse con el hecho de que los síntomas físicos son temporales, y no porque seremos aliviados de los síntomas cuando partamos de esta vida. La sanidad en esta vida es parte de la cristiandad.

En lugar de repetir síntomas físicos en conversaciones con otras personas o en nuestras propias mentes, centre su atención en mejorarse. Esto no es una negación de los síntomas físicos; es restarles importancia para ponerlos a la perspectiva de Dios.

Los objetos de nuestro enfoque se convierten en los factores dominantes en nuestras vidas. ¿Vamos a concentrarnos en la salud o la enfermedad? Los creyentes en Jesús pueden pensar de sí mismos como cristianos sanos que están temporalmente enfermos, no los que están enfermos, tratando de ser sanos.

Filipenses 4:8 presenta principios para tener el enfoque correcto:

> Por lo demás, hermanos, todo lo que es verdadero, todo lo digno, todo lo justo, todo lo puro, todo lo amable, todo lo honorable, si hay alguna virtud o algo que merece elogio, en esto mediten.

Obstáculo 14: Orar con motivos erróneos

A veces las personas no se curan porque desean la sanidad por razones equivocadas. "Piden y no reciben, porque piden con malos propósitos, para gastarlo en sus placeres" (Santiago 4:3).

Para que Dios responda nuestras oraciones, nuestras peticiones deben alinearse con Su voluntad. Si queremos conocer la voluntad de Dios con respecto a una petición que podamos tener para que Él responda, entonces podemos saber Su voluntad en Su Palabra escrita. En general, ya sabemos cuál es Su voluntad para Sus hijos en esta vida: buena salud, prosperidad, felicidad al servirle.

El apóstol Juan declaró que tenemos la certeza de que Dios responderá nuestras oraciones:

> Esta es la confianza que tenemos delante de Él, que si pedimos cualquier cosa conforme a Su voluntad, Él nos oye.
>
> —1 Juan 5:14–15

Obstáculo 15: Dependencia en soluciones humanas

Depender de médicos y sus medicamentos, y otros profesionales de la salud con sus terapias y suplementos, y no en Dios y Su poder curativo, puede obstaculizar lo que le gustaría lograr en nosotros. Dios, a veces, usa profesionales de salud para ayudarnos a sanar, pero la dependencia total en las profesiones médicas y de salud no es Su mejor opción. La preocupación por el menor síntoma físico a veces le provoca una cita con un médico de inmediato. Las consultas médicas, exámenes, medicamentos y suplementos se convierten en rutinas diarias. La obsesión con síntomas físicos puede sustituir actividades normales. El paciente puede llegar a ser esclavo de los médicos, que continuamente "practican" la medicina.

Dios desea la sumisión total a Él en todas las áreas de nuestra vida, para que Él pueda proveer para Sus hijos espiritual, mental y físicamente. ¡Él no cobra por citas, y la medicina de Sus palabras es gratis! Pablo sabía esto de primera mano y escribió: "Y mi Dios proveerá a todas sus necesidades, conforme a sus riquezas en gloria en Cristo Jesús" (Filipenses 4:19).

Enfóquese en Dios y confíe en las provisiones que Él da, incluyendo la sanidad física y bienestar continua. Dios nos puede dirigir a la ayuda médica profesional, pero ¡Él quiere ser reconocido como nuestro proveedor primario de salud!

Obstáculo 16: Ideas religiosas equivocadas

En *Christ the Healer* (Cristo el Sanador), F. F. Bosworth enumeró siete tradiciones de los hombres que Bosworth escribió que dificultan e incluso hacen nula la parte de la sanidad del evangelio. Aquí están los fundamentos de las siete tradiciones de Bosworth, cada una de las cuales es una equivocación religiosa que puede impedir la curación física de Dios:

- El autor de la enfermedad es Dios.
- Dios es más glorificado al nosotros permanecer enfermos que al nosotros ser sanados por Él.
- Esta ya no es la edad de los milagros.
- Dios no quiere sanar a todos.
- Es conveniente añadir la frase (que destruye la fe) "Si es Tu voluntad" a la oración de sanidad.
- La "espina en la carne" de Pablo era una dolencia física. (Consulte el Capítulo 16, "Objeciones contra la sanidad física de Dios actualmente", "Objeción 6: Si la 'espina en la carne' de Pablo no fue sanado, ¿cómo puedo yo ser sanado?").
- El poder sanador de Jesús vino de Su condición de Hijo de Dios, en vez de Hijo de hombre[9].

Obstáculo 17: Pecado

Pecados manifiestos, como el engaño, la mentira, el robo y la conducta sexual errónea, así como pecados de actitud mental, al final cosecharán daños. Incluso en las etapas iniciales, la violación de las normas de Dios puede traer consecuencias de enfermedad. El pecado nos aleja de la protección del Reino de Dios.

Según el pensamiento judío, la enfermedad era un resultado del pecado:

> Fue la creencia común entre los judíos que toda enfermedad derivaba del pecado por parte de la persona o de sus antepasados, y aunque esta creencia no fue aceptada sin modificaciones por la Iglesia cristiana, hay evidencia de su gran influencia sobre su pensamiento en relación con la enfermedad[10].

En el versículo 15 de Deuteronomio 28, Moisés declaró:

> "Pero sucederá que si no obedeces al Señor tu Dios, y no guardas todos Sus mandamientos y estatutos que hoy te ordeno, vendrán sobre ti todas estas maldiciones y te alcanzarán".

En el versículo 26, Dios le reveló a Sus hijos por medio de Moisés los resultados devastadores de desobedecerlo: "'Y tus cadáveres serán alimento para todas las aves del cielo y para los animales de la tierra, y no habrá nadie que los espante'". "Las aves del cielo" y "los animales de la tierra", criaturas rapaces que se alimentan de carroña, están representados en la Biblia como el mal. Los creyentes de hoy que son desobedientes a Dios se convierten en presa de los ejércitos malignos de Satanás.

Belcebú o "el señor de las moscas" es un título para Satanás. Se siente atraído por la basura espiritual. Él y sus fuerzas del mal se dan un banquete con las emociones impías, las actitudes negativas, las malas decisiones y las malas conductas de los creyentes y los no creyentes.

Jesús advirtió al hombre milagrosamente sanado en el estanque de Betesda que "'No peques más, para que no te suceda algo peor'" (Juan 5:14b). Aquí Jesús vio al pecado como un impedimento para el mantenimiento de la sanidad física.

> Por tanto, no reine el pecado en su cuerpo mortal para que ustedes no obedezcan a sus lujurias.
>
> —Romanos 6:12

> Si observo iniquidad en mi corazón,
> El Señor no me escuchará.
>
> —Salmo 66:18

> Si decimos que no tenemos pecado, nos engañamos a nosotros mismos y la verdad no está en nosotros.
>
> —1 Juan 1:8

No podemos ocultar los pecados del Dios que todo lo sabe. Él conoce todos los detalles de cada uno de ellos. La primera parte de Proverbios 28:13 dice: "El que encubre sus pecados no prosperará". Por el contrario, el resto de este versículo indica la misericordia de Dios: "Pero el que los confiesa y los abandona hallará misericordia".

Dios provee la limpieza espiritual a aquellos que confiesan

sus pecados: "Si confesamos nuestros pecados, Él es fiel y justo para perdonarnos los pecados y para limpiarnos de toda maldad (iniquidad)" (1 Juan 1:9).

Mantenernos limpios del pecado da a los creyentes la protección contra ataques del reino de Satanás: "Sabemos que todo el que ha nacido de Dios, no peca; sino que Aquél que nació de Dios lo guarda y el maligno no lo toca" (1 Juan 5:18).

Obstáculo 18: Estrés

El doctor Paul Johnson sirvió cuarenta años como médico en el Estado de Washington y también trabajó como consultor médico para ese estado. Trabajar durante años con muchos pacientes llevó a Johnson a la conclusión de que nuestro bienestar físico está estrechamente relacionado con nuestro estado psicológico y espiritual. Él sostuvo que las enfermedades tienden a provenir de dentro de nuestros cuerpos, a través de los sistemas inmunitarios que se desequilibran debido al estrés. En condiciones de estrés, el sistema inmunológico puede llegar a volverse tan deprimido que no es capaz de luchar normalmente contra los gérmenes o los viruses. Él indicó que el punto de partida para una mejor salud es creer en que Dios nos puede cambiar y traer sanidad. El doctor Johnson escribió: "Estoy absolutamente seguro de que la función de los sistemas de su cuerpo depende a su vez de su estado psicológico y espiritual"[11].

Las percepciones distorsionadas de la verdad acerca de nosotros mismos y otros pueden causar estrés opresivo. Cuando continuamos llevando heridas de traumas de años pasados, la tensión mental y física se acelera. Los problemas nerviosos y musculares no diagnosticables pueden provenir de emociones reprimidas. El cuerpo físico responde a la supresión de las emociones con tensión muscular, inflamación, dolor y desequilibrios peligrosos.

La consejería guiada por el Espíritu Santo puede ayudar a revelar las raíces de los deseos obsesivos de aprobación, dilación, perfeccionismo, la mala autoimagen, el rechazo, la mentira, la ira y una serie de otros problemas asociados con los estreses de tener antecedentes disfuncionales. Una obsesión para recibir aprobación puede venir de rechazos pasados. La dilación y otras tareas pendientes relacionadas y el desorden, generalmente, derivan de los problemas y las relaciones no resueltas. El perfeccionismo a menudo maquilla el miedo al fracaso originado a partir de una infancia llena de crítica injusta.

El manejo cuidadoso de las prioridades y el aumento de descanso podrán reducir la ansiedad, pero la manera más eficaz de relajar la tensión es estar en la presencia de Dios, cediendo nuestros problemas a Él y dejando que Él nos sane. ¡Él está mejor equipado para resolver nuestros problemas que lo que jamás estaremos!

Podemos entrar en el reposo de Dios al que Hebreos 4:9–10 hace referencia si dejamos de luchar o trabajar con nuestras propias fuerzas. Y 1 Pedro 5:7 nos recuerda: "echando toda su ansiedad sobre Él, porque Él tiene cuidado de ustedes".

Obstáculo 19: Una morada sucia

¿Ha limpiado espiritualmente su residencia, inspeccionando cada cuarto, incluyendo el sótano y el desván? Buscar artículos físicos que puedan estar profanando su casa al proveer acceso a la actividad demoníaca ayudará a asegurarse de que usted viva en un medio libre del poder de objetos ocultos.

¿Tiene arte indígena con símbolos paganos? ¿Hay recuerdos que representan dioses o diosas paganas? ¿Hay joyería con serpientes, el dios del sol, el ankh u otros símbolos de lo oculto? ¿Tiene muñecos que, o bien representen templo culto pagano o se han utilizado en tal adoración? ¿Hay tótems o cualquier otro artículo que represente a dioses paganos? Si hay palabras en lenguas extranjeras en algún objeto, pídale a alguien que se las traduzca. A menudo, los significados no son inocuos. La presencia de estos elementos puede dar espacio a la actividad de los espíritus malignos en su hogar, en su vida y en las vidas de los miembros de su familia.

Elimine de su hogar todos los objetos que tengan significados ocultos o paganos. Destruya todos los objetos de porcelana antes de tirarlos a la basura, para que nadie más vaya a ser engañado o perjudicado por ellos. Si usted descubre libros ocultos en su casa, quémelos, para que nadie se vea influido por sus poderes malignos. Pida perdón a Dios por poseer estos objetos. Luego haga guerra espiritual para romper el poder de Satanás en su hogar y en la vida de cualquier persona que viva allí.

Obstáculo 20: Falta de perdón

Cuando no perdonamos a alguien que nos ha hecho daño, estamos permitiendo que la persona no perdonada controle nuestros pensamientos y nuestras emociones. La falta de perdón es uno de los mayores criaderos de contención, lucha, discordia... y opresión demoníaca.

Aunque se podría pensar que ha perdonado a los que verdaderamente le han hecho mal, ¿ha perdonado, incluso a los que lo han ofendido un poco? ¿Tiene rencores? ¿El hombre que no se molestó en mantener la puerta del supermercado abierta la semana pasada, justo antes de que se estrellara en su cara? ¿Y qué decir de la maestra que lo avergonzó en la escuela primaria hace años, o el conductor que saltó frente a usted en la carretera hoy? La falta de perdón da al reino de Satanás la base para perturbar la paz y promover conflictos con aquellos que no quieren perdonar.

Hay un juicio de Dios para aquellos que no perdonan. Jesús dijo:

> "Pero si no perdonan a los hombres, tampoco su Padre les perdonará a ustedes sus transgresiones (faltas, delitos)".
>
> —Mateo 6:15

El perdón, en referencia a una "liberación" mental (exista o no la restauración), debe siempre ser prorrogado, sin importar si la parte ofensora lo pida, porque perdonar permite libremente que

Dios provea Su sanidad para ambas partes. Al no albergar la falta de perdón, evitamos consecuencias graves en el reino espiritual. Jesús dijo: "'A quienes perdonen los pecados, éstos les son perdonados; a quienes retengan los pecados, éstos les son retenidos'" (Juan 20:23).

La confesión del pecado de falta de perdón libera la curación interna y espiritual, a menudo resultando en la sanidad física de dolencias sufridas por muchos años. Una amiga de la autora sufría de una artritis dolorosa, pero ella fue sanada en cuestión de semanas después de confesar a Dios la falta de perdón hacia algunos de sus familiares.

La amargura, un subproducto de la falta de perdón, es devastadora no solo para la persona que la alberga, sino también para aquellos que tienen contacto con la persona amargada.

> Busquen (Sigan) la paz con todos, y la santidad [...] Cuídense [...] de que ninguna raíz de amargura, brotando, cause dificultades y por ella muchos sean contaminados.
> —Hebreos 12:14–15

Obstáculo 21: Decisiones imprudentes

Alcohólicos y otros que beben mucho alcohol pueden causar su muerte por daño hepático. Los que trabajan en exceso y abusan de sus cuerpos con pocas horas de sueño, sin nada de descanso y poca comida eventualmente perjudican sus sistemas inmunológicos. Las personas con el hábito de fumar inevitablemente causarán daño a sus pulmones. La esclavitud a hábitos como dependencia de sustancias químicas, el abusar del alcohol, fumar y comer en exceso anula los beneficios de cualquier programa de salud. Tenemos que mantener nuestros cuerpos en forma, porque son viviendas para el Espíritu Santo, y Él es el que habita en nosotros como Consolador y Amigo (véase 1 Corintios 6:19; Juan 14:16–17).

Lo que comemos afecta a nuestra salud. El consumo frecuente

de papas fritas, refrescos, hamburguesas, perros calientes, gaseosas y postres ricos eventualmente resulta en enfermedades físicas, que incluyen la obesidad y la desnutrición. Diabetes, enfermedades del corazón, arteriosclerosis, apoplejía, cáncer y osteoporosis pueden seguir. El consumo excesivo de azúcar, grasas, harina blanca, aditivos y conservantes deprime las funciones físicas normales del cuerpo. Se ha informado de diversas maneras que el estadounidense corriente consume alrededor de ciento cincuenta libras de azúcar "vacías" cada año. Las grandes cantidades de azúcar o jarabe de maíz de "alta fructosa" o edulcorantes artificiales en una porción media de refresco perjudican enormemente el sistema inmunológico. El ácido fosfórico en los refrescos puede disolver el calcio de los huesos.

La autora conocía a un carpintero y pintor que, para eliminar el óxido de clavos, bisagras y otros herrajes de metal utilizaba por inmersión un recipiente lleno de Coca-Cola. La mañana siguiente, el herraje brillante estaba listo para su uso.

Comer alimentos naturales proporciona energía y ayuda al cuerpo a combatir la enfermedad. Ingerir cereales integrales, frutas frescas, verduras frescas, pescado, carne de corral, pollo y pavo ayudará al cuerpo a reconstruirse y permanecer saludable. Evitar la leche y los productos lácteos con BST inyectada en las vacas lecheras para aumentar la producción de leche evitará un alto peligro para la salud. Las enzimas en frutas frescas y vegetales crudos facilitan la absorción de los nutrientes naturales. Beber jugo de verduras frescas es una forma de garantizar la absorción de los nutrientes esenciales que fortalecen la musculatura. Los complementos alimenticios naturales nos dan nutrientes esenciales que faltan en suelo agotado. Vale la pena el esfuerzo de tomarse el tiempo para preparar comidas nutritivas sin jarabe de maíz de alta fructosa, grasas poliinsaturadas y conservantes como sulfitos y sulfatos, en vez de servir comidas congeladas y otras comidas rápidas que contienen grandes cantidades de sal, azúcar y numerosos aditivos artificiales.

El ejercicio regular es una elección sabia, sobre todo el ejercicio aeróbico. Caminar es un excelente ejercicio para tonificar los músculos y la función respiratoria.

¿Existen obstáculos que le impidan recibir la sanidad sobrenatural y física de Dios? Déselos a Él, y sea un vencedor en esta vida con Su poder y fuerza... y Su buen estado de salud.

Capítulo 18

Pasos para la sanidad

Si está en el proceso de recibir la sanidad sobrenatural de Dios o si ya la ha recibido, considere las siguientes veintiún instrucciones para la realización y el mantenimiento de su sanidad:

1. *Asegúrese de aceptar la salvación completa de Jesús.* Esté seguro de que ha confiado personalmente en Jesús para todos los aspectos de su salvación, incluyendo su sanidad física. Reconozca que Jesús murió por sus enfermedades físicas, al igual que por sus pecados. Pida a Dios que lo llene con el poder sobrenatural del Espíritu Santo. Entregue todas las áreas de su vida a Dios.

2. *Opte por retener la sanidad física de Dios.* Dios a veces se limita a Sí mismo y limita Su poder a nuestras acciones. Al igual que usted hizo un compromiso con Jesús por salvación espiritual, usted puede comprometerse a mantener su sanidad física. Puede que tenga que cambiar una vida de alta presión y estresante, a fin de no maltratar a su cuerpo y con el fin de promover hábitos de vida saludables.

3. *Lea y aplique diariamente la Palabra escrita de Dios.* Sumérjase en lo que Dios ha dicho y medite en Sus promesas de sanidad

física. Lea los relatos de sanidad física y milagros en los evangelios.

La protección proviene de absorber la Palabra escrita de Dios y aplicarla:

"Si escuchas atentamente la voz del Señor tu Dios, y haces lo que es recto ante Sus ojos, y escuchas Sus estatutos, no te enviaré ninguna de las enfermedades que envié sobre los Egipcios. Porque Yo, el Señor [*Jehová-rafá*: "sanador"], soy tu sanador [*rafá*]".
—Éxodo 15:26

Aplique las Escrituras que ha leído a su vida de meditación. Jesús le dijo al Padre en Juan 17:17b: "'Tu palabra [*logos*] es verdad'". Conforme los pensamientos y actitudes negativas con respecto a la verdad que Dios ha dicho.

4. *Busque a diario la presencia de Dios.* El ser consciente de la presencia de Dios lo ayudará a mantener la sanidad y le concederá la paz, la protección y el poder para hacer frente a sus responsabilidades.

Me darás a conocer la senda de la vida;
En Tu presencia hay plenitud de gozo;
En Tu diestra hay deleites para siempre.
—Salmo 16:11

Pase tiempo alabando y adorando a Dios. Deje que Él lo llene de Su poderosa presencia y siga siendo consciente de ella. Jesús dijo: "'Vengan a Mí, todos los que están cansados y cargados, y Yo los haré descansar'" (Mateo 11:28).

5. *Resista a Satanás y a sus ataques para destruirlo a usted y su familia.* Entienda la diferencia entre la prueba de Dios y la tentación de Satanás. Reconozca que la enfermedad no es de Dios y que la enfermedad es una de las formas en que el enemigo trata de destruir. "Resistan, pues, al diablo y huirá de ustedes" (Santiago 4:7b).

Resista activamente los ataques del reino de Satanás. Protéjase al ponerse a diario "toda la armadura de Dios" (Efesios 6:11–18). Declare en voz alta las partes de la armadura que usted se está poniendo y lo que representan, para que su mente y su espíritu puedan captar la protección completa de Dios. Declare que está cubierto con la sangre de Jesús. Utilice la Palabra escrita de Dios en la batalla, tal como declarar: "Ningún arma forjada contra [mí] prosperará" (Isaías 54:17a).

6. *Tenga una mente enfocada, con sus ojos dirigidos a Dios y Sus caminos.* Ser indeciso y vacilar entre la fe y la duda puede dar lugar a la vulnerabilidad a los ataques de Satanás, al igual que una ciudad sin protección. Proverbios 25:28 dice: "Como ciudad invadida y sin murallas es el hombre que no domina su espíritu".

7. *Cambie sus formas de ser, sus actitudes y sus reacciones de manera activa.* A pesar de que usted está siendo sanado por Dios, usted todavía tiene que vivir en el mundo. Pida a Dios que le muestre cómo manejar el estrés. El nerviosismo y la preocupación obstaculizan el progreso y la conservación de la sanidad física.

8. *Tome el control de su horario diario.* Pida a Dios si debe aceptar nuevas responsabilidades. Incluso las cosas buenas a que asistir, como conferencias, seminarios, talleres, etc., consumen tiempo y pueden convertirse en distracciones que nos llevan lejos de las prioridades más altas. No permita que nadie lo controle al hacer que usted sienta que tiene que adoptar sus horarios. Si las personas tratan de desechar su estrés en usted, deles las cantidades apropiadas de consejos y ore con ellos. Pero, si no están dispuestos a tomar el control de sus propias circunstancias, sugiérales que busquen ayuda profesional.

9. *Manténgase limpio espiritualmente.* Confiese a Dios cualquier pecado conocido que lo haga vulnerable a los ataques de Satanás.

Estos incluyen rencores, deseos de morir y la participación en prácticas ocultas. Pida a Dios que revele cualquier patrón de comportamiento compulsivo u obsesivo, o que indique fortalezas en su vida y posibles uniones demoníacas. Pídale que le revele cualquiera de los espíritus de Satanás que lo pueden estar atacando a través de la enfermedad, y ordene su eliminación usando el nombre de Jesús. Recuerde que la desobediencia hacia Dios bloquea Su poder y protección. De acuerdo a Eclesiastés 10:8, "El que cava un hoyo cae en él, y al que abre brecha en un muro, lo muerde la serpiente".

10. *Opte por practicar el fruto del Espíritu (Gálatas 5:22) mentalmente.* Lo opuesto al fruto del Espíritu, como la ira, odio, la depresión, la dureza y el orgullo, puede dañar nuestro cuerpo físico. Al surgir la ira se debe tratar con prontitud y ser removida. Efesios 4:26–27 se refiere a la ira en el contexto de dar lugar o una oportunidad al diablo.

Hay pruebas de investigación de que los órganos del cuerpo, incluyendo el cerebro, utilizan neuropéptidos para comunicarse entre sí. Las emociones desencadenan la liberación de neuropéptidos por el cerebro y por el sistema inmune. Los neuropéptidos afectan los sitios de recepción por todo el cuerpo. Por lo tanto, nuestras emociones afectan a todas las partes de nuestro cuerpo.[1]

11. *Consistentemente observe las influencias saludables para su espíritu, mente y cuerpo.* Recuerde dar a Dios sus cargas y mantener su cuerpo, un templo del Espíritu Santo, puro y sin mancha. Coma con prudencia y mantenga buenos hábitos de salud.

Busque una buena nutrición y un cuidado personal con sentido común. Si Dios acaba de sanarle milagrosamente de la diabetes, una comilona de azúcar sería un desafío directo a esa sanidad. Si Dios está sanando sus dolores y dolencias de espalda, entonces sería contraproducente levantar objetos pesados. Cortar constantemente el sueño contribuiría a la debilitación de un sistema inmune renovado.

12. *Pregúntele a Dios si el ayuno es apropiado para usted.* El ayuno rompe ataduras mediante el desarrollo de una receptividad más aguda hacia el Espíritu Santo y su dirección. También es un gran desintoxicante. Pregúntele a Dios lo que Él quiere que haga sobre el ayuno: el tiempo, los temas por los cuales debe orar y el tipo de ayuno (agua o jugo de fruta). Isaías 58:6 indica los beneficios espirituales del ayuno.

13. *Edifique su fe; haga declaraciones positivas acerca de su condición física.* Demuestre su fe en Dios por medio de palabras adecuadas, alabándolo y confesando verbalmente su fe en Su poder sanador para usted. Lea, cite y medite en las promesas de Dios para la sanidad física, especialmente Isaías 53:4a: "Ciertamente Él llevó [mis] enfermedades, y cargó con [mis] dolores". (Véase también Éxodo 15:26; 23:25–26; Salmo 91; Malaquías 4:2; 1 Pedro 2:24; y 3 Juan 2.)

14. *Hable el jréma de Dios contra el reino de Satanás.* Pídale a Dios la *jréma*, palabras de revelación especiales para usted para que pueda utilizarlas al luchar contra el enemigo, al igual que Jesús usó las palabras de Su Padre en contra de Satanás. Esté dispuesto a recibir y declarar Sus palabras *jréma*.

Haga uso de su espada espiritual del Espíritu, las palabras [*jréma*] que Dios le ha dado personalmente, en la lucha contra su enfermedad. Un ejemplo podría ser "Reino de Satanás, está escrito en Isaías 53:4 que Jesús llevó mis enfermedades y cargó con mis dolores. Me niego a creer sus mentiras. Le ordeno que quite estos síntomas que está trayendo en contra de mí. ¡Tome su enfermedad y váyase, en nombre de Jesús!"

15. *Encuentre apoyo fiel y positivo.* Rodéese de personas que apoyen con entusiasmo su fe en Dios por Su sanidad física. Pídales que oren por usted frecuentemente. Sería bueno

encontrar un compañero de oración que ore con usted o por usted todos los días —alguien que también le aliente—. Si es posible, manténgase alejado de las situaciones de estrés y personas estresadas.

Participe activamente en una iglesia que enseñe la redención completa de Jesús para el espíritu, la mente y el cuerpo. Pídale al liderazgo de oración de la iglesia que lo sostenga a diario con apoyo en oración. Asista a los servicios de sanidad y observe la sanidad de los demás, lo cual va a edificar su propia fe.

16. *Reciba ministración personal de sanidad, incluyendo la imposición de las manos.* Piense en este ministerio como un punto de contacto para la liberación de su propia fe. Mantenga una actitud receptiva al poder sanador de Dios. Participe en la Santa Cena con el entendimiento adecuado de la redención completa de Jesús para su liberación. Simbólicamente participe de Su cuerpo y Su sangre para su sanidad física.

17. *Busque una salud aún mejor.* Mientras ve la sanidad de Dios obrando en su cuerpo, utilice su fe para recibir la sanidad de otros problemas físicos que pueda tener. Como creyentes en Jesús, vamos de gloria en gloria, o de una experiencia de edificación de fe a otra:

> Pero todos nosotros, con el rostro descubierto, contemplando como en un espejo la gloria del Señor, estamos siendo transformados en la misma imagen de gloria en gloria, como por el Señor, el Espíritu.
> —2 Corintios 3:18

18. *Ore por otros que necesitan sanidad física.* Esto aumentará su fe y llenará su mente con pensamientos positivos hacia el deseo de que otros sean sanados por Dios. Sus oraciones por otros lo motivarán a buscar la palabra escrita de Dios por Sus promesas de salud, y, según Santiago 5:16, nuestras oraciones por otros están conectadas a nuestra propia sanidad.

19. *Esté al tanto de lo que Dios ha hecho por usted y alábelo a diario.* Cuando esté totalmente bien, mantenga su buen estado de salud mediante la búsqueda diaria de Su presencia en la oración y la meditación diaria en Su Palabra escrita. Entréguese a Dios y permita que opere en usted y lo edifique espiritual, mental y físicamente. Su poderosa unción le dará la capacidad de vivir en paz. Él proveerá fuerza, poder y buena salud. Continúe buscando la presencia de Dios para que le provea sabiduría y todas sus necesidades.

20. *Mantenga su enfoque en Dios.* Haga de Él la fuente de provisión de todas sus necesidades. Escuche lo que Él tiene que decir. Aprenda a depender de Él, ¡en especial para su buena salud continua!

> Pero alégrense todos los que en Ti se refugian;
> Para siempre canten con júbilo,
> Porque Tú los proteges;
> Regocíjense en Ti los que aman Tu nombre.
> Porque Tú, oh Señor, bendices al justo,
> Como con un escudo lo rodeas de Tu favor.
> —Salmo 5:11–12

21. *Practique lo que está escrito en Proverbios 3:7–8:*

> No seas sabio a tus propios ojos;
> Teme (Reverencia) al Señor y apártate del mal.
> Será medicina para tu cuerpo
> Y alivio para tus huesos.

Apéndice A

Promesas bíblicas de salud y liberación

Los siguientes versículos están aquí para que usted los use para vencer los ataques de enfermedad y dolencia de Satanás. Léalos cada día. Memorícelos. Medite en ellos día y noche. Reciba la salud, la vida, la paz y la fuerza de las promesas de Dios, porque están llenas de Su poder para darle tanto la liberación de la enfermedad como la buena salud.

Éxodo 15:26

> [...]"Si escuchas atentamente la voz del Señor tu Dios, y haces lo que es recto ante Sus ojos, y escuchas Sus mandamientos, y guardas todos Sus estatutos, no te enviaré ninguna de las enfermedades que envié sobre los Egipcios. Porque Yo, el Señor, soy tu sanador".

Éxodo 23:25–26

> "Pero ustedes servirán al Señor su Dios. Él bendecirá tu pan y tu agua. Yo quitaré las enfermedades de en

medio de ti. En tu tierra no habrá mujer que aborte ni que sea estéril. Haré que se cumpla el número de tus días".

Números 21:7–9

Entonces el pueblo vino a Moisés y dijo: "Hemos pecado, porque hemos hablado contra el Señor y contra ti; intercede con el Señor para que quite las serpientes de entre nosotros". Y Moisés intercedió por el pueblo. El Señor dijo a Moisés: "Hazte una serpiente abrasadora y ponla sobre un asta; y acontecerá que cuando todo el que sea mordido la mire, vivirá". Y Moisés hizo una serpiente de bronce y la puso sobre el asta; y sucedía que cuando una serpiente mordía a alguien, y éste miraba a la serpiente de bronce, vivía.

Deuteronomio 7:15

Y el Señor apartará de ti toda enfermedad; y no pondrá sobre ti ninguna de las enfermedades malignas de Egipto que has conocido, sino que las pondrá sobre los que te odian.

Deuteronomio 30:19

"Al cielo y a la tierra pongo hoy como testigos contra ustedes de que he puesto ante ti la vida y la muerte, la bendición y la maldición. Escoge, pues, la vida para que vivas, tú y tu descendencia"[...]

Deuteronomio 31:8

"El Señor irá delante de ti; Él estará contigo, no te dejará ni te desamparará; no temas ni te acobardes".

2 Reyes 20:5

"Vuelve y dile a Ezequías, príncipe de Mi pueblo: 'Así dice el Señor, Dios de tu padre David: "He escuchado tu oración y he visto tus lágrimas; entonces te sanaré. Al tercer día subirás a la casa del Señor"'".

Salmo 20:5

Nosotros cantaremos con gozo por tu victoria (salvación),
Y en el nombre de nuestro Dios alzaremos bandera.
Que el Señor cumpla todas tus peticiones.

Salmo 22:3–4

Sin embargo, Tú eres santo,
Que habitas entre las alabanzas de Israel.
En Ti confiaron nuestros padres;
Confiaron, y Tú los libraste.

Salmo 25:10

Todas las sendas del Señor son misericordia y verdad
Para aquéllos que guardan Su pacto y Sus testimonios.

Salmo 27:1

El Señor es mi luz y mi salvación;
¿A quién temeré?

El Señor es la fortaleza de mi vida;
¿De quién tendré temor?

Salmo 30:2

Oh Señor, Dios mío,
A Ti pedí auxilio y me sanaste.

Salmo 32:10–11

Muchos son los dolores del impío,
Pero al que confía en el Señor, la misericordia lo rodeará.
Alégrense en el Señor y regocíjense, justos;
Den voces de júbilo todos ustedes, los rectos de corazón.

Salmo 33:20

Nuestra alma espera al Señor;
El es nuestra ayuda y nuestro escudo;

Salmo 34:7

El ángel del Señor acampa alrededor de los que Le temen,
Y los rescata.

Salmo 34:10

Los leoncillos pasan necesidad y tienen hambre,
Pero los que buscan al Señor no carecerán de bien alguno.

Salmo 34:19

Muchas son las aflicciones del justo,
Pero de todas ellas lo libra el Señor.

Salmo 37:4–5

Pon tu delicia en el Señor,
Y Él te dará las peticiones de tu corazón.
Encomienda al Señor tu camino,
Confía en Él, que Él actuará;

Salmo 37:23–24

Por el Señor son ordenados los pasos del hombre,
Y el Señor se deleita en su camino.
Cuando caiga, no quedará derribado,
Porque el Señor sostiene su mano.

Salmo 42:11

¿Por qué te desesperas, alma mía,
Y por qué te turbas dentro de mí?
Espera en Dios, pues Lo he de alabar otra vez.
¡*Él* es la salvación de mi ser, y mi Dios!

Salmo 46:1–2

Dios es nuestro refugio y fortaleza,
Nuestro pronto auxilio en las tribulaciones.
Por tanto, no temeremos aunque la tierra sufra cambios,
Y aunque los montes se deslicen al fondo de los mares;

Salmo 50:14–15

"Ofrece a Dios sacrificio de acción de gracias,
Y cumple tus votos al Altísimo.
Invoca Mi nombre en el día de la angustia;
Yo te libraré, y tú Me honrarás".

Salmo 55:22

Echa sobre el SEÑOR tu carga, y Él te sustentará;
Él nunca permitirá que el justo sea sacudido.

Salmo 56:4

En Dios, cuya palabra alabo,
En Dios he confiado, no temeré.
¿Qué puede hacerme el hombre?

Salmo 62:5–6

Alma mía, espera en silencio solamente en Dios,
Pues de Él viene mi esperanza.
Sólo Él es mi roca y mi salvación,
Mi refugio, nunca seré sacudido.

Salmo 66:8–9

Bendigan, oh pueblos, a nuestro Dios,
Y hagan oír la voz de Su alabanza.
Él es quien nos guarda con vida,
Y no permite que nuestros pies resbalen.

Salmo 68:19

Bendito sea el SEÑOR, que cada día lleva nuestra
carga,
El Dios *que* es nuestra salvación.

Salmo 84:11

Porque sol y escudo es el Señor Dios;
Gracia y gloria da el Señor;
Nada bueno niega a los que andan en integridad.

Salmo 86:7

En el día de la angustia Te invocaré,
Porque Tú me responderás.

Salmo 91

El que habita al amparo del Altísimo
Morará a la sombra del Omnipotente.
Diré yo al Señor: "Refugio mío y fortaleza mía,
Mi Dios, en quien confío."
Porque Él te libra del lazo del cazador
Y de la pestilencia mortal.
Con Sus plumas te cubre,
Y bajo Sus alas hallas refugio;
Escudo y baluarte es Su fidelidad.
No temerás el terror de la noche,
Ni la flecha que vuela de día,
Ni la pestilencia que anda en tinieblas,
Ni la destrucción que hace estragos en medio del día.
Aunque caigan mil a tu lado
Y diez mil a tu diestra,
A ti no se acercará.
Con tus ojos mirarás
Y verás la paga de los impíos.
Porque has puesto al Señor, que es mi refugio,
Al Altísimo, por tu habitación.
No te sucederá ningún mal,
Ni plaga se acercará a tu morada.
Pues Él dará órdenes a Sus ángeles acerca de ti,

Para que te guarden en todos tus caminos.
En sus manos te llevarán,
Para que tu pie no tropiece en piedra.
Sobre el león y la cobra pisarás;
Pisotearás al cachorro de león y a la serpiente.
"Porque en Mí ha puesto su amor, Yo entonces lo libraré;
Lo exaltaré, porque ha conocido Mi nombre.
Me invocará, y le responderé;
Yo estaré con él en la angustia;
Lo rescataré y lo honraré;
Lo saciaré de larga vida,
Y le haré ver Mi salvación".

Salmo 92:1–2

Bueno es dar gracias al Señor,
Y cantar alabanzas a Tu nombre, oh Altísimo;
Anunciar por la mañana Tu bondad,
Y Tu fidelidad por las noches,

Salmo 98:1–2

Canten al Señor un cántico nuevo,
Porque ha hecho maravillas,
Su diestra y Su santo brazo Le han dado la victoria (salvación).
El Señor ha dado a conocer Su victoria (salvación);
A la vista de las naciones ha revelado Su justicia.

Salmo 100

Aclamen con júbilo al Señor, toda la tierra.
Sirvan al Señor con alegría;
Vengan ante Él con cánticos de júbilo.
Sepan que Él, el Señor, es Dios;
Él nos hizo, y no nosotros *a nosotros mismos*;
Pueblo Suyo *somos* y ovejas de Su prado.
Entren por Sus puertas con acción de gracias,
Y a Sus atrios con alabanza.
Denle gracias, bendigan Su nombre.
Porque el Señor es bueno;
Para siempre es Su misericordia,
Y Su fidelidad por todas las generaciones.

Salmo 103:2–4

Bendice, alma mía, al Señor,
Y no olvides ninguno de Sus beneficios.
Él es el que perdona todas tus iniquidades,
El que sana todas tus enfermedades;
El que rescata de la fosa tu vida,
El que te corona de bondad y compasión;

Salmo 104:33

Al Señor cantaré mientras yo viva;
Cantaré alabanzas a mi Dios mientras yo exista.

Salmo 105:3–4

Gloríense en Su santo nombre;
Alégrese el corazón de los que buscan al Señor.
Busquen al Señor y Su fortaleza;
Busquen Su rostro continuamente.

Salmo 107:1

Den gracias al Señor, porque Él es bueno;
Porque para siempre es Su misericordia.

Salmo 107:8–9

Den gracias al Señor por Su misericordia
Y por Sus maravillas para con los hijos de los hombres.
Porque Él ha saciado al alma sedienta,
Y ha llenado de bienes al alma hambrienta.

Salmo 107:20

Él envió Su palabra y los sanó
Y los libró de la muerte.

Salmo 116:10

Yo creía, *aun* cuando decía estoy muy afligido.

Salmo 118:6

El Señor está a mi favor; no temeré.
¿Qué puede hacerme el hombre?

Salmo 118:14

El Señor es mi fortaleza y mi canción,
Y ha sido salvación para mí.

Salmo 118:17

No moriré, sino que viviré,
Y contaré las obras del Señor.

Salmo 119:130

La exposición de Tus palabras imparte luz;
Da entendimiento a los sencillos.

Salmo 128:1–2

Bienaventurado todo aquél que teme al Señor,
Que anda en Sus caminos.
Cuando comas del trabajo de tus manos,
Dichoso serás y te irá bien.

Proverbios 4:20–22

Hijo mío, presta atención a mis palabras;
Inclina tu oído a mis razones.
Que no se aparten de tus ojos;
Guárdalas en medio de tu corazón.
Porque son vida para los que las hallan,
Y salud para todo su cuerpo.

Proverbios 12:18

Hay quien habla sin tino como golpes de espada,
Pero la lengua de los sabios sana.

Proverbios 16:24

Panal de miel son las palabras agradables,
Dulces al alma y salud para los huesos.

Proverbios 18:21

Muerte y vida están en poder de la lengua,
Y los que la aman comerán su fruto.

Isaías 41:10

"No temas, porque Yo estoy contigo;
No te desalientes, porque Yo soy tu Dios.
Te fortaleceré, ciertamente te ayudaré,
Sí, te sostendré con la diestra de Mi justicia".

Isaías 46:4

Aun hasta su vejez, Yo seré el mismo,
Y hasta sus años avanzados, Yo los sostendré.
Yo lo he hecho, y Yo los cargaré;
Yo los sostendré, y Yo los libraré.

Isaías 53:3–5

Fue despreciado y desechado de los hombres,
Varón de dolores y experimentado en aflicción;
Y como uno de quien los hombres esconden el rostro,
Fue despreciado, y no Lo estimamos.
Ciertamente Él llevó nuestras enfermedades,
Y cargó con nuestros dolores.
Con todo, nosotros Lo tuvimos por azotado,
Por herido de Dios y afligido.
Pero Él fue herido (traspasado) por nuestras
transgresiones,
Molido por nuestras iniquidades.
El castigo, por nuestra paz, cayó sobre Él,
Y por Sus heridas (llagas) hemos sido sanados.

Isaías 54:17

"Ningún arma forjada contra ti prosperará,
Y condenarás toda lengua que se alce contra ti en
juicio.

Esta es la herencia de los siervos del Señor,
Y su justificación procede de Mí," declara el Señor.

Isaías 57:18

He visto sus caminos, pero lo sanaré.
Lo guiaré y le daré consuelo a él y a los que con él lloran,

Isaías 58:8

Entonces tu luz despuntará como la aurora,
Y tu recuperación brotará con rapidez.
Delante de ti irá tu justicia;
Y la gloria del Señor será tu retaguardia.

Jeremías 17:14

Sáname, oh Señor, y seré sanado;
Sálvame y seré salvado,
Porque Tú eres mi alabanza.

Jeremías 30:17a

"Porque Yo te devolveré la salud,
Y te sanaré de tus heridas", declara el Señor [...]

Malaquías 3:10–11

"Traigan todo el diezmo al alfolí, para que haya alimento en Mi casa; y pónganme ahora a prueba en esto"; dice el Señor de los ejércitos "si no les abro las ventanas de los cielos, y derramo para ustedes bendición hasta que sobreabunde. Por ustedes reprenderé al devorador, para que no les destruya los frutos del suelo, ni su vid en el campo sea estéril", dice el Señor de los ejércitos.

Malaquías 4:2a

"Pero para ustedes que temen (reverencian) Mi nombre, se levantará el sol de justicia con la salud en sus alas"[...]

Mateo 8:2–3

Y se acercó un leproso y se postró ante Él, diciendo: "Señor, si quieres, puedes limpiarme". Extendiendo Jesús la mano, lo tocó, diciendo: "Quiero; sé limpio". Y al instante quedó limpio de su lepra.

Mateo 8:16–17

Y al atardecer, Le trajeron muchos endemoniados; y expulsó a los espíritus con *Su* palabra, y sanó a todos los que estaban enfermos, para que se cumpliera lo que fue dicho por medio del profeta Isaías cuando dijo: "ÉL TOMÓ NUESTRAS FLAQUEZAS Y LLEVÓ NUESTRAS ENFERMEDADES" [Isaías 53:4].

Mateo 9:22

Pero Jesús, volviéndose y viéndola, dijo: "Hija, ten ánimo, tu fe te ha sanado". Y al instante la mujer quedó sana.

Mateo 19:26

Jesús, mirándolos, les dijo: "Para los hombres eso es imposible, pero para Dios todo es posible".

Marcos 5:34

"Hija, tu fe te ha sanado", le dijo Jesús; "vete en paz y queda sana de tu aflicción".

Marcos 11:23–24

"En verdad les digo que cualquiera que diga a este monte: 'Quítate y arrójate al mar', y no dude en su corazón, sino crea que lo que dice va a suceder, le será concedido. Por eso les digo que todas las cosas por las que oren y pidan, crean que *ya las* han recibido, y les serán concedidas".

Marcos 16:17–18

"Y estas señales acompañarán a los que han creído: en Mi nombre echarán fuera demonios, hablarán en nuevas lenguas; tomarán serpientes en las manos, y aunque beban algo mortífero, no les hará daño; sobre los enfermos pondrán las manos, y se pondrán bien".

Lucas 4:18–19

"El Espíritu del Señor está sobre mí,
porque me ha ungido para anunciar el evangelio a los pobres.
Me ha enviado para proclamar libertad a los cautivos,
y la recuperación de la vista a los ciegos;
para poner en libertad a los oprimidos;
para proclamar el año favorable del Señor".
—Isaías 49:8, 9; 61:1, 2

Lucas 10:19

"Miren, les he dado autoridad para pisotear sobre serpientes y escorpiones, y sobre todo el poder del enemigo, y nada les hará daño".

Lucas 13:11–13

Y había *allí* una mujer que durante dieciocho años había tenido una enfermedad causada por un espíritu; estaba encorvada, y de ninguna manera se podía enderezar. Cuando Jesús la vio, la llamó y le dijo: "Mujer, has quedado libre de tu enfermedad". Y puso las manos sobre ella, y al instante se enderezó y glorificaba a Dios.

Lucas 13:16

"Y ésta, que es hija de Abraham, a la que Satanás ha tenido atada durante dieciocho largos años, ¿no debía ser libertada de esta ligadura en el día de reposo?"

Juan 6:63

"El Espíritu es el que da vida; la carne para nada aprovecha; las palabras que Yo les he hablado son espíritu y son vida".

Juan 14:13–14

"Y todo lo que pidan en Mi nombre, lo haré, para que el Padre sea glorificado en el Hijo. Si Me piden algo en Mi nombre, Yo *lo* haré".

Juan 14:27

"La paz les dejo, Mi paz les doy; no se la doy a ustedes como el mundo la da. No se turbe su corazón ni tenga miedo".

Hechos 3:16

Por la fe en Su nombre, *es* el nombre de Jesús lo que ha fortalecido a este *hombre* a quien ven y conocen. La fe que *viene* por medio de Jesús, le ha dado a este esta perfecta sanidad en presencia de todos ustedes.

Hechos 4:12

"En ningún otro hay salvación, porque no hay otro nombre bajo el cielo dado a los hombres, en el cual podamos ser salvos".

Hechos 10:38

"cómo Dios ungió a Jesús de Nazaret con el Espíritu Santo y con poder, el cual anduvo haciendo bien y sanando a todos los oprimidos por el diablo; porque Dios estaba con Él".

Romanos 5:17

Porque si por la transgresión de un hombre, por éste reinó la muerte, mucho más reinarán en vida por medio de un Hombre, Jesucristo, los que reciben la abundancia de la gracia y del don de la justicia.

Romanos 8:32

El que no negó ni a Su propio Hijo, sino que Lo entregó por todos nosotros, ¿cómo no nos dará también junto con Él todas las cosas?

Romanos 10:9–10

que si confiesas con tu boca a Jesús *por* Señor, y crees en tu corazón que Dios Lo resucitó de entre los muertos, serás salvo. Porque con el corazón se cree para justicia, y con la boca se confiesa para salvación.

Efesios 4:27

Ni den oportunidad (lugar) al diablo.

Filipenses 2:13

Porque Dios es quien obra en ustedes tanto el querer como el hacer, para *Su* buena intención.

Colosenses 1:13–14

Porque Él nos libró del dominio (de la autoridad) de las tinieblas y nos trasladó al reino de Su Hijo amado, en quien tenemos redención: el perdón de los pecados.

Colosenses 2:15

Y habiendo despojado a (habiéndose desecho de) los poderes y autoridades, hizo de ellos un espectáculo público, triunfando sobre ellos por medio de Él.

1 Tesalonicenses 5:23

Y que el mismo Dios de paz los santifique por completo; y que todo su ser, espíritu, alma y cuerpo, sea preservado irreprensible para la venida de nuestro Señor Jesucristo.

1 Timoteo 2:3–4

Porque esto es bueno y agradable delante de Dios nuestro Salvador, el cual quiere que todos los hombres sean salvos [Nota de autora: recibiendo sanidad para el espíritu, la mente y el cuerpo] y vengan al pleno conocimiento de la verdad.

Hebreos 13:5b

[...] porque Él mismo ha dicho: "NUNCA TE DEJARÉ NI TE DESAMPARARÉ,"

Hebreos 13:8

Jesucristo es el mismo ayer y hoy y por los siglos.

Santiago 1:13

Que nadie diga cuando es tentado: "Soy tentado por Dios". Porque Dios no puede ser tentado por el mal y Él mismo no tienta a nadie.

Santiago 4:7

Por tanto, sométanse a Dios. Resistan, pues, al diablo y huirá de ustedes.

Santiago 5:14–15

¿Está alguien entre ustedes enfermo? Que llame a los ancianos de la iglesia y que ellos oren por él, ungiéndolo con aceite en el nombre del Señor. La oración de fe restaurará (sanará) al enfermo, y el Señor lo levantará. Si ha cometido pecados le serán perdonados.

1 Pedro 2:24

El mismo llevó (cargó) nuestros pecados en Su cuerpo sobre la cruz, a fin de que muramos al pecado y vivamos a la justicia, porque por Sus heridas fueron ustedes sanados.

1 Pedro 5:8–9

Sean *de espíritu* sobrio, estén alerta. Su adversario, el diablo, anda *al acecho* como león rugiente, buscando a quien devorar. Pero resístanlo firmes en la fe, sabiendo que las mismas experiencias de sufrimiento se van cumpliendo en sus hermanos en *todo* el mundo.

2 Pedro 1:3–4

Pues Su divino poder nos ha concedido todo cuanto concierne a la vida y a la piedad, mediante el verdadero conocimiento de Aquél que nos llamó por Su gloria y excelencia. Por ellas Él nos ha concedido Sus preciosas y maravillosas promesas, a fin de que ustedes lleguen a ser partícipes de *la* naturaleza divina, habiendo escapado de la corrupción que hay en el mundo por *causa* de *los* malos deseos.

1 Juan 3:8

El que practica el pecado es del diablo, porque el diablo ha pecado desde el principio. El Hijo de Dios se manifestó con este propósito: para destruir las obras del diablo.

1 Juan 5:14–15

Esta es la confianza que tenemos delante de Él, que si pedimos cualquier cosa conforme a Su voluntad, Él nos oye. Y si sabemos que Él nos oye *en* cualquier cosa que pidamos, sabemos que tenemos las peticiones que Le hemos hecho.

3 Juan 2

Amado, ruego que seas prosperado en todo así como prospera tu alma, y que tengas buena salud.

Sanidades de Jesús

SANIDAD	MATEO	MARCOS	LUCAS	JUAN
Personas con varias enfermedades o dolencias Mateo 4:23	4:23: "Y Jesús iba [...] sanando toda enfermedad y toda dolencia en el pueblo".			
El hombre con espíritu inmundo Marcos 1:23-38 Lucas 4:31-37		1:25: "Jesús lo reprendió, diciendo: '¡Cállate, y sal de él!'"	4:35a: "Jesús entonces lo reprendió, diciendo: '¡Cállate y sal de él!'"	

Jesús sana hoy

SANIDAD	MATEO	MARCOS	LUCAS	JUAN
Un leproso Mateo 8:1-4 Marcos 1:41-45 Lucas 5:12-15	8:3: "Extendiendo Jesús la mano, lo tocó, diciendo: 'Quiero; sé limpio'. Y al instante quedó limpio de su lepra".	1:41: "Extendiendo Jesús la mano, lo tocó y le dijo: 'Quiero; sé limpio'".	5:13: "Extendiendo Jesús la mano, lo tocó, diciendo: 'Quiero; sé limpio'. Y al instante la lepra lo dejó'".	
El sirviente del centurión Mateo 8:5-13 Lucas 7:1-10	8:10: "Al oír*lo* Jesús, se maravilló y dijo [...] 'En verdad les digo que en Israel no he hallado en nadie una fe tan grande'".		7:9: "Al oír esto, Jesús se maravilló de él, y [...] dijo a la multitud que Lo seguía: 'Les digo que ni aun en Israel he hallado una fe tan grande'".	
La suegra de Pedro Mateo 8:14-15 Marcos 1:29-31 Lucas 4:38-39	8:14–15: "Cuando Jesús llegó a casa de Pedro, [...] Le tocó la mano, y la fiebre la dejó; y ella se levantó y Le servía".	1:31: "Él se le acercó, y tomándola de la mano la levantó, y la fiebre la dejó; y ella les servía".	4:39: "Inclinándose sobre ella, Jesús reprendió la fiebre y *la fiebre la dejó*; al instante ella se levantó y les servía".	

Sanidades de Jesús

SANIDAD	MATEO	MARCOS	LUCAS	JUAN
Todos los enfermos Mateo 8:16-17 Lucas 4:40-41	8:16: "Y al atardecer, Le trajeron muchos endemoniados; y expulsó a los espíritus con *Su* palabra, y sanó a todos los que estaban enfermos".		4:40: "Al ponerse el sol, todos los que tenían enfermos de diversas enfermedades se los llevaban a Él; y poniendo las manos sobre cada uno de ellos, los sanaba".	
La multitud — muchos curados Marcos 1:32-34 Lucas 7:21		1:34a: "Y sanó a muchos que estaban enfermos de diversas enfermedades".	7:21: "En esa misma hora curó a muchos de enfermedades, aflicciones y malos espíritus, y a muchos ciegos les dio la vista".	
El hijo de un oficial del rey Juan 4:46-54				4:50a: "'Puedes irte, tu hijo vive', le dijo Jesús".
El paralítico junto al estanque Juan 5:1-15				5:8: "Jesús le dijo: 'Levántate, toma tu camilla y anda'".

Jesús sana hoy

SANIDAD	MATEO	MARCOS	LUCAS	JUAN
Hombre(s) endemoniado(s) Mateo 8:28-34 Marcos 5:1-20 Lucas 8:26-39	8:28–29, 32: "Al llegar Jesús al otro lado, [...] fueron a Su encuentro dos endemoniados que salían de los sepulcros, [...] '¿Qué *hay* entre Tú y nosotros, Hijo de Dios?' [...] '¡Vayan!' les dijo Jesús. Y ellos salieron y entraron en los cerdos".	5:2, 7–8: "Cuando Jesús salió de la barca, enseguida se acercó a Él, [...] un hombre con un espíritu inmundo, [...] '¿Qué tengo yo que ver contigo, Jesús, Hijo del Dios Altísimo?' [...] Porque Jesús le decía: 'Sal del hombre, espíritu inmundo'".	8:27–29a: "Cuando Jesús bajó a tierra, Le salió al encuentro un hombre de la ciudad poseído por demonios, [...} '¿Qué tienes Tú que ver conmigo, Jesús, Hijo del Dios Altísimo? Te ruego que no me atormentes'. Porque Él mandaba al espíritu inmundo que saliera del hombre", [...]	
El paralítico Mateo 9:1-8 Marcos 2:1-12 Lucas 5:17-26	9:6: "'Pues para que sepan que el Hijo del Hombre tiene autoridad en la tierra para perdonar pecados', entonces dijo al paralítico: 'Levántate, toma tu camilla y vete a tu casa'".	2:11: "'A ti te digo: levántate, toma tu camilla y vete a tu casa'".	5:24: "'Pues para que sepan que el Hijo del Hombre tiene autoridad en la tierra para perdonar pecados', dijo al paralítico: 'A ti te digo: levántate, toma tu camilla y vete a tu casa'".	

Sanidades de Jesús

SANIDAD	MATEO	MARCOS	LUCAS	JUAN
La hija de Jairo Mateo 9:18-19 Marcos 5:21-24, 35-43 Lucas 8:40-42, 49-56	9:25: "Pero cuando habían echado fuera a la gente, Él entró y la tomó de la mano; y la niña se levantó".	5:41-42a: "Tomando a la niña por la mano, le dijo: 'Talita cum,' que traducido significa: 'Niña, a ti te digo, ¡levántate!' Al instante la niña se levantó y comenzó a caminar".	8:54-55a: "Pero Él, tomándola de la mano, clamó, diciendo: '¡Niña, levántate!' Entonces le volvió a ella su espíritu y se levantó al instante",[...]	
La mujer con flujo de sangre Mateo 9:20-22 Marcos 5:25-34 Lucas 8:43-48	9:22: "Pero Jesús, volviéndose [...] dijo: 'Hija, ten ánimo, tu fe te ha sanado'. Y al instante la mujer quedó sana'".	5:34: "'Hija, tu fe te ha sanado,' le dijo Jesús; 'vete en paz y queda sana de tu aflicción'".	8:48: "Y Él le dijo: 'Hija, tu fe te ha sanado; vete en paz'".	
Dos ciegos Mateo 9:27-31	9:29: "Entonces les tocó los ojos, diciendo: 'Hágase en ustedes según su fe'".			
El mudo endemoniado Mateo 9:32-34	9:33a: "Después que el demonio había sido expulsado, el mudo habló".			

SANIDAD	MATEO	MARCOS	LUCAS	JUAN
El hijo de la viuda de Naín Lucas 7:11-15			7:14-15a: [...] "Tocó el féretro; Y Jesús dijo: 'Joven, a ti te digo: ¡Levántate!' El que había muerto se incorporó y comenzó a hablar".	
El hombre de la mano seca Mateo 12:9-14 Marcos 3:1-6 Lucas 6:6-10	12:13: "Entonces Jesús dijo al hombre: 'Extiende tu mano' [...] y le fue restaurada, sana como la otra".	3:5: "Y mirando con enojo a los que Lo rodeaban, [...] le dijo al hombre: 'Extiende tu mano.' Y él la extendió, y su mano quedó sana".	6:10: "Después de mirarlos a todos a su alrededor, dijo al hombre: 'Extiende tu mano'. Y él lo hizo *así*, y su mano quedó sana".	

Sanidades de Jesús

SANIDAD	MATEO	MARCOS	LUCAS	JUAN
Grandes multitudes Mateo 12:15 Marcos 3:7-12 Lucas 6:17-19	12:15: "Pero Jesús, sabiéndolo, se retiró de allí. Y muchos Lo siguieron, y los sanó a todos".	3:10: "porque Él había sanado a muchos, de manera que todos los que tenían aflicciones, para tocar a Jesús, se echaban sobre Él".	6:17–19: "Descendió con ellos y [...] una gran multitud [...] habían ido para oír a Jesús y para ser sanados de sus enfermedades; y los que eran atormentados por espíritus inmundos eran curados. [...] porque de Él salía un poder que a todos sanaba".	
El ciego de Betsaida Marcos 8:22-26		8:25 "Entonces Jesús puso otra vez las manos sobre sus ojos, y [...] fue restaurado; y veía todo con claridad".		
El ciego Bartimeo cerca de Jericó Marcos 10:46-52 Lucas 18:35-43		10:52a: "'Vete, tu fe te ha sanado,' le dijo Jesús".	18:42: "Jesús entonces le dijo: 'Recibe la vista, tu fe te ha sanado'".	

SANIDAD	MATEO	MARCOS	LUCAS	JUAN
El hombre ciego de nacimiento Juan 9:1-41				9:25: "Entonces él les contestó: 'Si es pecador, no lo sé; una cosa sé: que yo era ciego y ahora veo'".
Una mujer enferma Lucas 13:10-17			13:13: "Y puso las manos sobre ella, y al instante se enderezó y glorificaba a Dios".	
El hombre hidrópico (edema; retención de agua) Lucas 14:1-4			14:4: "Pero ellos guardaron silencio. Y Él, tomando al hombre *de la mano*, lo sanó y lo despidió".	
El endemoniado ciego y mudo Mateo 12:22	12:22: "Entonces trajeron a Jesús un endemoniado ciego y mudo, y lo sanó, de manera que el mudo hablaba y veía".			

SANIDAD	MATEO	MARCOS	LUCAS	JUAN
Pocos milagros — la incredulidad de la gente Mateo 13:53-58 Marcos 6:1-6	13:58: "Y no hizo muchos milagros allí a causa de la incredulidad de ellos".	6:5-6a: "Y no pudo hacer allí ningún milagro; sólo sanó a unos pocos enfermos sobre los cuales puso Sus manos. Estaba maravillado de la incredulidad de ellos".		
Grandes multitudes Mateo 14:14 Lucas 9:11 Juan 6:2	14:14: "Cuando Jesús desembarcó, vio una gran multitud, y tuvo compasión de ellos y sanó a sus enfermos".		9:11: "Pero cuando la gente se dio cuenta de esto, Lo siguió; y Jesús, recibiéndolos, les hablaba del reino de Dios, y sanaba a los que tenían necesidad de ser curados".	6:2: "Y una gran multitud Lo seguía, pues veían las señales (los milagros) que realizaba en los enfermos".

SANIDAD	MATEO	MARCOS	LUCAS	JUAN
Los enfermos en Genesaret Mateo 14:34-36 Marcos 6:53-56	14:35–36: "Y cuando los hombres de aquel lugar reconocieron a Jesús, [...] Le rogaban que les dejara tocar siquiera el borde de Su manto; y todos los que *lo* tocaban quedaban curados".	6:56: "Dondequiera que Él entraba en aldeas, ciudades o campos, [...] Le rogaban que les permitiera tocar siquiera el borde de Su manto; y todos los que lo tocaban quedaban curados".		
Lázaro Juan 11:1-44				11:43-44a: "Habiendo dicho esto, gritó con fuerte voz: '¡Lázaro, sal fuera!' Y el que había muerto salió, los pies y las manos atados con vendas" [...]

SANIDAD	MATEO	MARCOS	LUCAS	JUAN
Hija endemoniada de la sirofenicia Mateo 15:21-28 Marcos 7:24-30	15:28: "Entonces Jesús le dijo: 'Oh mujer, grande es tu fe; que te suceda como deseas'. Y su hija quedó sana desde aquel momento".	7:29–30: "Jesús le dijo: '[...] *ya* el demonio ha salido de tu hija.' Cuando ella volvió a su casa, halló que la niña estaba acostada en la cama, y que el demonio había salido".		
Sordo y tartamudo Marcos 7:31-37 Lucas 11:14		7:31–37: "y levantando los ojos al cielo, [...] le dijo: [...] '¡Ábrete!' Al instante se abrieron sus oídos, y desapareció el impedimento de su lengua, y hablaba con claridad".	11:14: "Jesús estaba echando fuera un demonio que era mudo, y cuando el demonio salió, el mudo habló; y las multitudes se maravillaron".	
Grandes multitudes — monte junto al mar de Galilea Mateo 15:29-31	15:30: "Y vinieron a Él grandes multitudes trayendo consigo cojos, lisiados, ciegos, mudos y muchos otros enfermos y los pusieron a Sus pies y Él los sanó".			

SANIDAD	MATEO	MARCOS	LUCAS	JUAN
Diez leprosos sanos, uno restaurado Lucas 17:11-14			17:19: "Cuando Él los vio, les dijo: 'Vayan y muéstrense a los sacerdotes'. [...] mientras iban, quedaron limpios'". (v. 14) 17:15–19: "Entonces le dijo: 'Levántate y vete; tu fe te ha sanado'".	
Un muchacho epiléptico Mateo 17:14-21 Marcos 9:14-29 Lucas 9:37-42	17:18: "Jesús lo reprendió y el demonio salió de él, y el muchacho quedó curado desde aquel momento".	9:25: "Cuando Jesús vio que la gente corría a reunirse, reprendió al espíritu inmundo, diciéndole: 'Espíritu mudo y sordo, Yo te ordeno: sal de él y no vuelvas a entrar en él'".	9:42: "Cuando éste se acercaba, el demonio lo derribó [...] Pero Jesús reprendió al espíritu inmundo, y sanó al muchacho y se lo devolvió a su padre".	
Grandes multitudes — Judea Mateo 19:2	19:2: "y grandes multitudes siguieron a Jesús, y los sanó allí".			

SANIDAD	MATEO	MARCOS	LUCAS	JUAN
Dos hombres ciegos Mateo 20:29-34	20:34a: "Entonces Jesús, movido a compasión, tocó los ojos de ellos, y al instante recobraron la vista".			
Ciegos y cojos Mateo 21:14	21:14: "En el templo se acercaron a Él los ciegos y *los* cojos, y *los* sanó".			
El siervo del sumo sacerdote Mateo 26:51 Marcos 14:47 Lucas 22:50-51 Juan 18:10	26:51: "Y uno de los que estaban con Jesús, extendiendo la mano, sacó su espada, e hiriendo al siervo del sumo sacerdote, le cortó la oreja".	14:47: "Pero uno de los que estaban allí, sacando la espada, hirió al siervo del sumo sacerdote y le cortó la oreja".	22:50–51: "Y uno de ellos hirió al siervo del sumo sacerdote y le cortó la oreja derecha. [...] Y tocando la oreja al siervo, lo sanó".	18:10: "Entonces Simón Pedro, que tenía una espada, la sacó e hirió al siervo del sumo sacerdote, y le cortó la oreja derecha. El siervo se llamaba Malco".

El ministerio de Pablo: éxitos y persecución

Esta tabla presenta los éxitos y las subsecuentes persecuciones de Pablo por su "espina en la carne" o el mensajero de Satanás mencionado por el apóstol en 2 Corintios 12:7.

ÉXITOS MINISTERIALES	PERSECUCIÓN MINISTERIAL
Hechos 13:44–49 (Antioquía): El evangelio fue predicado a los gentiles por Pablo y Bernabé.	Hechos 13:50 (Antioquía): Los judíos se opusieron a las enseñanzas de Pablo y agitaron al pueblo de Antioquía. Pablo y Bernabé fueron perseguidos y expulsados de la región.
Hechos 14:1, 3 (Iconio): Pablo y Bernabé fueron a la sinagoga de Iconio y "hablaron de tal manera que creyó una gran multitud, tanto de judíos como de griegos" (v. 1).	Hechos 14:2, 4–6 (Iconio): Los judíos y gentiles trataron de abusar y apedrear a Pablo y Bernabé. Huyeron a Licaonia, Listra, Derbe, y sus alrededores.

ÉXITOS MINISTERIALES	PERSECUCIÓN MINISTERIAL
Hechos 14:8–18 (Listra): Pablo sanó a un hombre que jamás había caminado. Las personas se refirieron a Pablo y Bernabé como dioses (vv. 8–12).	Hechos 14:19–20 (Listra): Los judíos de Antioquía y de Iconio agitaron al pueblo. Pablo fue apedreado y dado por muerto. Los discípulos se reunieron alrededor de él y se levantó. Al día siguiente, Pablo fue con Bernabé a Derbe.
Hechos 16:16–18 (Filipos): Pablo echó fuera un espíritu de adivinación de una esclava que traía beneficios a sus amos por medio de la adivinación.	Hechos 16:19–24 (Filipos): Los amos de la esclava, al ver que "se les había ido la esperanza de ganancia para ellos" (v. 19), prendieron a Pablo y a Silas, y los trajeron a los magistrados; fueron golpeados y encarcelados.
Hechos 16:25–40 (Filipos): El terremoto de Dios liberó a Pablo, a Silas y a los otros prisioneros, pero no escaparon y se quedaron. El caos causó que el carcelero deseara la salvación en Jesús; él y su familia se convirtieron. Al día siguiente, los magistrados, con miedo de Pablo y Silas porque eran ciudadanos romanos, les pidieron que se fueran de Filipos.	
Hechos 17:1–4 (Tesalónica): Pasando por Anfípolis y Apolonia, llegaron a Tesalónica, Pablo convenció a algunos judíos de que Jesús es el Mesías. Pablo convenció a algunos judíos de que Jesús es el Mesías. Muchos griegos y "muchas de las mujeres principales" (v. 4) se hicieron cristianos.	Hechos 17:5–10 (Tesalónica): Judíos no persuadidos y envidiosos incitaron a una turba maligna, provocando un alboroto en la ciudad. Atacaron la casa de Jasón, donde Pablo, Silas y otros creyentes habían sido alojados. Jasón y otros fueron llevados a los gobernantes de la ciudad. Después de que fuera tomada una fianza de Jasón y el grupo, fueron puestos en libertad. Los hermanos enviaron a Pablo y a Silas de noche a Berea.

El ministerio de Pablo: éxitos y persecución

ÉXITOS MINISTERIALES	PERSECUCIÓN MINISTERIAL
Hechos 17:11–12 (Berea): En la sinagoga, muchos judíos creyeron, incluyendo griegos, y algunos eran hombres y mujeres prominentes.	Hechos 17:13–15 (Berea): Los judíos de Tesalónica llegaron a agitar a las multitudes en Berea. Por su seguridad, Pablo fue llevado por los creyentes a Atenas, donde luego se le unieron Silas y Timoteo.
Hechos 17:16–34 (Atenas): Algunos griegos creyeron, entre ellos Dionisio y Damaris, después del discurso de Pablo en el Areópago (Colina de Marte).	
Hechos 18:1–5 (Corinto): Pablo salió de Atenas y fue a Corinto donde se quedó con Aquila y Priscila, mientras trabajaba allí. Cada sábado Pablo habló en la sinagoga, y persuadió tanto a judíos como a griegos. Silas y Timoteo vinieron de Macedonia. Pablo, llevado por el Espíritu, testificó a los judíos que Jesús es el Cristo (el Mesías).	Hechos 18:6 (Corinto): Algunos judíos se opusieron a Pablo. Él declaró que, desde ese momento, iría "a los Gentiles".
Hechos 18:7–11 (Corinto): Pablo se quedó con Justo, un creyente. Crispo, el principal de la sinagoga, y su casa, además de muchos otros corintios, creyeron en Jesús y fueron bautizados. Pablo permaneció allí un año y medio, enseñando la palabra de Dios.	Hechos 18:12–13 (Corinto): Pablo fue llevado por los judíos a Galión, el procónsul romano de Acaya en Corinto, con el cargo: "Este persuade a los hombres a que adoren a Dios en forma contraria a la ley" (v.13).
Hechos 18:14–16 (Corinto): Galión desestimó los cargos contra Pablo, afirmando que no quería ser un juez de asuntos judíos.	
Hechos 19:1–8 (Éfeso): Pablo impuso sus manos sobre unos doce creyentes varones de Jesús que nunca habían oído hablar del Espíritu Santo. Ellos fueron llenos del Espíritu Santo; hablaron en lenguas y profetizaron. Pablo habló audazmente en la sinagoga durante tres meses.	

ÉXITOS MINISTERIALES	PERSECUCIÓN MINISTERIAL
Hechos 19:8–12 (Éfeso): Pablo predicó en la sinagoga durante tres meses, pero algunos hablaron mal del "Camino". Pablo dejó la sinagoga y predicó diariamente en la escuela de Tirano. Durante dos años, todos los que vivieron en Asia, tanto judíos como griegos, escucharon a Pablo enseñar acerca de Jesús. Muchos milagros fueron realizados por Dios a través de Pablo. Pañuelos y delantales que habían tocado el cuerpo de Pablo sanaron a muchos.	
Hechos 19:13–20 (Éfeso): Los exorcistas judíos, itinerantes e incrédulos, incluyendo a los siete hijos de Esceva, intentaron imitar a Pablo al expulsar a los demonios. El demonio dominó a los siete hombres, afirmando que no sabía quiénes eran. Cuando el acontecimiento se dio a conocer entre los judíos y griegos, muchos llegaron a ser temerosos y "el nombre del Señor Jesús era exaltado" (v.17). Muchos practicantes de magia trajeron sus libros para ser quemados; el valor de los libros era de cincuenta mil piezas de plata.	Hechos 19:23–41 (Éfeso): Demetrio de Éfeso convocó a otros artesanos, debido a una disminución amenazada a las ventas de los templecillos de plata de la diosa Diana, además de la posibilidad de que su templo pudiera ser despreciado si la gente dejara de adorarla. (Pablo había persuadido a muchos al verdadero Dios y a apartarse de otros dioses). La ciudad "se llenó de confusión" y todos se precipitaron al teatro, habiendo capturado a los compañeros de viaje de Pablo, Gayo y Aristarco. Pablo, habiendo sido impedido por sus amigos a entrar al teatro, permaneció fuera. Alejandro, un creyente judío en Jesús, fue sacado de la multitud por los judíos. Trató de defender su fe, pero la multitud lo ahogó, gritando durante aproximadamente dos horas. "¡Grande es Diana de los Efesios!" Después de acallar a la multitud, el secretario de la ciudad indicó que Demetrio y sus compañeros artesanos necesitaban ser los que llevaran a Pablo y a sus amigos a la corte con cargos. El secretario despidió a la multitud reunida.

El ministerio de Pablo: éxitos y persecución

ÉXITOS MINISTERIALES	PERSECUCIÓN MINISTERIAL
Hechos 20:7–12 (Troas): Eutico fue resucitado por Pablo después de morir de una caída de una ventana en un lugar de reunión cristiana.	
Hechos 20:13–38; 21:1–14 (Mileto): Pablo viajó en barco y, en Mileto, llamó y pidió que vinieran a Éfeso los ancianos de la iglesia. Ellos vinieron a él, y Pablo les dijo que iba "atado en espíritu" a Jerusalén y que "el Espíritu Santo solemnemente me da testimonio en cada ciudad, diciendo que me esperan cadenas y aflicciones" (20:22, 23). En Cesarea, Agabo vino de Judea a la casa de Felipe, profetizando que los judíos en Jerusalén entregarían a Pablo a los gentiles (21:11).	
Hechos 21:15–25 (Jerusalén): Pablo fue instado por Jacobo y todos los ancianos a hacer la paz con los judaizantes al involucrarse en el templo de Jerusalén Llegando a Jerusalén (trayendo a cuatro hombres que habían hecho un voto). También le dijeron que se purificara con ellos y pagara sus gastos, demostrando así a todos los judíos que no había abandonado a Moisés sino que había guardado la Ley.	

Jesús sana hoy

ÉXITOS MINISTERIALES	PERSECUCIÓN MINISTERIAL
Hechos 21:26 (Jerusalén): Pablo entró en el templo con los cuatro judíos que hicieron un voto, para anunciar la finalización de sus días de purificación, y para que se hiciera una ofrenda por cada uno de ellos.	Hechos 21:27–32 (Jerusalén): Hacia el final del voto de siete días, los judíos de Asia, al ver a Pablo en el templo, agitaron a la multitud. Ellos dijeron que Pablo enseñó a todos los hombres a ir en contra del pueblo judío, la Ley y la sinagoga, y que había llevado a los griegos al templo, contaminándolo de este modo. Anteriormente habían visto a Pablo en Jerusalén con Trofimo, un efesio, a quien pensaban que Pablo había traído al templo. [Nota de la autora: llevar un gentil más allá de la Corte de los Gentiles era un delito punible con la muerte]. Los judíos de Asia trastornaron a los ciudadanos de Jerusalén y la gente corrió al templo, de donde Pablo fue arrastrado. Estaban buscando matarlo. Las noticias de esto vinieron a la guarnición romana; Jerusalén estaba en alboroto. El comandante de la guarnición romana intervino y Pablo fue llevado al cuartel por soldados, debido a la violencia de la multitud.
Hechos 21:40; 22:1–21 (Jerusalén): Mientras Pablo estaba encadenado, el comandante romano le dio permiso para hablar a la multitud judía. Pablo dio su testimonio en hebreo a todos los transeúntes sobre su previa vida pecaminosa y sobre su persecución pasada a los creyentes. Él le contó a la multitud sobre su creencia en Jesús y cómo Dios le habló de la venida de la persecución —que Él estaba enviándolo a los gentiles—.	Hechos 22:21–30 (Jerusalén): Cuando Pablo mencionó que Dios lo había enviado a los gentiles, la muchedumbre estalló en ira, exigiendo su muerte. El comandante trajo a Pablo al cuartel por su propia protección. Antes de ser examinado bajo flagelación, el centurión, al enterarse de Pablo que él era un ciudadano romano, se comunicó con su comandante. Todos los soldados se retiraron de él.

El ministerio de Pablo: éxitos y persecución

ÉXITOS MINISTERIALES	PERSECUCIÓN MINISTERIAL
Hechos 22:30 (Jerusalén): Deseando saber por qué los judíos lo acusaban, el comandante liberó a Pablo de sus ataduras, y ordenó que los principales sacerdotes y el consejo se presentaran. Pablo fue llevado al Concilio y lo puso ante ellos.	Hechos 23:1–10 (Jerusalén): Durante la defensa de Pablo, él mencionó que era un fariseo y que estaba siendo juzgado "a causa de la esperanza de la resurrección de los muertos". Se produjo una disensión entre los saduceos y los otros fariseos, dividiendo a la asamblea. Los escribas de los fariseos declararon: "No encontramos nada malo en este hombre". Por orden del comandante, Pablo fue sacado del caos por su seguridad y fue llevado por los soldados romanos de regreso al cuartel.
	Hechos 23:12–35 (Jerusalén): Un complot judío de más de cuarenta hombres para matar a Pablo por emboscada fue descubierto por su sobrino. Pablo fue llevado rápidamente por la noche a Cesarea con doscientos soldados romanos, setenta jinetes y doscientos lanceros, para presentarse ante Félix, el gobernador romano. El comandante envió su carta con Pablo, que Félix leyó mientras Pablo esperaba en su presencia. Felix quería oír a Pablo cuando sus acusadores vinieron más tarde.

ÉXITOS MINISTERIALES	PERSECUCIÓN MINISTERIAL
Hechos 24:10–27 (Cesarea): Félix llamó a Pablo y escuchó su testimonio acerca de su compromiso con Jesús. Pablo declaró que sus acusadores no podían probar las falsas acusaciones sobre él. Félix quería tomar una decisión cuando el comandante romano Lisias vino a verlo. Pablo fue vigilado por un centurión con cierta libertad. Después de unos días, Félix vino y llamó a Pablo, para oír acerca su fe en Jesús. Félix se asustó cuando Pablo habló de "la justicia, el dominio propio y el juicio venidero" (v. 25) y Félix lo despidió. Esperaba que Pablo le diera dinero por su liberación. Por eso, Félix hablaba a menudo con Pablo, que estuvo detenido dos años en Cesarea. Cuando Festo sucedió a Félix como gobernador, Félix dejó a Pablo preso, esperando hacerle un favor a los judíos.	Hechos 24:1–9 (Cesarea): El sumo sacerdote Ananías vino a Cesarea con algunos ancianos judíos y Tértulo, un abogado. Todos dieron falso testimonio contra Pablo ante el gobernador Félix. Pablo fue acusado de disensión y sedición, y de tratar de profanar el templo.
Hechos 25:6–27; 26:1–32 (Cesarea): Unos judíos de Jerusalén fueron a presentar su caso ante Festo. Sobre el juicio, Festo le preguntó a Pablo si estaba dispuesto a ir a Jerusalén para ser juzgado por él allí. Pablo apeló al César; Festo le dijo a Pablo que lo enviarían a Roma. Más tarde, el apóstol dio su testimonio sobre su experiencia con Jesús al visitar el rey Herodes Agripa II y a su esposa, Berenice; Festo, el gobernador; y otros. Su conclusión fue que Pablo no había hecho nada digno de muerte o cadenas. El rey Agripa dijo a Festo: "Este hombre podría haber sido puesto en libertad, si no hubiera apelado al César" (26:32). Pablo fue enviado a Roma en barco; probablemente Lucas fue con Pablo.	Hechos 25:1–5 (Jerusalén, Cesarea): El sumo sacerdote y los jefes de los judíos hablaron contra Pablo a Festo, pidiéndole que trajeran a Pablo a Jerusalén. Estos hombres esperaban matarlo en una emboscada en el viaje. Festo respondió que mantendría a Pablo en Cesarea y dijo a los concejales que vinieran a verlo para acusarlo.

El ministerio de Pablo: éxitos y persecución

ÉXITOS MINISTERIALES	PERSECUCIÓN MINISTERIAL
	Hechos 27 (en camino a Roma): En el viaje a Roma, el barco fue atacado por una violenta tormenta; la tripulación y los prisioneros apenas sobrevivieron. El plan de los soldados de matar a los prisioneros fue evitado por el centurión que quería salvar a Pablo (v. 43). Pablo les dijo que Dios lo estaba llevando a Roma y al César, para que todos fueran salvos. Toda la compañía y los prisioneros quedaron naufragos en Malta.
Hechos 28:3–6 (Isla de Malta): En la playa de Malta, los compañeros de Pablo y los otros de la nave vieron a Pablo sacudir una serpiente de su brazo, y no fue mordido. Los nativos decían que era un dios.	
Hechos 28:8–9 (Isla de Malta): Pablo oró por el padre de Publio, quien luego fue sanado por Pablo de la fiebre y la disentería. La demás gente de Malta que tenía enfermedades venía y fueron sanados.	
Hechos 28:16–29 (Roma): Pablo tenía su propia morada, custodiada por un soldado. Después de tres días, llamó a los líderes judíos. Ellos querían escuchar lo que él tenía que decir acerca de "esta secta" (v. 22). Les habló a ellos acerca de Jesús. Algunos creyeron, pero algunos no. Los judíos se fueron, discutiendo entre ellos.	

ÉXITOS MINISTERIALES	PERSECUCIÓN MINISTERIAL
Hechos 28:30–31 (Roma): "Pablo se quedó por dos años enteros en la habitación que alquilaba, y recibía a todos los que iban a verlo, predicando el reino de Dios y enseñando todo lo concerniente al Señor Jesucristo con toda libertad, sin estorbo."	

Apéndice D

Participantes en la guerra del reino espiritual

Los creyentes están continuamente en conflicto espiritual entre las huestes de la luz y las de la oscuridad. El líder del reino de la oscuridad, Satanás, en serio quiere derrotarnos, y tenemos que entender la batalla espiritual. El siguiente resumen presenta información sobre los títulos y roles de Jesús, lo que Él ha logrado, lo que Él ha provisto para los creyentes, la naturaleza y los títulos de Satanás, sus actividades y su futuro. Aquí están las características definitorias de los principales "participantes" de cada lado de los conflictos espirituales de este mundo.

Jesús, el Ungido

Sus títulos y roles

- Mi roca y mi fortaleza (Salmo 31:3)
- Emmanuel (Isaías 7:14); Dios con nosotros (Mateo 1:23)
- Admirable Consejero, Dios Poderoso, Padre Eterno, Príncipe de Paz (Isaías 9:6)
- Redentor, el Santo de Israel (Isaías 41:14)

- Varón de dolores [*penas*] y experimentado en aflicción [*enfermedades*] (Isaías 53:3)
- El Sol de Justicia, con salud en Sus alas (Malaquías 4:2)
- Hijo amado de Dios Padre (Mateo 3:17)
- Hijo de David (Mateo 15:22)
- El Cristo, el Hijo del Dios viviente (Mateo 16:16)
- El Hijo del Hombre (Mateo 16:27)
- El Hijo de Dios (Mateo 27:54)
- Dado toda autoridad en el cielo y en la tierra (Mateo 28:18)
- El Cristo (Marcos 8:29)
- Es necesario que me ocupe de los negocios de mi Padre (Lucas 2:49)
- El Verbo (Juan 1:1)
- Creador (Juan 1:3; Efesios 3:9; Colosenses 1:16; Colosenses 3:10; Hebreos 1:2; Hebreos 1:10; Apocalipsis 4:11)
- El Hijo unigénito de Dios (Juan 3:16)
- El Mesías (Juan 4:25-26)
- El pan de vida (Juan 6:35)
- yo soy (Juan 8:58)
- El buen pastor (Juan 10:14)
- Yo y el Padre somos uno (Juan 10:30)
- El Cristo, el Hijo de Dios (Juan 11:27)
- El camino, la verdad y la vida (Juan 14:6)
- Amor infinito (Efesios 3:19)
- Jesucristo es Señor (Filipenses 2:11)
- Imagen del primogénito; el primogénito de toda la creación (Colosenses 1:15)
- La Cabeza del Cuerpo que es la Iglesia (Colosenses 1:18)
- Preeminente en todas las cosas (Colosenses 1:18)
- La Cabeza sobre todo poder y autoridad (Colosenses 2:10)
- Heredero de todas las cosas (Hebreos 1:2)
- El resplandor de la gloria de Dios Padre; la imagen expresa de Su persona (Hebreos 1:3)

- Sostiene todas las cosas por la palabra de Su poder (Hebreos 1:3; también Colosenses 1:17)
- Gran Sumo Sacerdote (Hebreos 4:14-15; también véase Hebreos 8:1).
- El autor y consumador de nuestra fe (Hebreos 12:2)
- Nuestro Abogado para con el Padre (1 Juan 2:1)
- Destructor de las obras de Satanás (1 Juan 3:8)
- El testigo fiel (Apocalipsis 1:5)
- El primogénito de los muertos (Apocalipsis 1:5)
- El León de la tribu de Judá (Apocalipsis 5:5)
- REY DE REYES Y SEÑOR DE SEÑORES (Apocalipsis 19:16)
- El Alfa y la Omega, el Principio y el Fin (Apocalipsis 21:6)

Sus logros

Jesús ha logrado lo siguiente para aquellos que personalmente lo aceptan como su Salvador y Señor:

- Perdonó todos nuestros pecados y sanó todas nuestras enfermedades (Salmo 103:3)
- Llevó nuestras enfermedades y dolores (Isaías 53:4)
- Conoce a sus ovejas (sus hijos) y ellas lo conocen (Juan 10:14)
- El único camino hacia Dios Padre (Juan 14:6)
- Da vida a los que creen en Su nombre como Hijo de Dios (Juan 20:31)
- Se hizo para nosotros sabiduría, justicia, santificación y redención (1 Corintios 1:30)
- Tomó en Sí nuestros pecados, aunque Él no tenía pecado, para que "fuéramos hechos justicia de Dios en Él" (2 Corintios 5:21)
- Reconcilió todas las cosas a Sí mismo, en la tierra y en el cielo (Colosenses 1:20)
- Hizo la paz con Su sangre en la cruz (Colosenses 1:20)
- Canceló los requisitos legales contra nosotros clavando todo contra nosotros en la cruz (Colosenses 2:14)

- Desarmó triunfalmente a las huestes de Satanás haciendo de ellos un espectáculo (Colosenses 2:15)
- Puso fin a la muerte; sacó a la luz vida e inmortalidad a través del evangelio (2 Timoteo 1:10)
- Resucitó de entre los muertos (2 Timoteo 2:8)
- Por la misericordia en la salvación, Él nos salvó, con el lavamiento de la regeneración y la renovación por el Espíritu Santo (Tito 3:5)
- Llevó nuestros pecados y dolencias a la cruz (1 Pedro 2:24; también véase Mateo 8:17)
- Todos los ángeles, autoridades y poderes están sujetos a Jesús, ahora en el Cielo y a la diestra del Padre (1 Pedro 3:22)
- Jesús murió y ahora vive para siempre (Apocalipsis 1:18)
- Obtuvo las llaves del Hades y de la muerte (Apocalipsis 1:18)

Provisiones de los creyentes a través de Jesús

- Liberados por Él de todas nuestras tribulaciones (Salmo 34:17)
- Sostenidos por Su mano, si cayéramos (Salmo 37:24)
- Perdonados de todos los pecados y sanados de todas las enfermedades (Salmo 103:3)
- Autoridad para atar y liberar en el reino espiritual (Mateo 16:19; 18:18)
- La presencia de Jesús cuando los creyentes se reúnan bajo Su autoridad (Mateo 18:20)
- Todo nos es posible a los creyentes (Marcos 9:23)
- Las peticiones son respondidas cuando se pide conforme a Su voluntad (Marcos 11:24; también véase 1 Juan 5:14-15)
- Recibimos poder por el nombre de Jesús para echar fuera los demonios, hablar nuevas lenguas, salir ilesos si bebemos algo mortal e imponemos manos sobre los enfermos para su sanidad (Marcos 16:17-18)
- Derecho a ser hijos de Dios, al recibir a Jesús y al creer en Su nombre (Juan 1:12)

- Conocidos por Jesús, nuestro Pastor; podemos escuchar Su voz y seguirlo (Juan 10:27)
- Hacer obras mayores que las de Jesús porque Él fue al Padre (Juan 14:12)
- Disponible a nosotros —el bautismo de Jesús con o en el Espíritu Santo— (Hechos 1:8; Hechos 2:38; Joel 2:28–29)
- Justificados por la fe y la paz con el Padre a través del Hijo (Romanos 5:1)
- Reconciliados con Dios por la muerte de Jesús; salvos a través de la resurrección de Jesús (Romanos 5:10)
- Reinamos en vida a través de Jesús (Romanos 5:17)
- Muertos al pecado, pero vivos en Dios por medio de Jesús (Romanos 6:11)
- No somos condenados por estar en Cristo Jesús (Romanos 8:1)
- La libertad en Jesús a través de la ley del Espíritu de vida nos ha dado libertad de la ley del pecado y de la muerte (Romanos 8:2)
- Preordenados a conformarmos a la imagen de Jesús (Romanos 8:29)
- Un cuerpo en Jesús, aunque siendo muchas personas (Romanos 12:5)
- Usar los dones espirituales dados por el Espíritu Santo (Romanos 12:6–8; también véase 1 Corintios 12:4–11; 14:1–31)
- Capacidad de hacer uso de la armadura espiritual y protectora contra el reino de Satanás (Romanos 13:12–14)
- Enriquecidos en todo, incluyendo el habla y el conocimiento (1 Corintios 1:5)
- Confirmación viva del testimonio de Jesús (1 Corintios 1:6)
- Divinamente establecidos hasta el fin; ser presentados sin culpa (1 Corintios 1:8)
- Disponible para nosotros: sabiduría, justicia, santificación y redención (1 Corintios 1:30)

- Fuimos lavados, santificados y justificados en el nombre de Jesús y por medio del Espíritu de Dios (1 Corintios 6:11)
- Nuestros cuerpos, la templo del Espíritu Santo; comprados con un precio (1 Corintios 6:19-20)
- Miembros individuales del cuerpo de Jesús (1 Corintios 12:27)
- Siempre triunfantes en Jesús en esta vida (2 Corintios 2:14)
- Nuestro papel como Sus "cartas" (2 Corintios 3:3)
- Nuevos ministros del pacto, no de la letra, sino del Espíritu (2 Corintios 3:6–8)
- Embajadores de Jesús (2 Corintios 5:20)
- La justificación de Dios por medio de Cristo Jesús (2 Corintios 5:21)
- Su fuerza perfeccionada en nuestras debilidades (2 Corintios 12:9)
- Crucificados con Jesús, que vive dentro de nosotros; vivimos por fe en el Hijo de Dios (Gálatas 2:20)
- Somos hijos de Dios por medio de la fe en Su Hijo (Gálatas 3:26)
- Todos somos iguales como creyentes (Gálatas 3:28)
- Libertad de la esclavitud; ahora hijos y herederos de Dios (Gálatas 4:7)
- Bendecidos con todas las bendiciones espirituales en los lugares celestiales (Efesios 1:3)
- Adoptados como hijos de Dios (Efesios 1:5)
- Aceptados en el Amado (Jesús) (Efesios 1:6)
- Aun cuando estábamos muertos en nuestros pecados Dios nos dio vida con Cristo a nuestros pecados, pero resucitados (Efesios 2:5)
- Levantados y sentados juntos en lugares celestiales (Efesios 2:6)
- Su trabajo, creado en Él para buenas obras (Efesios 2:10)
- Nos dio Su sabiduría para usarla contra principados y potestades del reino demoníaco (Efesios 3:10)

- Antes oscuridad, ahora luz en el Señor (Efesios 5:8)
- El conocimiento del uso de la poderosa autoridad de Jesús (Filipenses 2:10)
- Trasladados al reino del Hijo de Su amor (Colosenses 1:13)
- Redimidos por Su sangre y perdonados (Colosenses 1:14)
- Completos en Él, la cabeza sobre todo poder y autoridad demoníaca (Colosenses 2:10)
- Santificados y somos todos de un Padre (Hebreos 2:11)
- Restaurados a tener una esperanza viva por medio de Su resurrección de entre los muertos (1 Pedro 1:3)
- Nuestros pecados llevados por Él en la cruz; nuestras enfermedades sanadas por Sus llagas (1 Pedro 2:24)
- Nos son disponibles todas las cosas concernientes a la vida y la santidad por Su poder divino (2 Pedro 1:3)
- Él nos ha concedido grandes y preciosas promesas (2 Pedro 1:4)
- Nuestras peticiones se oyen cuando se solicitan de acuerdo con Su voluntad (1 Juan 5:14–15)
- Nos amó y nos lavó de nuestros pecados en Su propia sangre (Apocalipsis 1:5)
- Somos reyes y sacerdotes para Dios el Padre (Apocalipsis 1:6)
- Superando y manteniendo Sus obras hasta el fin, Él nos dará poder sobre las naciones (Apocalipsis 2:26)

Satanás

Su naturaleza y títulos

- Denigrador del carácter de Dios (Génesis 3:1)
- Usurpador de la personalidad del Dios Altísimo (Isaías 14:14–15)
- El "querubín protector"; hasta que fue hallado iniquidad en él (Ezequiel 28:14–15)

- El maligno (Mateo 13:38)
- Un asesino desde el principio (Juan 8:44)
- Un mentiroso y el padre de (la mentira) (Juan 8:44)
- El gobernante de este mundo (Juan 14:30; también véase Juan 16:11)
- El destructor de toda carne (1 Corintios 5:5)
- El que toma ventaja sobre los creyentes cuando no perdonan (2 Corintios 2:10–11)
- El dios de este mundo (2 Corintios 4:4a)
- El príncipe de la potestad del aire (Efesios 2:2)
- El maligno, que influye al mundo entero (1 Juan 5:19)
- Un gran dragón rojo ardiente (Apocalipsis 12:3)
- El gran dragón y serpiente llamado Diablo y Satanás (Apocalipsis 12:9)
- El acusador de los creyentes delante de Dios día y noche (Apocalipsis 12:10)
- El engañador (Apocalipsis 20:10)

Sus actividades pasadas y presentes, y su futuro

- Un espíritu altivo y asociado con instrumentos de cuerda (Isaías 14:11)
- Exaltó su trono sobre las estrellas de Dios (Isaías 14:13)
- Era el sello de la perfección, sabio y hermoso (Ezequiel 28:12)
- En el Edén, cubierto de piedras preciosas y asociado con la música de "tamboriles y flautas"; un ser creado (Ezequiel 28:13)
- Establecido por Dios en Su santa montaña (Ezequiel 28:14)
- Perfecto, hasta que él pecó (Ezequiel 28:15–16; 1 Juan 3:8)
- Orgulloso de su belleza y corrompiendo su sabiduría por su esplendor: arrojado a la tierra por Dios (Ezequiel 28:17)
- Roba, mata y destruye (Juan 10:10)
- Ciega los ojos de los incrédulos; vela la verdad del evangelio de los que se pierden (2 Corintios 4:3–4)

- Se transforma en un ángel de luz (2 Corintios 11:14)
- Intentar atacar a los que creen en Jesús con "dardos de fuego" (Efesios 6:16)
- Impide a los creyentes (1 Tesalonicenses 2:18)
- Tiene que huir cuando se resisten los que creen en Dios (Santiago 4:7)
- Anda alrededor del mundo como un león rugiente, buscando a aquellos que pueda destruir (1 Pedro 5:8)
- Después de una guerra en el Cielo entre Miguel y sus ángeles, y Satanás y sus ejércitos; Satanás es arrojado a la tierra, junto con sus ángeles (Apocalipsis 12:7–9)
- Futuro encarcelamiento de Satanás durante mil años en el abismo sin fondo, hasta que sea liberado "por un poco tiempo" (Apocalipsis 20:1–7)
- Después de su liberación y tratando de engañar a ciertas naciones, Satanás será arrojado al lago de fuego y azufre, donde su tormento será para siempre (Apocalipsis 20:10)

Apéndice E

El reino de Satanás y su estructura

Espíritus malignos mencionados en la Biblia

A continuación se enumeran algunos espíritus demoníacos específicos que existieron durante los tiempos en los que se escribió la Biblia y que todavía molestan a la gente de hoy:

El espíritu del Anticristo (1 Juan 4:3)

1. El espíritu de esclavitud (Romanos 8:15)
2. El espíritu sordomudo (un espíritu inmundo) (Marcos 9:25)
3. Los espíritus engañadores (1 Timoteo 4:1)
4. El espíritu de adivinación (Hechos 16:16)
5. El espíritu de error (1 Juan 4:6)
6. El espíritu familiar (Levítico 19:31)
7. El espíritu de temor (2 Timoteo 1:7)
8. El espíritu de prostitución (Oseas 5:4)
9. El espíritu arrogante (Proverbios 16:18)
10. El espíritu abatido (Isaías 61:3)
11. El espíritu de enfermedad (Lucas 13:11)

12. El espíritu de celos (Números 5:30)
13. El espíritu mentiroso (1 Reyes 22:22; 2 Crónicas 18:21)
14. El espíritu perverso (Isaías 19:14)

La Biblia también menciona espíritus demoníacos sin nombre que continúan estando presentes en nuestro mundo de hoy. Todos llevan a cabo los tres objetivos principales de su amo, Satanás: "Robar, matar y destruir".

Jerarquía de los espíritus demoníacos en Efesios 6:12

La Biblia indica un orden de rango demoníaco:

> Porque nuestra lucha no es contra sangre y carne, sino contra principados, contra potestades, contra los poderes (gobernantes) de este mundo de tinieblas, contra las *fuerzas* espirituales de maldad en las *regiones* celestes.
>
> —Efesios 6:12

Principados

La palabra *principados* se traduce del griego *arjé*, "iniciación, o [...] jefe (en varias aplicaciones de orden, tiempo, lugar o rango): [...] poder, [...] principado, principio". Proviene de *árjomai*, "comenzar (en orden de tiempo): —empezar, comenzar" y *árjo*, "ser primero (en rango político o poder): —gobernante, regir". Los principados parecen ser los oficiales poderosos, de mayor rango, en el reino de Satanás. Están a cargo de grandes áreas geográficas, naciones específicas y grandes grupos de personas.

La palabra griega relacionada *árjon*, el participio presente de *árjo*, significa "primero (en rango o poder) [...] gobernante, hombre principal, magistrado, autoridad". La palabra griega *árjon* se usa a menudo en el Nuevo Testamento para significar "príncipe", y se refiere a Satanás en varias referencias, tales como Juan 12:31 y Efesios 2:2. En el Antiguo Testamento, la palabra hebrea *sar* significa "persona jefe o cabeza (de cualquier rango o clase): —camarero, capitán, caudillo, comandante, comisario, general, gobernador, grande, jefe, maestro, mayoral, oficial, principal, príncipe". Esta palabra hebrea incluye príncipes de ambos reinos, de Dios y de Satanás. En Daniel 10, un emisario espiritual de Dios apareció a Daniel y le comunicó al profeta que el "príncipe del reino de Persia" satánico había dificultado que él llegara a Daniel y se había "opuesto" al mensaje de Dios por veintiún días. Aparentemente, el "príncipe" maligno reinaba sobre el poderoso imperio persa de aquellos tiempos en el ámbito espiritual, mientras su homólogo humano, Darío, estaba gobernando sobre el reino terrenal. En el mismo capítulo, el arcángel Miguel es identificado como el príncipe de Daniel.

Isaías 14:3–21 y Ezequiel 28:11–19 comienzan dirigiéndose a gobernantes físicos, los reyes de Babilonia y de Tiro. En ambos casos y en algún instante en cada uno de estos pasajes, los atributos descritos van más allá de los de los gobernantes terrenales y se refieren al mismo Satanás. Lucifer es nombrado implícitamente en el pasaje de Isaías.

Los principados en nuestros tiempos continúan influyendo en grandes áreas, tales como países, y también entidades grandes, tales como asociaciones, negocios e iglesias. Su trabajo como espíritus gobernantes puede incluir la planificación estratégica y la administración del mal desde lugares celestiales. Estos estrategas pueden ser los que dan asignaciones y orquestan ataques contra el cuerpo de creyentes de Jesús y su objetivo de promover el Reino de Dios.

Potestades

Potestades (el griego *exousía*) significa "privilegio, [...] competencia, libertad, [...] magistrado, sobrehumano, [...] influencia delegada, [...] libertad, [...] derecho" (véase Mateo 24:29; Efesios 3:10). Las potestades parecen tener estatus, pero parecen ser espíritus demoníacos de menor rango. Tienen "influencia delegada", probablemente dada por principados y príncipes. Las potestades parecen tener algún tipo de libertad o derecho concedido a ellos para llevar a cabo sus malas acciones.

Poderes/gobernantes

En Efesios 6:12, la palabra *poderes* o *gobernantes* es del griego *kosmokrátor* o "gobernador del mundo, epíteto de Satanás", del *kósmos*, "arreglo ordenado", y *kratéo*, "agarrar o retener, [...] tomar". Estos seres, aparentemente, son gobernantes que toman, retienen y gobiernan áreas específicas para Satanás. Efesios 6:12 se refiere a "los poderes (gobernantes) de este mundo de tinieblas".

Uno de esos gobernantes de las tinieblas en los tiempos de Jesús supuestamente influyó a Herodes el Grande, elegido rey de los judíos, c. 40 a.C., por el Senado romano, para intentar eliminar a Jesús a través del celoso odio de Herodes hacia el niño que nació como "Rey de los Judíos". Herodes había oído ese título especial de Jesús de los labios de los Reyes Magos (véase Mateo 2:2). Obsesionado por su propio poder y título, rey de los judíos, Herodes quería proteger su título y su trono. El reino de Satanás trabajó a través de Herodes, provocando que él decretara el asesinato de todos los bebés varones de dos años y menos, para que Jesús fuera asesinado.

Pilato, gobernador romano de Judea, aparentemente, también fue influenciado por un gobernante satánico cuando participó en un plan para matar a Jesús. Desde el comienzo de su participación con la multitud judía rebelde que le llevó a Jesús, Pilato se dio cuenta de que Jesús había sido llevado a él por la envidia (véase Mateo

27:18). Pilato fue advertido por su esposa: "No tengas nada que ver con ese Justo, porque hoy he sufrido mucho en sueños por causa de Él" (Mateo 27:19b). Sin embargo, optó por seguir involucrado en el asunto, primero lavándose las manos simbólicamente, luego soltando a Barrabás y luego entregando a Jesús para ser crucificado (véase Mateo 27:20–26).

Pilato parece haber cumplido con el complot satánico para matar a Jesús por temor. Como gobernante romano en una tierra extranjera, existía una fuerte posibilidad de que pudiera ser asesinado por un levantamiento sangriento de los judíos contra su gobierno; había tales levantamientos en el pasado. Sabía que era esencial tener buenas relaciones con los súbditos judíos sobre los que gobernaba por orden de Roma. Al enviar a Jesús a Herodes (Herodes Antipas, hijo de Herodes el Grande), puesto que pertenecía a la jurisdicción de Herodes en Galilea, Pilato mostró deferencia a la autoridad judía. Después del juicio simulado de Jesús ante Herodes, este gobernante lo envió de regreso a Pilato —para la orden de crucifixión—. "Aquel mismo día Herodes y Pilato se hicieron amigos, pues antes habían estado enemistados el uno con el otro" (Lucas 23:12).

Estos dos gobernantes humanos y el reino de Satanás no se dieron cuenta de que todos estaban cumpliendo la voluntad de Dios el Padre. El reino de Satanás quería ver a Jesús muerto. Su muerte en la cruz fue exactamente lo que el mundo demoníaco quería que sucediera; porque pensaban que cumpliría su complot para eliminarlo matándolo. Pero la crucifixión de Dios el Hijo fue el plan del Padre para la liberación de este mundo. Satanás esperaba que Jesús estuviera muerto permanentemente. El apóstol Pablo habló de esto en 1 Corintios 2:7–8: "hablamos [...] la sabiduría oculta que, desde antes de los siglos, Dios predestinó para nuestra gloria. Esta sabiduría que ninguno de los gobernantes de este siglo ha entendido, porque si la hubieran entendido no habrían crucificado al Señor de gloria."

Los gobernantes demoníacos de aquella época, y sus homólogos humanos de Herodes y Pilato, no se dieron cuenta de que su asesinato de Dios el Hijo realmente lograría lo opuesto de lo que ellos querían: la redención sobrenatural de Dios para toda la humanidad. Este acto sobrenatural y completo de gracia y misericordia por parte de Dios para siempre dio a todos en la tierra la oportunidad de recibir la vida eterna y de ser liberados del poder de Satanás de esclavitud y muerte permanentes (véase Hebreos 2:14–15).

Fuerzas espirituales

La palabra griega para las "*fuerzas* espirituales" en Efesios 6:12 es *pneumatikós*, con su significado de "etéreo [...] o (demoníacamente) un espíritu." Está relacionada a *pneúma*, que abarca espíritus que van desde "ángel" hasta "demonio [...] aliento, [...] espíritu." Estos son espíritus satánicos que parecen ser los enviados a llevar a cabo la maldad planeada por sus superiores. Son los soldados de infantería de Satanás, la contraparte de las huestes de ángeles enviados por Dios para ministrar el bien a la gente del mundo.

Reconocimiento de espíritus malignos en los siglos anteriores

El filósofo cristiano griego Orígenes (c. 185–254 a.C.) testificó la realidad de la guerra espiritual entre el Reino de Dios y el de Satanás:

> Yo me atrevería a decir que cuando van a la oración hombres que con toda determinación se han propuesto las metas más altas, con ellos oran, aun sin ser llamadas, innúmeras potencias sagradas. Estas se ofrecen a nuestra raza mortal, y, por decirlo así, bajan a la palestra con nosotros, pues ven cómo los démones acampan en nosotros y luchan contra la salavación de aquellos que señaladamente se han consagrado a Dios y nada se les da de la enemiga de los démones. Con

> nosotros luchan, repito, aquellas sagradas potencias,
> cuando los démones se exasperan contra el hombre
> que se niega a darles culto por medio de grasa y
> sangre, y se esfuerza por todos los modos, de palabra
> y obra, por familiarizarse con el Dios sumo y hacerse
> una cosa con Él por medio de Jesús,[1]

Martín Lutero reveló su experiencia con la guerra espiritual contra Satanás en una carta a Bernard Wurzelmann, fechada el 2 de noviembre, 1535:

> Un hermano en el Señor me trajo su carta, y con
> ella su pregunta acerca de una mujer que está plagada
> por el diablo. [...] Hace unos diez años, tuvimos
> una experiencia en esta vecindad con él un demonio
> muy perverso, pero logramos someterlo por medio
> de la perseverancia, la oración incesante y la fe
> incondicional. Lo mismo ocurrirá entre ustedes si
> continúan depreciando en el nombre de Cristo a ese
> espíritu burlón y arrogante. [...] Por este medio he
> reprimido muchos espíritus similares en diferentes
> lugares,[...][2]

En una carta del 27 de noviembre de 1532 a Jonás Von Stockhausen, Lutero instruyó a su amigo, sufriendo de cansancio y con ganas de morir, acerca de cómo echar fuera los pensamientos que lo impulsaban a dejar de obedecer al Espíritu Santo. Lutero le dio a Jonás la siguiente declaración de "hablar bruscamente e irrespetuosamente" a Satanás: "Querido diablo, si no puedes hacer mejor que eso, besa el dedo de mi pie, etc. No tengo tiempo para ti ahora"[3].

Índice de palabras hebreas

Con los números de Strong de la *Nueva concordancia Strong exhaustiva de la Biblia*

abád (5647)

bacash (1245)

cavá (6960)

darásh (1875)

gadal (1431)

marpé (4832)

oz (5797)

pané (6440)

paním (6440)

rafá (7495)

samák (5564)

sar (8269)

shalóm (7965)

yadá (3034)

yaré (3372)

yasha (3467)

yasháb (3427)

yejoshúa (3091)

Yejová (3068)

Yejová Nissi (3071)

Yejová Raá (7462)

Yejová Rafá (7495)

Yejová Shalóm (7965)

Yejová Yiré (3070)

yejudá (3063)

yeshúa (3444)

Índice de palabras griegas

Con los números de Strong de la *Nueva concordancia Strong exhaustiva de la Biblia*

aínos (136)

aitéo (154)

ángelos (32)

arjángelos (743)

arjé (746)

árjo (757)

árjomai (756)

árjon (758)

arnéomai (720)

asdséneia (769)

asdsenés (772)

daimonízomai (1139)

déo (1210)

dóxa (1391)

dserapeía (2322)

dserapeúo (2323)

dúnamis (1411)

ekzetéo (1567)

emfanízo (1718)

enérgeia (1753)

energéo (1754)

epitimáo (2008)

épo (2036)

eréo (4483)

exousía (1849)

grámma (1121)

iama (2386)

iáomai (2390)

Iesoús (2424)

jréma (4487)

jrío (5548)

jrísma (5545)

jristianós (5546)

Jristós (5547)

jupéjo (5254)

kadsarizo (2511)

kakopadséo (2553)

kolafízo (2852)

kosmokrátor (2888)

kósmos (2889)

kratéo (2902)

kreítton (2909)

latreúo (3000)

lógos (3056)

lúo (3089)

moné (3438)

nósos (3554)

ouranós (377

pádsema (3804)

paideía (3809)

paradídomi (3860)

pásjo (3958)

pneúma (4151)

pneumatikós (4152)

proskunéo (4352)

ptúro (4426)

pundsánomai (4441)

semeíon (4592)

skandalízo (4624)

sotér (4990)

sotería (4991)

sotérion (4992)

sózo (4982)

teréo (5083)

zetéo (2212)

Notas

Introducción

1. James Strong, *Nueva concordancia Strong exhaustiva de la Biblia* (Miami: Editorial Caribe, 2002). Todas las palabras hebreas y griegas están listadas alfabéticamente con números referentes a la *Nueva concordancia Strong exhaustiva,* en el Índice de palabras hebreas o en el Índice de palabras griegas hacia el final de este libro.

Capítulo 1: Los guerreros ganan

1. www.Cancer.org, *2010 Annual Report: US Cancer Death Rates Still Declining* [Reporte anual 2010: Tasa de muertes por cáncer en EE.UU. aún en descenso], American Cancer Society, 2 de 3.
2. Merrill F. Unger, *Unger's Bible Dictionary* [Diccionario bíblico Unger] (Chicago: Moody Press, 1957), 178.
3. James M. Smith, "In memoriam: Students and colleagues pay tribute to Dr. Joe McClatchey, [In memoriam: Estudiantes y colegas rinden tributo al Dr. Joe McClatchey,]" *The Record* (una publicación de Wheaton College, Wheaton, IL) 117, No. 1 (6 de septiembre de 1991), 1.
4. *Bartlett's Familiar Quotations* [Citas familiares de Bartlett], 6ta ed. (Boston: Little, Brown & Co., 1992), 621.

Capítulo 4: La enfermedad versus el sufrimiento

1. Ken Blue, *Authority to Heal* [Autoridad para sanar] (Downers Grove, IL: InterVarsity Press, 1987), 22–23.
2. Ibíd., 21–22.
3. John Bevere, *Breaking Intimidation: How to Overcome Fear and Release the Gifts of God in Your Life* [Rompiendo la intimidación: Cómo vencer el miedo y desatar los regalos de Dios en su vida] (Orlando, FL: Creation House, 1995), 130.

Capítulo 5: La salvación: es más de lo que piensa

1. Blue, *Authority to Heal* [Autoridad para sanar], 86–87.
2. Isaac Leeser, *The Twenty-Four Books of the Holy Bible Hebrew and English* [Los veinticuatro libros de la Santa Biblia hebreo e inglés] (Nueva York: Hebrew Publishing, 1890), 33.
3. C. I. Scofield, *The New Scofield Reference Bible: The Holy Bible, Authorized King James Version* [La nueva Biblia de referencia Scofield: La Santa Biblia, versión autorizada King James] (Nueva York: Oxford University Press, 1967), 1211. (Véase nota a pie "1" sobre Romanos 1:16.)
4. Leeser, *The Twenty-Four Books* [Los veinticuatro libros], 208.
5. Robert Young, *Young's Literal Translation of the Holy Bible* [Traducción literal de la Santa Biblia por Young], ed. rev. (Grand Rapids, MI: Baker, [fecha original, 1898; no hay información de una revisión.]), 452.
6. Escrito por el esposo de la autora, Paul R. Daniels.
7. Escrito por el esposo de la autora, Paul R. Daniels.
8. *The Companion Bible* [La Biblia compañera] (Londres: The Lamp Press, Ltd., sin fecha), 811.
9. Ibíd., 809.

Capítulo 6: Las creencias de los primeros líderes de la Iglesia

1. Los antecedentes de estos escritores cristianos antiguos fueron obtenidos principalmente de introducciones a Alexander Roberts y James Donaldson, eds., *Ante-Nicene Fathers* [Patriarcas ante-nicenos] (10 vols.) (Buffalo, NY: The Christian Literature Publishing Co., 1885; [segunda impresión, 1994]), y www.Wikipedia.com. Todas las fechas de nacimiento y muerte de estos primeros líderes no son conocidas específicamente.

2. Roberts y Donaldson, *Ante-Nicene Fathers* [Patriarcas ante-nicenos], 2:91.

3. https://en.wikipedia.org/wiki/Ramsay_MacMullen,de Ramsay MacMullen, *Enemies of the Roman Order: Treason, Unrest, and Alienation in the Empire* [Enemigos del orden romano: traición, agitación, y alienación en el Imperio] (Nueva York: Routledge, 1992), página 5 de 15.

4. Roberts y Donaldson, 4:285.

5. Ibíd., 4:662.

6. Ibíd., 2:526.

7. Alexander Roberts y James Donaldson, eds.; A. Roberts y W. H. Rambaut, trads., *Writings of Irenaeus* [Escritos de Ireneo] (Edinburgh: T. & T. Clark, 1868), 1:246–247.

8. F. R. Montgomery Hitchcock, *The Treatise of Irenaeus of Lugdunum Against the Heresies* [El tratado de Ireneo de Lugdunum contra las herejías] (Londres: Society for Promoting Christian Knowledge, 1916), 1:78.

9. Roberts, Donaldson y Rambaut, *Writings of Irenaeus* [Escritos de Ireneo], 1:246.

10. Roberts y Donaldson, *Ante-Nicene Fathers* [Patriarcas ante-nicenos], 3:288.

11. Ibíd., 4:667.
12. Ibíd., 4:473.
13. Ibíd., 2:210.
14. Ibíd., 2:295.
15. Ibíd., 2:91.
16. Ibíd., 4:285.
17. Hitchcock, *Treatise of Irenaeus* [El tratado de Ireneo], 2:81.
18. Roberts y Donaldson, *Ante-Nicene Fathers* [Patriarcas ante-nicenos], 3:36.
19. Ibíd., 3:233.
20. Ibíd., 4:409.
21. Ibíd., 3:37.
22. Ibíd., 3:38.
23. Ibíd., 4:398.
24. Ibíd., 4:427.
25. Marcus Dods, George Reith y B. P. Patten, trads., *The Writings of Justin Martyr and Athenagoras* [Los escritos de Justino Mártir y Antenágoras] (Edinburgh: T. & T. Clark, 1909), 2:76–77.
26. Roberts y Donaldson, *Ante-Nicene Fathers* [Patriarcas ante-nicenos], 3:91.
27. Ibíd., 3:107.
28. Ibíd., 6:383.
29. Ibíd., 4:473.
30. Hitchcock, *Treatise of Irenaeus* [El tratado de Ireneo], 1:77.
31. Dods, Reith y Pratten, *The Writings of Justin Martyr* [Los escritos de Justino Mártir], 1:136.
32. Roberts y Donaldson, *Ante-Nicene Fathers* [Patriarcas ante-nicenos], 4:415.
33. Ibíd., 4:433.
34. Hitchcock, *Treatise of Irenaeus* [El tratado de Ireneo], 1:75.
35. Ibíd., 1:77.

36. Roberts y Donaldson, *Ante-Nicene Fathers* [Patriarcas ante-nicenos], 3:234.

37. Ibíd., 3:691.

38. Whitney J. Oates, ed., *Basic Writings of Saint Augustine* [Escritos básicos de San Agustín] (Nueva York: Random House, 1948), 1:425.

39. Gerald G. Walsh, S.J., y Daniel J. Honan, trads., *Saint Augustine The City of God, Books XVII–XXII* [San Agustín La ciudad de Dios, Libros XVII–XXII] (Nueva York: Fathers of the Church, 1954), 8:447.

40. Ibíd., 8:447–450.

41. Gerald G. Walsh, S.J., Demetrius B. Zema, S.J., Grace Monahan, O.S.U., y Daniel J. Honan, trads., *St. Augustine The City of God* [San Agustín La ciudad de Dios] (Nueva York: Doubleday (Image Book), 1958), 513.

42. William M. Green, *Saint Augustine: The City of God against the Pagan in Seven Volumes Books XXI–XXII* [San Agustín: La ciudad de Dios contra paganos en siete volúmenes libros XXI–XXII] (Cambridge, MA: Harvard University Press; Londres: William Heinemann, 1972), 7:239. Nota: El Sr. Green se refiere al tiempo de esta cita procedente de 426–427 d. C.

43. Whitney Oates, ed., *Basic Writings of Saint Augustine* [Escritos básicos de San Agustín] (Grand Rapids, MI: Baker; reimpresión, 1980), 2:619.

44. Ibíd., 2:621.

45. Roy J. Deferrari, ed., con trads. de Deferrari, Lacy, Muller, Keenan, Edward y Cook, *The Fathers of the Church Early Christian Biographies: The Life of St. Augustine, by Bishop Possidius* [Los padres de la Iglesia biografías cristianas: La vida de San Agustín, por el obispo Posidio] (Nueva York: Fathers of the Church, c. 1952), 111.

46. Oates, *Basic Writings of Saint Augustine* [Escritos básicos de San Agustín], 2:625–626.

47. Green, *Saint Augustine* [San Agustín], 7:238, nota a pie 1.

Capítulo 7: Las creencias más recientes de los líderes de la Iglesia

1. Ernest B. Gordon, *Adoniram Judson Gordon A Biography* [Adoniram Judson Gordon una biografía] (Nueva York y Londres: Garland, 1984), 144.

2. Ibíd., 145.

3. A. J. Gordon, *The Ministry of Healing Miracles of Cure in All Ages* [El ministerio de los milagros de sanidad de cura para todas las épocas] (Harrisburg, PA: Christian Publications, sin fecha), 45.

4. Francena H. Arnold, *Judson's Jubilee 1921–1971* [El jubileo de Judson 1921–1971], "Picture in a Golden Frame [Cuadro en un marco dorado]," Judson Baptist Church, Oak Park, IL, 7.

5. Francis MacNutt, *Healing* [Sanidad] (Nueva York: Bantam, 1985), 16.

6. Ibíd., 34.

7. Hermana Francis Clare, S.S.N.D., *Wow, God* [¡Guau!, Dios] (Green Forest, AZ: New Leaf Press, 1987), 109.

8. Ibíd., 112–114.

9. Ibíd., 166.

10. A. B. Simpson, *The Gospel of Healing* [El evangelio de sanidad] (Camp Hill, PA: Christian Publications, 1986), 107–110.

11. Ibíd., 111–120.

12. Ibíd., 122.

13. Ibíd., 123.

14. Ibíd., 41–42.

15. Ibíd., 42.

16. Jonathan Edwards, *The Works of Jonathan Edwards* [Las obras de Jonathan Edwards], con una memoria por Sereno E. Dwight, revisado y corregido por Edward Hickman (Londres: The Banner of Truth Trust, edición de 1974), l:xxi.

17. Sereno E. Dwight, *The Life of President Edwards* [La vida del presidente Edwards] (Nueva York: G. & C. & H. Carvill, 1830), 162.

18. Jonathan Edwards, *The Works of Jonathan Edwards* [Las obras de Jonathan Edwards], 1:xlix–1.

19. Jonathan Edwards, *Jonathan Edwards on Revival* [Jonathan Edwards sobre el avivamiento] (Carlisle, PA: Banner of Truth, 1995), 69.

20. Charles Blanchard, Archivos de Wheaton College, Documentos de Charles Blanchard, Boceto del sermón "Divine Healing [Sanidad divina]," Caja 15, 1918–1925, No. 149.

21. Charles Blanchard, Archivos de Wheaton College, Documentos de Charles Blanchard, Boceto del sermón "The Bible Doctrine of Sickness [La doctrina bíblica de la enfermedad]," Caja 15, 1918–1925, No. 27.

22. Charles Blanchard, Archivos de Wheaton College, Documentos de Charles Blanchard, Bocetos del sermón "What the Holy Spirit Does for Us [Lo que el Espíritu Santo hace por nosotros]," Caja 15, 1924–1925, 23 de octubre de 1924.

23. J. Gilchrist Lawson, *Deeper Experiences of Famous Christians* [Experiencias más profundas de cristianos famosos] (Anderson, IN: The Warner Press, 1981), (Charles Finney) 180.

24. Ibíd., 181–182.

25. Ibíd., 182–184.

26. Leona Frances Choy, *Powerlines: What Great Evangelicals Believed about the Holy Spirit* [Líneas de poder: Lo que los grandes evangélicos creían sobre el Espíritu Santo], 1850–1930 (Camp Hill, PA: Christian Publications, 1994), 88.

27. Andrew Murray, *Divine Healing* [Sanidad divina] (Fort Washington, PA: Christian Literature Crusade, Publicado por primera vez en 1934), 10.

28. Leona Frances Choy, *Andrew Murray: Apostle of Abiding Love* [Andrew Murray: el apostol del amor duradero] (Fort Washington, PA: Christian Literature Crusade, 1978), 16.

29. Ibíd., 139–141.

30. Ibíd., 144–147.

31. Murray, *Divine Healing* [Sanidad divina], vii.

32. Choy, *Andrew Murray*, 147.

33. Murray, *Divine Healing* [Sanidad divina], 9.

34. Ibíd., 116–117.

35. Ibíd., 8–9.

36. Ibíd., 116–117.

37. Ibíd., 120.

38. Choy, *Andrew Murray*, 151–152.

39. Emily Gardiner Neal, *God Can Heal You Now* [Dios lo puede sanar ahora] (Englewood Cliffs, NJ: Prentice Hall, 1958), 145–147.

40. Ibíd., 149.

41. D. Martyn Lloyd-Jones, *Healing and the Scriptures* [La sanidad y las Escrituras] (Nashville: Nelson, 1988), 27.

42. Ibíd., 34.

43. http://www.huguenot.netnation.com/general/huguenot.htm, 2 de 3.

44. Horace Bushnell, *Nature and the Supernatural, As Together*

Constituting the One System of God [La naturaleza y lo sobrenatural, juntos constituyendo el único sistema de Dios] (Nueva York: C. Scribner, 1858), 462, citado por *Morning Watch* [Vigilia matutina], 4:383.

45. John Nicholas Lenker, ed., John N. Lenker et al., trads., *Sermons of Martin Luther* [Sermones de Martín Lutero] (Grand Rapids, MI: Baker, 1983), 8:201.

46. Theodore G. Tappert, ed. y trad., *The Library of Christian Classics, vol. 18, Luther: Letters of Spiritual Counsel* [Biblioteca de obras clásicas cristianas, vol. 18, Lutero: Cartas de consejo espiritual] (Filadelfia, PA: Westminster Press, 1955), 18:52.

47. John J. Carruthers, ed., *The Saints' Everlasting Rest, by Richard Baxter* [El reposo eterno de los santos, por Richard Baxter] (Nueva York: Robert Carter & Bros., 1855), 198.

48. http://en.wikipedia.org/wiki/Peter_B%C3%B6hler, 1 de 3.

49. Nehemiah Curnock, ed., *The Journal of the Rev. John Wesley, A. M.* [El diario del Rev. John Wesley, A. M.] (Londres: The Epworth Press, 1938), 2:455.

50. Ibíd., 3:236.

51. John Telford, ed., *The Letters of the Rev. John Wesley, A.M. Oxford* [Las cartas del Rev. John Wesley, A.M. Oxford] (Londres: Epworth Press, 1931) 2:261.

52. http://www.goodshepherdmoravian.org/moravian.html, 1 de 5.

53. http://www.palmyramoravian.org/What%27s%20a%20Moravian.html, 1 de 1.

54. A. J. Gordon, *Ministry of Healing* [Ministerio de sanidad], 67, el número de página de la nota a pie es ilegible. Gordon sostenía que la cita viene del libro de Ami Bost, vol. 1. (Vea la siguiente nota). Los archivos de la iglesia Morava, Bethlehem, PA, no pudieron verificar esta cita (2006); probablemente Gordon obtuvo una traducción del francés.

55. Ibíd., 67–68. Tomado de Ami Bost, *Histoire ancienne et moderne de l'Eglise des Frères de Bohème et de Moravie, depuis son origine jusqu'en 1741* (Par A. Bost, Ministre du Saint Evangile, Geneva, 1831), 2:405–406. (Cita tomada por Bost del libro de August Gottlieb Spangenberg *Leben des Herrn Nicholaus Ludwig von Zinzendorf,* 1772, 1:665. Cortesía de los archivos de la iglesia Morava, Bethlehem, PA. Probablemente Gordon obtuvo una traducción del francés.)

56. Richard M. Riss, *A Survey of 20th-Century Revival Movements in North America* [Un estudio general de los movimientos de avivamiento en Norteamérica en el siglo XX] (Peabody, MA: Hendrickson, 1995), 54–55.

57. http://mmm.moody.edu/GenMoody 2–3 de 6. (Reuben Archer Torrey)

58. R. A. Torrey, *Divine Healing* [Sanidad divina] (Grand Rapids, MI: Baker, 1974), 42.

59. Ibíd., 12.

60. Ibíd., 18.

61. Ibíd., 27–28.

62. Pasaje de un audio casete por el Dr. Walter Martin, *Miracles* [Milagros] (San Juan Capistrano, CA: 1980).

63. Andrew Bonar, ed., *The Scots Worthies According to Howie's second edition, 1781* [Los ilustres escoceses según la segunda edición de Howie, 1781], (Glasgow, Melbourne y Dunedin, Escocia: McGready, Thomson & Niven, 1879), 136.

64. Ibíd., 595.

65. Ibíd., 148.

66. J. Sidlow Baxter, *Divine Healing of the Body* [La sanidad divina del cuerpo] (Grand Rapids, MI: Zondervan, 1979), 252.

67. Ibíd., 252–253.

68. Ibíd., 256.

69. Ibíd., 257.

70. Ibíd., 258.

71. Lloyd John Ogilvie, *Jesus the Healer* [Jesus el Sanador] (Old Tappan, NJ: Revell, 1985), 11.

72. Ibíd., 16–18.

73. Ibíd., 19.

74. Scott Erdman y Mark Roberts, "Emissary Study Guide #1—Spiritual Gifts [Guía de estudio emisario #1—Dones espirituales]," Primera iglesia presbiteriana de Hollywood, Hollywood, CA, de Números 1 "Why Are Spiritual Gifts so Important? [¿Por qué son tan importantes los dones espirituales?]", 2 "What Exactly Are Spiritual Gifts? [¿Qué exactamente son los dones espirituales?]" y 3 "Why don't we see spiritual gifts functioning in our Sunday morning worship services? [¿Por qué no vemos los dones espirituales funcionando en nuestros cultos dominicales?]", 1–2.

75. John J. Carruthers, *Saints' Everlasting Rest* [El reposo eterno de los santos], 198–199, nota a pie 308.

76. Henry J. Cadbury, ed., *George Fox's "Book of Miracles"* ["El libro de los milagros" de George Fox] (Cambridge, Inglaterra: University Press, 1948), ix.

77. Ibíd., xiii (citado del "Diario de George Fox" en el "Periódico Cambridge," 1:133).

78. Ibíd., 127.

79. Ibíd., 110–111.

80. Ibíd., 5.

Capítulo 8: Sanidades versus milagros

1. *Diccionario de la lengua española RAE* 23a. ed. (Madrid: Espasa, 2014), s.v. "sanar".

2. Jay P. Green Sr., ed. y trad., *The Interlinear Bible* [La Biblia interlineal] (Peabody, MA: Hendrickson, 1985), *The*

Interlinear Greek-English New Testament [El Nuevo Testamento interlineal griego-inglés], 4:218. (Lucas 17:14).

3. Wayne T. Jackson, *Miracles Do Happen; The Power and Place of Miracles as a Sign to the World* [Los milagros sí suceden; el poder y lugar de los milagros como señal al mundo] (Shippensburg, PA: Destiny Image, 2005), 122–129.

4. Ibíd., 128–129.

5. *Diccionario de la lengua española RAE* 23a. ed., s.v. "milagro".

6. Barbara Cummiskey, "June 7, 1981, The Miracle Day [7 de junio de 1981, El día del milagro," Guideposts (abril de 1985).

Capítulo 9: La guerra del creyente en el reino espiritual

1. Merrill F. Unger, *Demons in the World Today* [Demonios en el mundo de hoy] (Wheaton, IL: Tyndale House, 1972), 116–117.

2. Ibíd., 117.

3. Thomas B. White, *The Believer's Guide to Spiritual Warfare* [La guía del creyente para la guerra espiritual] (Ann Arbor, MI: Servant Publications, 1990), 43.

4. Ibíd., 43–44.

Capítulo 10: Usando la autoridad de Jesús

1. Dods, Reith y Pratten, *The Writings of Justin Martyr* [Las escrituras de Justino Mártir], 2:76–77.

2. Ibíd., 2:124.

3. Ibíd., 2:193.

4. Mary C. Norton, "An Experience in India [Una experiencia en la India]," en *Demon Experiences in Many Lands* [Experiencias con demonios en muchas tierras], Kenneth Taylor, ed. (Chicago: Moody Press, 1960), 56, citado en Unger, *Demons*

in the World Today [Demonios en el mundo de hoy], 120–121 (nota a pie 37).

5. White, *The Believer's Guide* [La guía del creyente], 50–51.

6. Wesley L. Duewel, *Mighty Prevailing Prayer* [La oración poderosa y prevaleciente] (Grand Rapids, MI: Francis Asbury Press of Zondervan, 1990), 264.

7. Ibíd., 265.

8. *Diccionario de la lengua española RAE* 23a. ed., s.v. "reprender".

9. Neil T. Anderson, *The Bondage Breaker* [El quebrador de ataduras] (Eugene, OR: Harvest House, 1990), 88.

10. *Diccionario de la lengua española RAE* 23a. ed., s.v. "familiar".

11. Unger, *Biblical Demonology* [Demonología bíblica] (Wheaton, IL: Scripture Press, 1970), 144.

12. Robert D. Shackelford, *A Spiritual Warfare Manual* [Un manual de la guerra espiritual] (Robert D. Shackelford, 1987), 15.

13. Unger, *Demons in the World Today* [Demonios en el mundo de hoy], 117.

Capítulo 11: Las armas de Dios

1. White, *The Believer's Guide* [La guía del creyente], 49.

2. H. A. Maxwell Whyte, *The Power of the Blood* [El poder de la sangre] (Springdale, PA: Whitaker House, 1973), 25.

3. Ibíd., 29.

4. Ibíd., 32.

5. *Diccionario de la lengua española RAE* 23a. ed., s.v. "alabar".

6. Terry Law, *The Power of Praise and Worship* [El poder de la alabanza y la adoración] (Tulsa, OK: Victory House, 1985), 50.

7. C. S. Lewis, *Reflections on the Psalms* [Reflecciones sobre los Salmos] (San Diego: Harcourt Brace, 1986), 93–95.

8. Ibíd., 95.

9. *The Complete Works of E. M. Bounds on Prayer* [Obras completas de E. M. Bounds sobre la oración] (Grand Rapids, MI: Baker, 1990), 340.

10. Carl K. Garlin, "God Heard [Dios escuchó]," *Decision*, October 1989, 39. Usado con permiso de Carl K. Garlin.

Capítulo 13: Hablando las palabras de Dios

1. William Barclay, *New Testament Words* [Palabras del Nuevo Testamento] (Filadelfia, PA: Westminster Press, 1974), 185.

2. Andrew Rader, *EcoNugenics*, "Something to Ponder [Algo en qué reflexionar]," *With the Seasons*, Spring 2001, 12.

Capítulo 14: La terapia de Dios

1. Hitchcock, *Treatise of Irenaeus* [Tratado de Ireneo], 1:77.

2. Kenneth Copeland Ministries, *John G. Lake: His Life, His Sermons, His Boldness of Faith* [John G. Lake: Su vida, sus sermones, su valentía de fe] (Fort Worth, TX: Kenneth Copeland Publications, 1994), xxx.

3. Gordon Lindsay, ed., *John G. Lake Sermons on Dominion over Demons, Disease and Death* [Los sermones de dominio sobre demonios, enfermedad y muerte por John G. Lake] (Dallas, TX: Christ for the Nations, reprint 1988), 105.

4. Evelyn Frost, *Christian Healing: A Consideration of the Place of Spiritual Healing in the Church of To-Day in the Light of the Doctrine and Practice of the Ante-Nicene Church* [Sanidad cristiana: Una consideración del lugar que toma la sanidad espiritual en la Iglesia de hoy a luz de la doctrina y práctica de la Iglesia ante-nicena] (Londres: A. R. Mowbray & Co., 1940), 332.

5. Norvel Hayes, *God's Power through the Laying on of Hands* [El poder de Dios por medio de la imposición de manos] (Tulsa, OK: Harrison, 1982), 8.
6. Fuente: Los padres del niño, Henry y Giselina, de la República Dominicana, quienes conoce la autora.
7. Lewis, *Reflections on the Psalms* [Reflecciones sobre los Salmos], 93.
8. Lindsay, *John G. Lake Sermons* [Los sermones de John G. Lake], 56.
9. Unger, *Unger's Bible Dictionary* [Diccionario bíblico de Unger], 1066.
10. Kenneth S. Wuest, *The New Testament: An Expanded Translation* [El Nuevo Testamento: Una traducción ampliada] (Grand Rapids, MI: William B. Eerdmans, 1963), 547.
11. Frost, *Christian Healing* [Sanidad cristiana], 40.
12. Lindsay, *John G. Lake Sermons* [Los sermones de John G. Lake], 104.
13. Ibíd., 105.
14. Ibíd., 107–108.
15. Ibíd., 108–109.

Capítulo 15: Fe: el antídoto para el temor

1. Lindsay, *John G. Lake Sermons* [Los sermones de John G. Lake], 104.
2. Ibíd., 104–105.
3. C. I. Scofield, *The New Scofield Reference Bible* [La nueva Biblia de referencia Scofield] (Nueva York: Oxford University Press, 1967), 1323, nota a pie 3.
4. Aunque pueda que no sepa el idioma hebreo o el griego, usted puede utilizar cualquiera de los muchos recursos disponibles para aprender más acerca de las lenguas originales de la Biblia.

Por ejemplo, puede encontrar útiles los siguientes sitios web: http://www.EliYah.com/lexicon.html, http://www.studylight. org/lex/grk/ o http://biblos.com/.

Capítulo 16: Objeciones contra la sanidad física de Dios hoy

1. Juan Calvino, *Calvin: Institutes of the Christian Religion* [Calvino: Las instituciones de la religión cristiana], The Library of Christian Classics [La biblioteca de clásicos cristianos] (Filadelfia, PA: Westminster Press, 1960), 2:1467.
2. Rev. C. I. Scofield, *The Scofield Reference Bible* [La Biblia de referencia Scofield], (Nueva York: Oxford University, 1945), Introducción, iii.
3. Benjamin B. Warfield, *Counterfeit Miracles* [Milagros falsos], Londres, Inglaterra: Banner of Truth, 1972), 173.
4. Francis MacNutt, *The Nearly Perfect Crime: How the Church Almost Killed the Ministry of Healing* [El crimen casi perfecto: Cómo la Iglesia casi mata el ministerio de sanidad] (Grand Rapids, MI: Chosen Books, 2005), 16.
5. Lewis Sperry Chafer, *Systematic Theology* [Teología sistemática] (Dallas: Dallas Seminary Press, 1947), 1:256–257.
6. Sereno Dwight, *The Life of President Edwards* [La vida del presidente Edwards], (Nueva York: G. & G. & H. Carvill, 1830), 138.
7. John Arnott, *The Father's Blessing* [La bendición del Padre], (Orlando, FL: Creation House, 1995), 159–160.
8. Dave Heiserman, "Healing for Today [Sanidad para hoy]," Información de www.next-wave.org/may01/healing.htm, 4 de 5.
9. Dr. Allan A. MacRae y Dr. Robert C. Newman, *The Textus Receptus and the King James Version* [El Textus receptus y la

versión King James] (Anaheim, CA: Foundation Press, 1975), de un panfleto por los mismos autores (Hatfield, PA: Biblical School of Theology, sin fecha), 5.

10. Robert C. Bratcher y Eugene A. Nida, *A Translator's Handbook on the Gospel of Mark, vol. II* [El manual del traductor sobre el evangelio de Marcos, vol. II], (Federal Republic of Germany: United Bible Societies, 1961), (p. 466 Dr. Lagrange) 2:521.

11. Alexander Jones, *The Gospel According to St. Mark: A Text and Commentary for Students* [El evangelio según San Marcos: Un texto y comentario para estudiantes] (Londres: Geoffrey Chapman, 1963), 249.

12. Bill Subritzky, *Receiving the Gifts of the Holy Spirit* [Recibiendo los dones del Espíritu Santo] (Auckland, New Zealand: Sovereign World, 2002), 59.

13. John W. Burgon, *The Last Twelve Verses of the Gospel According to S. Mark* [Los últimos doce versículos del evangelio según S. Marcos] (Lafayette, IN: Sovereign Grace, 2000; primera publicación 1871), 83.

14. Ibíd., 101–107.

15. Jones, *Gospel According to St. Mark* [El evangelio según San Marcos], 249.

16. Jay P. Green, Sr., *The Interlinear Bible* [La Biblia interlineal], 4:vii.

17. Burgon, *Last Twelve Verses* [Los últimos doce versículos], 164–165.

18. Subritzky, *Receiving the Gifts* [Recibiendo los dones], 59.

19. Jay P. Green, Sr., *The Interlinear Bible* [La Biblia interlineal], 4:vii.

20. Burgon, *Last Twelve Verses* [Los últimos doce versículos], 166.

21. Subritzky, *Receiving the Gifts* [Recibiendo los dones], 59.

22. https://en.wikipedia.org/wiki/Textus_Receptus, 5 de 9.

23. Burgon, *Last Twelve Verses* [Los últimos doce versículos], 334.

24. Juan Calvino, *Calvin: Institutes of the Christian Religion* [Calvino: Las instituciones de la religión cristiana], 2:1465–1466.

25. Ibíd., 2:1466–1467.

26. Warfield, *Counterfeit Miracles* [Milagros falsos], 172.

27. F. F. Bosworth, *Christ the Healer* [Cristo el Sanador] (Old Tappan, NJ: Revell, 1973), 201.

28. Ibíd., 201.

29. Wuest, *Wuest's Word Studies from the Greek New Testament* [Estudios de palabras por Wuest del Nuevo Testamento griego] (Grand Rapids, MI: William B. Eerdmans, 1971), 1:125.

30. Bosworth, *Christ the Healer* [Cristo el Sanador], 199.

31. Dr. C. Norman Bartlett, *Galatians: Freedom for Modern Man* [Gálatas: Libertad para el hombre moderno] (Chicago: Moody Press, 1948), 86.

32. Richard Francis Weymouth, *New Testament in Modern Speech* [El Nuevo Testamento en habla moderna] (Grand Rapids, MI: Kregel, 1978), Galatians 4:13, nota a pie 1, 507.

33. Bosworth, *Christ the Healer* [Cristo el Sanador], 197.

34. Weymouth, *New Testament in Modern Speech* [El Nuevo Testamento en habla moderna], 492.

35. *Matthew Henry's Commentary on the Whole Bible* [El comentario de toda la Biblia por Matthew Henry] (Peabody, MA: Hendrickson, 1991), 6:537.

Capítulo 17: Obstáculos a la sanación física de Dios

1. Merrill Unger, "Unger's Bible Dictionary [Diccionario Bíblico Unger]," (Chicago, IL: Moody Press, 1957), 48.

2. Beth Salmon, "Getting to the Heart of It [Llegando al corazón del asunto]," *Let's Live* [Vivamos] (Agosto 2000): 14.

3.	Carol Wiley Lorente, "Putting Yourself First [Poniéndose en primer lugar]," *Natural Remedies* [Remedios naturales] (Octubre 1977): 6.

4.	Lisa Takeuchi Culllen/Mahtomedi, "Stretching for Jesus [Estirándose para Jesús]," 8-29/05 "Time CNN," 2 de 3. https://praisemoves.com.

5.	Sarah E. Pavlik, "Is Yoga Really So Bad? [¿El yoga en verdad es tan malo?]" Today's Christian Woman [Mujer cristiana de hoy], 9-01/01 vol. 23, No. 5, 50 o www.accessmylibrary. com/coms2/summary_0286-783044_ITM. Información de https://praisemoves.com, 4 de 13. Ya no hay sitio web.

6.	Laurette Willis, "Why a Christian Alternative to Yoga? [¿Por qué una alternativa cristiana al yoga?]", 3 de 13, de la página http://praisemoves.com, 2-18/10.

7.	Ibíd, 2 de 13.

8.	Ibíd., 2–3 de 13.

9.	Bosworth, *Christ the Healer* [Cristo el Sanador], 175–181.

10.	Frost, *Christian Healing* [Sanidad cristiana], 24.

11.	Paul Johnson, M.D., "Health Systems: How Our Attitudes and Choices Affect Them [Sistemas de salud: Cómo nuestras actitudes y decisiones los afectan" (Parte 1), *Psychology for Living* [Psicología para vivir] (marzo–abril de 1991): 27.

Capítulo 18: Pasos para la sanidad

1.	Karin Horgan Sullivan, "Wise Woman Medicine [Medicina de la mujer sabia]," *Natural Remedies* [Remedios naturales] (octubre de 1997): 33.

Apéndice E: El reino de Satanás y su estructura

1.	Roberts y Donaldson, *Ante-Nicene Fathers* [Patriarcas ante-nicenos] 4:664.

2. Theodore G. Tappert, ed. y trad., *Luther: Letters of Spiritual Counsel* [Lutero: Cartas de consejo espiritual] (Filadelfia, PA: Westminster Press, 1955), 18:42.
3. Ibíd., 18:90.

www.ingramcontent.com/pod-product-compliance
Lightning Source LLC
Chambersburg PA
CBHW072106270326
41931CB00010B/1468